M. Gerstorfer, H. Mencke

Fälle Anatomie

Michael Gerstorfer, Hermann Mencke

Fälle Anatomie

zur Vorbereitung auf mündliche Prüfungen

1. Auflage

ELSEVIER
URBAN & FISCHER

URBAN & FISCHER
München • Jena

Zuschriften und Kritik an: Elsevier GmbH, Urban & Fischer Verlag, Lektorat Medizinstudium, Karlstraße 45, 80333 München

Autoren:

Michael Gerstorfer
Kreisklinik Altötting
Abteilung für Unfallchirurgie
Vinzent-von-Paul-Str. 10
84503 Altötting

Dr. Hermann Mencke
Berchtesgadener Str. 7
84489 Burghausen

Wichtiger Hinweis für den Benutzer
Die Erkenntnisse in der Medizin unterliegen laufendem Wandel durch Forschung und klinische Erfahrungen. Herausgeber und Autoren dieses Werkes haben große Sorgfalt darauf verwendet, dass die in diesem Werk gemachten therapeutischen Angaben (insbesondere hinsichtlich Indikation, Dosierung und unerwünschten Wirkungen) dem derzeitigen Wissensstand entsprechen. Das entbindet den Nutzer dieses Werkes aber nicht von der Verpflichtung, anhand der Beipackzettel zu verschreibender Präparate zu überprüfen, ob die dort gemachten Angaben von denen in diesem Buch abweichen und seine Verordnung in eigener Verantwortung zu treffen.

Wie allgemein üblich wurden Warenzeichen bzw. Namen (z.B. bei Pharmapräparaten) nicht besonders gekennzeichnet.

Bibliografische Information der Deutschen Nationalbibliothek
Die Deutsche Nationalbibliothek verzeichnet diese Publikation in der Deutschen Nationalbibliografie; detaillierte bibliografische Daten sind im Internet unter http://dnb.d-nb.de abrufbar.

07 08 09 10 11 5 4 3 2 1

Programmleitung: Dr. med. Dorothea Hennessen
Lektorat: Dr. rer. nat. Andrea Richarz, Alexander Gattnarzik
Redaktion: Dr. med. Eva Cramer-Fromman, Hamburg
Herstellung: Cornelia Reiter, Rainald Schwarz
Satz: abavo GmbH, Buchloe
Druck und Bindung: Uniprint Hungary kft, Székesfehérvár
Fotos/Zeichnungen: s. Abbildungsnachweis
Umschlaggestaltung: Spieszdesign, Büro für Gestaltung, Neu-Ulm
Printed in Hungary

ISBN-13: 978-3-437-41261-5
ISBN-10: 3-437-41261-2

Aktuelle Informationen finden Sie im Internet unter **www.elsevier.de** und **www.elsevier.com**

Für Nicole und Petra,
die uns Michael junior sowie
Ludwig und Barbara schenkten.

Vorwort

Longum iter est per praecepta,
breve et efficax per exempla.
[Gaius Julius Caesar]

Lang ist der Weg durch Lehren,
kurz und wirkungsvoll durch Beispiele.

In der Regel freuen sich alle jungen Medizinstudenten zu Anfang des Studiums auf die Anatomievorlesung. Endlich geht es in medias res. Nach dieser kurzen Phase der Euphorie stellt sich aber schnell Ernüchterung ein. Oftmals wird in der Anatomie kaum oder gar nicht auf Erkrankungen eingegangen, die von anatomischen Strukturen ausgehen oder diese befallen können. Häufig wird die Anatomie deshalb als sehr trockenes Fachgebiet verstanden, welches mit sturem „Auswendiglernen" von Fakten einhergeht.
Fakt ist: die Anatomie und das Begreifen der anatomischen Strukturen und deren Zusammenhänge ist für Mediziner essenziell. Nur wer die Lage, Struktur und Aufgabe eines Organs kennt und erkennt, wird in der Lage sein, eine umfassende medizinische Beratung und Betreuung durchführen zu können.
Das vorgelegt Buch soll dazu dienen, dem Leser anhand von Fällen die Wichtigkeit der Anatomie im klinischen Alltag zu verdeutlichen. Nebenbei wird der Leser auch an häufige Erkrankungen und Frakturen und deren Diagnostik und Therapie herangeführt. Denn gerade durch diese Beispiele wird die Wichtigkeit der genauen Kenntnis der körperlichen Strukturen schnell klar. Man lernt die Anatomie nahezu spielerisch, da man immer das Bild des Patienten vor Augen hat. Dieses Buch erhebt nicht den Anspruch, ein vollständiges anatomisches Lehrbuch zu sein, sondern soll vielmehr den Anstoß geben, sich mit der Materie Anatomie profund und umfassend auseinander zu setzen.

Unser besonderer Dank gilt neben unseren Ehefrauen Nicole Gerstorfer und Petra Mencke auch Frau Barbara Emmert sowie unseren Lektoren Frau Richarz und Herrn Gattnarzik, die mit Engelsgeduld unser Buch bis zum Erscheinen und hoffentlich darüber hinaus begleitet haben und begleiten. Ohne diese Geduld würde das Buch nicht in dieser Form vorliegen.

Burghausen, Altötting, im Juni 2006 M. Gerstorfer, H. Mencke

Inhaltsverzeichnis

Quellenverzeichnis XI

Normwerttabelle XII

Abkürzungsverzeichnis XIV

Fall 1 1

Fall 2 6

Fall 3 12

Fall 4 18

Fall 5 23

Fall 6 27

Fall 7 34

Fall 8 44

Fall 9 50

Fall 10 56

Fall 11 61

Fall 12 67

Fall 13 72

Fall 14 78

Fall 15 84

Fall 16 92

Fall 17 97

Fall 18 103

Fall 19 109

Fall 20 116

Fall 21 122

Fall 22 127

Fall 23 131

Fall 24 136

Fall 25 143

Fall 26 149

Fall 27 154

Fall 28 161

Fall 29 167

Fall 30 172

Fall 31 179

Fall 32 185

Fall 33 190

Fall 34 197

Fall 35 203

Inhaltsverzeichnis (Themen)

Abdomen

Aorta ... 190
Aortenabgänge ... 190
Aortenaneurysma ... 190
Appendektomie ... 67
Appendix ... 67
Appendizitis ... 67
Arteriosklerose ... 190
Bauchtrauma, stumpfes ... 122
Blinddarm ... 67
B-Symptomatik ... 92
Gallenblase ... 1
Gallengangssystem ... 1
Gallensteine ... 1
Hämoglobinabfall ... 122
Kolonkarzinom ... 92
Lanz-Punkt ... 67
Magen ... 44
Magendrüsen ... 44
McBurney-Punkt ... 67
Milz ... 122
Milzruptur ... 122
Palliative Chemotherapie ... 92
Pankreas ... 1
Pankreatitis ... 1
Schleimhautdefekt ... 44
Splenektomie ... 122
Stuhlunregelmäßigkeiten ... 92
Ulcus ventriculi ... 44

Gehirn

Aneurysma ... 50
Apoplex ... 149
Circulus arteriosus cerebri (Willisii) ... 149
Gehirnteile ... 84
Gehirntumor ... 84
Glioblastom ... 84
Hirndruck ... 50, 84
Hirnhäute ... 50
Intrazerebrale Blutung ... 50
Ischämischer Insult ... 149
Liquorsystem ... 50
Neurologische Ausfälle ... 149
Primärfurchen ... 84
Subarachnoidalblutung ... 50
Ventrikelsystem ... 50
Zerebrale Duchblutung ... 149

Hals

Atlas ... 136
Axis ... 136
Circulus arteriosus cerebri (Willisii) ... 161
Dens ... 136
Gefäßversorgung ZNS ... 161
Genick ... 136
Halswirbelsäule ... 136
Hormonentgleisungen ... 6
HWS-Distorsion ... 136
Karotisstenose ... 161
N. recurrens ... 6
Schilddrüse ... 6
Schlaganfall ... 161
Schleudertrauma ... 136
Stenose ... 161
Struma ... 6
T3 und T4 ... 6
Verkehrsunfall ... 136

Harn- und Geschlechtsorgane

Blase ... 116
Blasenentzündung ... 116
Geschlechtsorgane, Veränderungen bei Schwangerschaft ... 61
Glomerulonephritis ... 167
Harnwege, ableitende ... 116
Hodenhüllen ... 185
Hodenschmerzen ... 185
Hodentorsion ... 185
Niere ... 167
Nierenbecken ... 167

Ovar ... 61
Prostata ... 116
Schwangerschaft ... 61
Schwangerschaftsverlauf ... 61
Skrotum ... 185
Spermienbildung ... 185
Tube ... 61
Urethra ... 116
Urinstatus ... 167
Urozystitis ... 116
Uterus ... 61
Volhard-Trias ... 167

Haut- und Hautanhangsgebilde

Brust, Veränderungen ... 103
Brustdrüse ... 103
Chirurgische Wundversorgung ... 18
Haut, Schichten ... 18
Kopfplatzwunde ... 18
Mamma, Entzündungen ... 103
Mastitis ... 103
Muttermilch ... 103
Stillzeit ... 103
Unterhautgewebe ... 18

Kopf

Augenbewegung ... 23
Augenmuskelentzündung ... 23
Augenmuskeln, Innervation ... 23
Bulbus oculi ... 23
Gleichgewichtsorgan ... 72
Hörorgan ... 72
Hörsturz ... 72
Innenohr ... 72
Innenohrinfarkt ... 72
Mittelohr ... 72
Pharyngitis ... 97
Racheninfekt ... 97
Rachenmandeln ... 97
Rachenring, lymphatischer ... 97
Tonsilla palatina ... 97

Obere Extremität

Bankert-Läsionen ... 143
Fallhand ... 27
Handgelenk, Aufbau ... 179
Handgelenk, Bewegungsmöglichkeit ... 179
Handwurzelknochen ... 179
Hill-Sachs-Delle ... 143
Humerusschaftfraktur ... 27
Krallenhand ... 27
N. medianus ... 27
N. radialis ... 27
N.-radialis-Läsion ... 27
N. ulnaris ... 27
Radiusfraktur, distale ... 179
Repositionsmanöver ... 143
Rotatorenmanschette ... 143
Schultergelenk ... 143
Schulterluxation ... 143
Schwurhand ... 27
Tabatiere ... 179
Unterarm, Nerven ... 27

Thorax

Bronchialbaum ... 78
Bronchialkarzinom ... 78
Herzinfarkt ... 34
Herzklappen ... 34
Herzkranzgefäße ... 34
Herzrhythmusstörungen ... 203
Lungentumor ... 78
Ösophagusengen ... 172
Ösophaguskarzinom ... 172
Pleura ... 78, 131
Pneumothorax ... 131
Refluxösophagitis ... 172
Reizleitungssystem des Herzens ... 203
Retrosternale Schmerzen ... 34
Schluckstörungen ... 172
Sodbrennen ... 172
Tachykardie ... 203
Thoraxdrainage ... 131
Wolff-Parkinson-White-Syndrom ... 203

Untere Extremität

Azetabulum ... 12
Bandscheibe ... 154

Bandscheibenvorfall 154
Beinarterien 197
Dermatome 154
Durchblutungsstörungen 197
Fontaine-Ratschow,
Stadieneinteilung nach 197
Fußgelenk 127
Fußskelett 56
Fußwurzel 56
Hallux 56
Hüftgelenk 12
Innenmeniskusläsion 109
Knie, Bandapparat 109
Kniebinnentrauma 109
Kniegelenk 109
Knöchel 127
Lasègue-Zeichen 154
Menisken 109
Periphere arterielle
Verschlusskrankheit 197
Prellung der Großzehe 56
Reflexe 154
Schaufensterkrankheit 197
Schenkelhals 12
Schenkelhalsfraktur 12
Sprunggelenk, oberes und unteres 127
Sprunggelenksdistorsion 127
Totalendoprothese 12
Wirbel 154
Wirbelsäule, Bandapparat 154
Wurzelkompressionssyndrom 154

Quellenverzeichnis zu den Abbildungen

[1] Baumhoer, D. /Steinbrück, I. / Götz, W., Kurzlehrbuch Histologie, 2. Auflage, Elsevier, 2003

[2] Benninghoff, A. / Drenckhahn, D., Anatomie, Bd. 1, 16. Auflage, Urban & Fischer, 2003

[3] Benninghoff, A. / Drenckhahn, D., Anatomie, Bd. 2, 16. Auflage, Elsevier, 2004

[4] Benninghoff, A. / Goerttler, K., Lehrbuch der Anatomie des Menschen, Bd. 1, 10. Auflage, Urban & Schwarzenberg, 1968

[5] Bruch, H.-P. / Trentz, O. / Berchtold, R., Chirurgie, 5. Auflage, Elsevier, 2005

[6] Classen, M. / Diehl, V. / Kochsiek, K., Innere Medizin, 5. Auflage, Urban & Fischer, 2004

[7] Franzen A., Kurzlehrbuch Hals-Nasen-Ohren-Heilkunde, 2. Auflage, Urban & Fischer, 2001

[8] Goerke, K. / Valet A., Kurzlehrbuch Gynäkologie und Geburtshilfe, 5. Auflage, Urban & Fischer, 2002

[9] Hasse, F.-M. / Nürnberger, H., Klinikleitfaden Chirurgie, 3. Auflage, Urban & Fischer, 2002

[10] Hoffmann, B., Crashkurs Anatomie, 3. Auflage, Elsevier, 2006

[11] Kauffmann, G.W./ Moser, E. / Sauer, R., Radiologie, 3. Auflage, Elsevier, 2006

[12] Kloeters, O. / Müller, M., Crashkurs Chirurgie, 1. Auflage, Urban & Fischer, 2003

[13] Kolster, B. / Ebelt-Paprotny G., Leitfaden Physiotherapie, 4. Auflage, Elsevier, 2002

[14] Lippert, H., Lehrbuch Anatomie, 6. Auflage, Elsevier, 2003, nach Blumberg, J., Lehrbuch der topographischen Anatomie mit besonderer Berücksichtigung ihrer Anwendung

[15] Lippert, H., Lehrbuch Anatomie, 6. Auflage, Elsevier, 2003, nach Heitzmann, C., Atlas der descriptiven Anatomie des Menschen

[16] Lippert, H., Lehrbuch Anatomie, 6. Auflage, Elsevier, 2003, nach Weibel, W., Lehrbuch der Frauenheilkunde

[17] Moll, K.-J. / Moll, M., Anatomie, 18. Auflage, Elsevier, 2006

[18] Reichert, N., Lernkarten Chirurgie, 3. Auflage, Urban & Fischer, 2003

[19] Schumacher, G.-H. / Aumüller, G., Topographische Anatomie des Menschen, 7. Auflage, Elsevier, 2004

[20] Sobotta, Atlas der Anatomie des Menschen, 1929–2005

[21] Souza-Offtermatt, G. / Staubach, K.-H. / Sterk, P. / Udolph, A., Intensivkurs Chirurgie, 1. Auflage, Elsevier, 2004

[22] Struve, C., Sonographie des Abdomens, 5. Auflage, Urban & Schwarzenberg, 1994

[23] Wicke, L., Atlas der Röntgenanatomie, 7. Auflage, Elsevier, 2005

[24] Zeichnung: Stefan Elsberger

Laborwerte	Referenzbereiche			
Laborparameter	**konventionelle Benennung**	**Umrechnungsfaktor**	**SI-Einheiten**	
Angiotensin converting enzyme (ACE)	18–55 U/ml			
Albumin	3,5–5,5 g/dl	× 10	35–55 g/l	S
ADH	0–6,7 pg/ml			E
APC-Ratio	< 2,0			C
α-Amylase	70–300 U/l			P/S
	U: 100–2000 U/l			
α_1-Fetoprotein	< 10 ng/ml			S
Alkalische Phosphatase (AP)	65–220 U/l			P/S
Ammoniak	m 19–80 µg/dl		m 11–48 µmol/l	P/S
	w 25–94 µg/dl		w 15–55 µmol/l	
Antithrombin	75–120%	× 17,1		S
Bilirubin, gesamt	0,2–1,1 mg/dl	× 17,1	3,4–18,8 µmol/l	P/S
Bilirubin, direkt	0,05–0,3 mg/dl	× 17,1	0,9–5,1 µmol/l	P/S
Bilirubin, indirekt	bis 0,8 mg/dl	× 17,1	bis 13,7 µmol/l	P/S
Blutgase (arteriell):				B
pH	7,35–7,45		7,35–7,45	
pCO_2	35–45 mmHg	× 0,134	4,67–6,00 kPa	
pO_2	65–100 mmHg	× 0,134	8,66–13,3 kPa	
Basenabweichung (BA)	– 3 bis + 3 mmol/l		– 3 bis + 3 mmol/l	
Standard-Bicarbonat	22–26 mmol/l		22–26 mmol/l	
O_2-Sättigung	90–96%	× 0,01	0,9–0,96	
Blutkörperchen-			m: 3–8 mm (1 h)	C
senkungsgeschwindigkeit (BKS)			5–18 mm (2h)	
			w: 6–11 mm (1h)	
			6–20 mm (2h)	
Calcium	9,2–10,5 mg/dl	× 0,25	2,3–2,63 mmol/l	S
	U: 4,02–4,99 mmol/l		U: 4,02–4,99 mmol/l	U
CA 15-3	< 28 U/ml			S
CA 19-9	< 37,5 U/ml			S
CA 72-4	< 6,7 U/ml			S
Carcino-embryonales			2,5–10 µg/l	S
Antigen (CEA)				
Chlorid	98–112 mmol/l		98–112 mmol/l	P/S
	U: 6–6,3 g/d		U: 169–178 mmol/d	U
Cholesterin, gesamt	120–200 mg/dl	× 0,026	3,1–5,2 mmol/l	P/S
Cholinesterase (CHE)	3000–8000 U/l			S
C3-Komplement	0,55–1,2 g/l	× 100	55–120 mg/dl	S
C4-Komplement	0,2–0,5 g/l	× 100	20–50 mg/dl	S
Coeruloplasmin	15–60 mg/dl		0,94–3,75 µmol/l	S
Cortisol (Basalwert zwischen 8 u. 9 Uhr)	10–25 µg/dl			
C-Peptid	0,37–1,2 nmol/l	× 2,975	1,1–3,6 µg/l	S
C-reaktives Protein (CRP)	< 0,005 g/l	× 100	< 0,5 mg/dl	P/S
Creatinin-Clearance	80–160 ml/min			
Creatinin	0,5–1,2 mg/dl	× 88,4	44–106 µmol/l	S
Creatinkinase (CK)	bis 80 U/l			P/S
Creatinkinase-Isoenzym	< 10 U/l, max. 6% der			P/S
MB (CK-MB)	Gesamt-CK			
CYFRA 21-1	< 1,5 ng/ml			S
D-Dimer (Fibrinogen-Spaltprodukte)	< 250 ng/ml			
Differentialblutbild:				E
stabkernige Granulozyten	3–5%			
segmentkernige	50–70%			
Granulozyten	2–4%			
eosinophile Granulozyten	0–1%			
basophile Granulozyten	2–6%			
Monozyten	2–6%			
Lymphozyten	25–45%			
Eisen (Fe)	m: 80–150 µg/dl		m: 14,3–26,9 µmol/l	S
	w: 60–140 µg/dl		w: 10,7–25,1 µmol/l	
Eiweißelektrophorese:				S
Albumin	45–65%		36–50 g/l	
α_1-Globulin	2–5%		1–4 g/l	
α_2-Globulin	7–10%		5–9 g/l	
β-Globulin	9–12%		6–11 g/l	
γ-Globulin	12–20%		8–15 g/l	
Erythropoietin	6–21 U/l			S/P
Erythrozyten	m: 4,6–5,9 Mio./µl		m: 4,6–5,9 T/l	E
	w: 4,0–5,2 Mio./µl		w: 4,0–5,2 T/l	
Ferritin	30–200 µg/l		30–200 nmol/l	S
Fibrinogen	200–400 mg/dl	× 0,03	5,88–11,76 µmol/l	P
Fibrinogenspaltprodukte	< 5 µg/ml			S
Folsäure	3–15 ng/ml			P
Gesamteiweiß	6–8,4 g/dl	× 10	60–84 g/l	S
Glucose	70–100 mg/dl	× 0,056	3,89–5,55 mmol/l	B/P/S
γ-Glutamyl-Transferase	m: 6–28 U/l			S
(γ-GT)	w: 4–18 U/l			
Glutamat-Oxalacetat	m: bis 18 U/l			S
Transaminase (GOT) =	w: bis 15 U/l			
Aspartat-Amino-				
Transferase (AST)				
Glutamat-Pyruvat-	m: bis 22 U/l			S
Transaminase (GPT) =	w: bis 17 U/l			

Aus: Classen/Diehl/Kochsiek: Innere Medizin, 5. A., Urban & Fischer 2003

Laborwerte	Referenzbereiche			
Laborparameter	**konventionelle Benennung**	**Umrechnungsfaktor**	**SI-Einheiten**	
Alanin-Amino-Transferase (ALT)				
glycosyliertes Hämoglobin (HbA_{1c})	4–6% des Gesamthämoglobins			E
Hämatokrit	m: 41–50% w: 37–46%	× 0,01	0,41–0,50 0,37–0,46	E
Hämoglobin	m: 14–18 g/dl w: 12–16 g/dl	× 0,62	m: 8,69–11,16 mmol/l w: 7,45–9,93 mmol/l	E
Haptoglobin	20–204 mg/dl	× 0,01	0,2–2,04 g/l	S
Harnsäure	2,6–6,4 mg/dl	× 60	155–384 µmol/l	S
Harnstoff N	4,7–24 mg/dl	× 0,35	1,7–8,6 mmol/l	S
Harnstoff	10–55 mg/dl	× 0,17	1,7–9,3 mmol/l	S
HDL-Cholesterin	> 50 mg/dl	× 0,026	1,3 mmol/l	S
HCG:	Männer Frauen (nicht schwanger)	< 5 U/l < 5 U/l		S S
Homocystein	3–13 µmol/l (w), 5–15 µmol/l (m)			E
INR (International Normalized Ratio)				C
Insulin (nüchtern)	3–17 mU/l			S
Kalium	S: 3,5–5,0 mmol/l U: 61–79 mmol/d		S: 3,5–5,0 mmol/l U: 61–79 mmol/d	S U
Kupfer	m: 70–140 µg/dl w: 85–155 µg/d	× 0,16	m: 11–22 µmol/l w: 13,4–24,4 µmol/l	S
Lactat	< 2,4 mmol/l			
Lactat-Dehydrogenase (LDH)	140–290 U/l			S
LDL-Cholesterin	< 150 mg/dl	× 0,026	< 3,87 mmol/l	S
Leukozyten	4000–10000/µl		4–10 U/l	E
Lipase	30–180 U/l			S
Lipoprotein (a)	< 30 mg/dl			S
Liquorpunktion:				
Druck	15–25 cm H_2O (im Sitzen) 7–18 cm H_2O (im Liegen)			
Zellzahl	< 12/3 (< 4/µl)			
Protein	< 45 mg/dl			
Glucose	50–75 mg/dl			
Basisches Myelinprotein	0–4 µg/l			
orale Glucose-Belastung (75 g Glucose oral)	60 min: 200 mg/dl 120 min: 140 mg/dl	× 0,056	60 min: 11,1 mmol/l 120 min: 7,8 mmol/l	B/S/P
MCH = HbE (mittl. Hb-Gehalt des einzelnen Erythrozyten)	27–34 pg	× 0,062	1,67–2,1 mmol/l	E
MCHC (mittl. HB-Konz. der Erythrozyten)	30–36 g Hb/dl Ery	× 0,63	19–22 mmol/l	E
MCV (mittl. Erythrozytenvolumen)	80–100 µm³	× 1	80–100 fl	E
Myoglobin	< 76 ng/ml (w), < 92 ng/ml (m)		S	
Natrium	135–150 mmol/l U: 120–220 mmol/d	× 1	135–150 mmol/l	S
NSE (neuronspezifische Enolase)	< 16,5 µg/l			S
Osmolalität	280–300 mosm/kg		280–300 mosm/kg	S
Partielle Thromboplastinzeit (PTT)	23–35 sec			P
Phosphor, anorganisch	2,5–5 mg/dl	× 0,32	0,8–1,6 mmol/l	S
Plasmathrombinzeit (PTZ)	14–21 sec			P
Prolactin	< 15 ng/ml < 20 ng/ml bei Frauen in der Lutealphase			S/P
PSA (prostataspezifisches Antigen)	0–4 ng/ml			S
PTH	10–65 pg/ml			S
Retikulozyten	4–15‰		20000–75000/µl	E
Theophyllin	8–20 mg/l			S
Thromboplastinzeit (Quick-Test)	70–120%			P
Thrombozytenzahl	150–350 × 10³/µl		150–350 U/L	E
Thyreotropin (TSH) und TRH-Test	basal: 0,3–3,5 mU/l 30 min nach Injektion von 200 mg TRH: Anstieg > 2,0 mU/l			S
Thyroxin (T_4)	5–12 µg/dl		65–155 nmol/l	S
freies Thyroxin (FT_4)	1,0–2,3 ng/dl		13–30 pmol/l	S
Transferrinsättigung	15–45%			S
Trijodthyronin (T_3)	90–200 ng/dl		1,38–3,10 nmol/l	S
TBG	16–27 mg/dl			S
Transferrin	200–400 mg/dl	× 0,01	2,0–4,0 g/l	S
Triglyceride	74–160 mg/dl	× 0,011	0,84–1,82 mmol/l	S
Troponin I	< 0,5 ng/ml			S
Troponin T	< 0,1 ng/ml			
Vitamin B_{12}	> 250 pg/ml		229–812 pmol/l	S
Vitamin D	700–3100 U/l			S

B = Vollblut C = Zitratblut E = EDTA-But P = Plasma U = Urin
m = männlich w = weiblich

Abkürzungsverzeichnis

A.	Arteria
Aa.	Arteriae
ACC	A. carotis communis
ACE	A. carotis externa
ACE-Hemmer	Hemmer des Angiotensin-converting Enzyms
ACI	A. carotis interna
ADB	Anti-DNase B
a.p.	anterior-posterior
APUD	Amine precursor uptake and decarboxylation system/Diffuses neuroendokrines Zellsystem
ASK	Arthroskopie
ASL	Antistreptolysin
ASR	Achilles-Sehnen-Reflex
ASS	Acetylsalicylsäure
AV-Knoten	Atrioventrikularknoten
AZ	Allgemeinzustand
BMI	Body-Mass-Index
BERA	Ableitung akustisch evozierter Hirnstammpotenziale
BSP	Bandscheibenvorfall
BWS	Brustwirbelsäule
CCT	Kraniale Computertomographie
CEA	Carcinoembryonales Antigen
CED	Chronisch-entzündliche Darmerkrankungen
CK	Creatinkinase
CK-MB	Creatinkinase-Isoenzym MB
CRP	C-reaktives Protein
CT	Computertomographie
DMS	Durchblutung, Motorik, Sensibilität
DSA	Digitale Subtraktionsangiographie
EKG	Elektrokardiogramm
ERCP	Endoskopisch retrograde Cholangiopankreatikographie
EZ	Ernährungszustand
fT3	freies Trijodthyronin
fT4	freies Tetrajodthyronin, Thyroxin
GOT	Glutamat-Oxalat-Transaminase
GPT	Glutamat-Pyruvat-Transaminase
γ-GT	γ-Glutamyltranspeptidase
HCG	Humanes Choriongonadotropin
HCl	Salzsäure
HEP	Hemiendoprothese
HF	Herzfrequenz
HIV	Humanes Immunodefizienzvirus
HNO	Hals-Nase-Ohren
HWS	Halswirbelsäule
ICR	Interkostalraum
IgG	Immunoglobulin A
IgG	Immunoglobulin G
IE	Internationale Einheiten
i.v.	intravenös
KHK	Koronare Herzkrankheit
LCA	A. coronaria sinistra
LDH	Lactatdehydrogenase
Lig.	Ligamentum
Ligg.	Ligamenta
LPLA	Linke Postolateralarterien
LWS	Lendenwirbelsäule
M.	Musculus
Mm.	Musculi
MRT	Magnetresonanztomographie
N.	Nervus
Nn.	Nervi
Nll.	Nodi lymphatici
NSE	Neuronenspezifische Enolase
NCAM	Neural Cell Adhesion Molecule (neurales Zelladhäsionsmolekül)
ÖGD	Ösophago-Gastro-Duodenoskopie
OP	Operation/Operationssaal
PAS-Reaktion	Periodic acid Schiff reaction (Perjodsäure-Reaktion)
pAVK	periphere arterielle Verschlusskrankheit
PCTA	Perkutane transluminale Koronarangioplastie
PRIND	Prolongiertes reversibles ischämisches neurologisches Defizit
Proc.	Processus *(Singular)*
Procc.	Processus *(Plural)*
PSR	Patella-Sehnen-Reflex
PTA	Perkutane transluminale Angioplastie
R.	Ramus
Rr.	Rami
RCA	A. coronaria dextra
RCX	R. circumflexus
RIVA	R. interventricularis anterior
RIVP	R. interventricularis posterior
RPLA	Rechte Postolateralarterie
RPR	Radiusperiostreflex
RR	Blutdruck
SAB	Subarachnoidalblutung
TEA	Thrombendarteriektomie
TEP	Totalendoprothese
TIA	Transitorisch ischämische Attacke
TPA	Tissue Polypeptide Antigen
TPR	Tibialis-posterior-Reflex
TRH	Thyreotropin releasing hormone
TSH	Thyroidea-stimulierendes Hormon
TSR	Trizepssehnenreflex
V.	Vena
Vv.	Venae
WPW	Wolff-Parkinson-White-Syndrom
ZNS	Zentrales Nervensystem

Fall 1

Anamnese

Die 42-jährige Frau Hinrichs kommt in Ihre Ambulanz. Sie klagt über starke Schmerzen im Bereich des mittleren Oberbauches (Epigastrium) und Übelkeit seit dem Abendessen am Vortag. Die Schmerzen würden am Rippenbogen entlang in den Rücken ausstrahlen. Seit dem Morgen könne sie wegen der Übelkeit und der Schmerzen nichts mehr essen, und auch um ihre vier Kinder habe sie sich am heutigen Tag nicht kümmern können. Eine Wärmflasche auf dem Bauch habe ihr kaum Linderung gebracht.
Die Patientin gibt an, ihre vier Kinder nach unkomplizierten Schwangerschaften via naturalis geboren zu haben. Außer einer arteriellen Hypertonie, die seit drei Jahren bekannt und vom Hausarzt gut eingestellt sei, sei sie noch nie ernstlich krank gewesen. Bei einer Routine-Ultraschalluntersuchung des Abdomens vor drei Monaten, im Rahmen der Abklärung der arteriellen Hypertonie, seien Gallensteine festgestellt worden. Die weitere Anamnese ist unauffällig.

Aufnahmebefund

Bei der Aufnahmeuntersuchung stellen Sie folgende Befunde fest: 42-jährige Frau in schlechtem AZ und adipösem EZ. Körpergröße 1,60 m bei einem Gewicht von 86 kg, BMI (☞ Fall 10) von 33,6.
Die Haut der Patientin ist fahl und feucht, die Skleren zeigen eine gelbe Verfärbung (Sklerenikterus). Die Temperatur beträgt 38,7 °C.
Bei der **Auskultation** von Herz und Lunge erheben Sie folgende Befunde: HF 118/min, keine pathologischen Herzgeräusche, RR 170/100 mmHg. Beide Lungen sind frei, normales Atemgeräusch.
Die **Untersuchung des Abdomens** ist für die Patientin unangenehm. Sie klagt über Druckschmerzen im Epigastrium und es zeigt sich eine leichte Abwehrspannung. Die Darmgeräusche (Peristaltik) sind spärlich.
Bei der **rektalen Untersuchung** fällt Ihnen lehmfarbener Stuhl auf, der vom Aussehen her an Erdnussbutter erinnert.

Welche Verdachtsdiagnose stellen Sie?

?

Das klinische Bild ist typisch für ein **akutes Abdomen,** eine den Bauchraum betreffende und potenziell lebensbedrohliche Erkrankung deren Ursache primär unbekannt ist.
Die Schmerzen im Epigastrium lassen z.B. an eine **Entzündung der Magenschleimhaut (Gastritis),** ein **Magen- (Ulcus ventriculi)** oder **Zwölffingerdarmgeschwür (Ulcus duodeni)** denken.
Die gelbe Farbe der Skleren spricht für einen **Ikterus (Gelbsucht)**. Dieser wird durch den Übertritt des Gallenfarbstoffs **Bilirubin** aus dem Gallengangssystem ins Blut verursacht. Häufig wird ein Ikterus durch einen Verschluss des abführenden Gallengangs (Ductus choledochus), z.B. durch **Gallensteine,** verursacht.
Bei der geschilderten Klinik (spärliche Peristaltik, Druckschmerz, Übelkeit) sollten auch ein **Darmverschluss (Ileus)** sowie ein **Herzinfarkt** mit Ausstrahlung der Schmerzen in den Bereich des Magens in Betracht gezogen werden.

!

Das klinische Bild eines akuten Abdomens kann auch Hinweis auf einen Herzinfarkt sein!

Welche anatomischen Strukturen könnten betroffen sein?

Bei einer Gastritis oder einem Ulkus des Magens oder des Zwölffingerdarmes sind die **oberen Anteile des Gastrointestinaltraktes** betroffen, und hiervon wiederum die oberen Schleimhautschichten, **Mukosa** und **Submukosa.**
Ein Ikterus kann auf eine Störung des Galleabflusses hinweisen, z.B. durch einen Verschluss der **intra- oder extrahepatischen Gallengänge.**
Im Rahmen eines Darmverschlusses (Ileus) kann der Speisebrei den **Darm** an einer Engstelle nicht mehr passieren. Dadurch staut sich der Speisebrei, bis es zu einer Umkehr der Peristaltik mit starken Schmerzen kommt.
Verschließt sich ein die **Herzmuskulatur versorgendes Gefäß (Koronargefäß),** spricht man von einem Herzinfarkt.

Diagnostik

Welche diagnostischen Maßnahmen würden Sie vorschlagen?

Sie legen einen **intravenösen Zugang** in die V. mediana antebrachii und entnehmen Blut für eine genauere **Untersuchung im Labor.** Während Sie auf die Laborergebnisse warten, schreiben Sie ein **EKG** und machen eine **Sonographie des Abdomens.** Anschließend ordnen Sie eine **Röntgenaufnahme** vom **Thorax** der Patientin an.

Ergebnisse
Das **EKG** ist unauffällig, d.h. Sie können mit großer Wahrscheinlichkeit einen Herzinfarkt ausschließen.
Bei der **Sonographie des Abdomens** können Sie alle soliden Abdominalorgane wie Leber, Milz, Nieren und Pankreas gut abgrenzen. Es fallen echodichte Strukturen im Bereich der Gallenblase und der ableitenden Gallenwege auf, diese sind deutlich erweitert. Die Pankreas wirkt ödematös vergrößert, ist aber schlecht erkennbar.
Im **Röntgen-Thorax** können Sie, bis auf einen diskreten Pleuraerguss auf der rechten Thoraxseite, nichts Wesentliches entdecken.
Bei der **Laboruntersuchung** findet sich eine deutliche Erhöhung des Bilirubinwertes auf 2,83 mg/dl, der auch den Ikterus erklärt. Zusätzlich finden sich erhöhte Entzündungsparameter, sowohl die Leukozyten ($15{,}2 \times 10^3/\mu l$) als auch das CRP (4,52 mg/dl), sind erhöht.

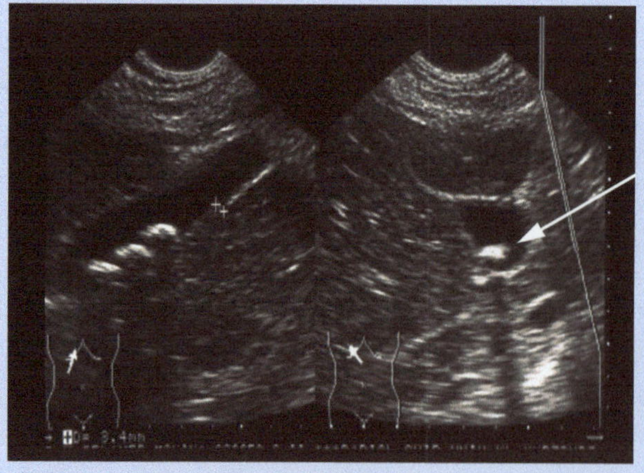

Abb. 1.1: Sonographie des Abdomens. [21]

Was erkennen Sie in der Abdomensonographie?

In der Abbildung erkennen Sie die Gallenblase, in deren Lumen sich echodichte Strukturen finden. Zu erkennen ist die Schallauslöschung. Pfeil: Konkremente.

Welche Diagnose stellen Sie?

Die echodichten Strukturen im Bereich der Gallenblase sind **Gallensteine.** Im Bereich des Pankreas findet sich eine ähnliche Struktur, die mit großer Wahrscheinlichkeit ebenfalls ein Stein ist. Der Ductus choledochus ist somit verschlossen, die Gallenflüssigkeit aus der Leber kann nicht in den Dünndarm abfließen. Die glatte Muskulatur des Gallengangs versucht, den Stein durch peristaltische Wellen zu entfernen. Durch diese Kontraktionen der Muskulatur empfindet die Patientin kolikartige Schmerzen im Bereich des rechten Oberbauches. Die Gelbfärbung von Skleren und Haut ist durch einen erhöhten Übertritt von Gallenfarbstoffen (hauptsächlich **Bilirubin**) ins Blut bedingt. Durch die Stauung im Ductus choledochus kann die Galle nicht mehr abfließen, die Flüssigkeit staut sich in den Gallengängen der Leber. Der Übertritt von neuen Gallenfarbstoffen, als Abbauprodukt der Leber, in den Darm wird dadurch verhindert. Die Folge ist ein Anstieg des Bilirubinwertes im Serum, der letztlich verantwortlich für die Gelbfärbung der Patientin ist.

Anatomie

Sie überlegen sich nun, wie genau der Zusammenhang zwischen den einzelnen Strukturen des Gallengangssystems aussieht.

Was ist Galle und wo wird sie produziert?

In der Leber, der größten Drüse des menschlichen Körpers, wird täglich etwa 1 Liter Galle produziert. Die Gallenflüssigkeit besteht im Wesentlichen aus **Gallensäure** (dient der Fettverdauung), dem **Gallenfarbstoff,** der aus Bilirubin, einem Abbauprodukt des Hämoglobin entsteht, und **Cholesterin.** Die Galle wird über die Gallenwege in den Darm abgegeben. Dort dient sie der Fettverdauung.

Wie werden die Gallenwege eingeteilt?

Man unterscheidet beim Ableitungssystem der Galle in den Darm intra- und extrahepatische Gallenwege.

Intrahepatische Gallenwege
Die intrahepatischen Gallenwege bestehen im Wesentlichen aus den **Gallenkapillaren** (Canaliculi biliares). Dabei handelt es sich um rinnenartige Vertiefungen zwischen den einzelnen **Hepatozyten** der Leber. Die Wände der Gallenkapillaren werden von den Hepatozyten gebildet, die die Gallenkapillaren umgeben. Die Hepatozyten sezernieren die Galle in die Gallenkapillaren. Die in die Kapillaren sezernierte Galle wird entgegen dem Blutfluss, immer von der Peripherie zu den Vv. centrales, vom Zentrum eines Leberläppchens in Richtung der Peripherie transportiert.
Die Gallenkapillaren münden dann über die **Herringer-Kanälchen** in die zwischen den Leberläppchen liegenden **Ductuli interlobulares** und von dort wiederum in die **Ductuli biliferi**, die parallel zu den Blutgefäßen verlaufen. Diese münden schließ-

lich in den **Ductus hepaticus dexter** (aus dem rechten Leberlappen) oder **sinister** (aus dem linken Leberlappen). Hier enden die intrahepatischen Gallenwege.

Extrahepatische Gallenwege
Als extrahepatische Gallenwege werden die Gänge außerhalb des Leberparenchyms bezeichnet. Hierzu gehören der **Ductus hepaticus communis** (Zusammenschluss von Ductus hepaticus dexter und sinister, bis zur Abzweigung des Ductus cysticus reichend), der **Ductus cysticus** (Abzweigung des Ductus hepaticus communis zur Gallenblase) und der **Ductus choledochus** (Fortsetzung des Ductus hepaticus communis) bis zur **Papilla vateri** (Papilla duodeni major). Meist mündet der Ausführungsgang des Pankreas **(Ductus pancreaticus)** noch vor der Papille in den Ductus choledochus.

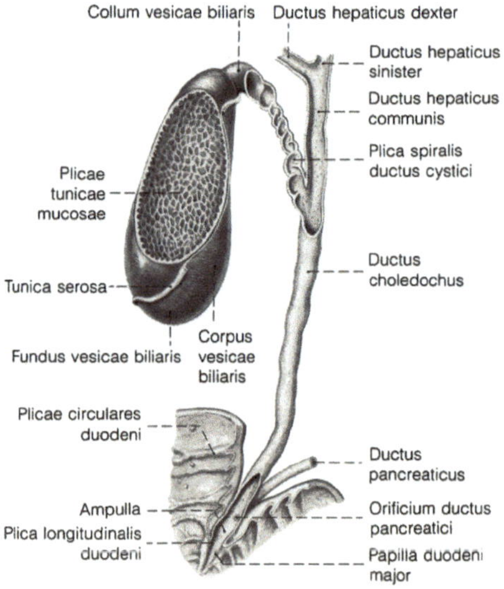

Abb. 1.2: Übersicht über das extrahepatische Gallengangssystem und die Gänge des Pankreas. [2]

Wie würden Sie die Gallenblase und deren Funktion beschreiben?

Die birnenförmige Gallenblase liegt am Unterrand der Leber. Sie ist etwa 10 cm lang und 5 cm breit. Ihr Fassungsvermögen beträgt 50 ml Galle. Die Aufgabe der Gallenblase ist die Speicherung der Galle bis zur Verwendung bei der Verdauung. Die Gallenblase steht über den Ductus cysticus mit dem Gallengangssystem in Verbindung. Nach der Nahrungsaufnahme kontrahiert sich die Gallenblase reflektorisch und die Galle fließt über den Ductus cysticus und den Ductus choledochus in das Duodenum.
Die Gallenblase wird in verschiedene Abschnitte unterteilt: **Fundus vesicae biliaris** (Gallenblasengrund), **Corpus vesicae biliaris** (Gallenblasenkörper) und **Collum vesicae biliaris** (Gallenblasenhals).

Therapie

Welche Therapie würden Sie vorschlagen? Welche Verfahren sind möglich?

Die Gallensteine müssen entfernt werden. Möglich sind hier ein interventionelles Verfahren wie die **ERCP** (endoskopisch retrograde Cholangiopankreatikographie) oder ein operatives Verfahren wie z. B. die **laparaskopische Cholezystektomie.**

Wofür entscheiden Sie sich im Fall von Frau Hinrichs?

Wegen des hohen Bilirubinwertes, der auf eine Verlegung des Ductus choledochus oder eine beginnende Pankreatitis hindeutet, entschließen Sie sich zur **ERCP.** Dabei wird ein biegsames Endoskop mit spezieller Optik über den Mund/Rachenraum, Ösophagus und Magen bis in das Duodenum vorgeschoben und gezielt die Papilla duodeni major aufgesucht. Diese wird mittels eines kleinen Schnittes so weit eröffnet, dass eine Kanüle mit Kontrastmittel eingeführt werden kann. Dann wird unter Röntgenkontrolle das Kontrastmittel verabreicht. Befindet sich ein Stein in den extrahepatischen Gallengängen, kann dieser so für den Untersucher sichtbar gemacht werden. Ein Stein oder Teile eines Steines (in der Klinik werden Steine im Gallengang Konkremente genannt) können dann entweder von selbst durch die Eröffnung der Papilla oder mittels einer entsprechenden Vorrichtung entfernt werden. Meist benutzt man dafür eine Art Körbchen, mit dem der Stein „eingefangen“ und geborgen wird.

Verlauf

Um einen erneuten Verschluss der extrahepatischen Gallengänge durch einen Stein zu verhindern, wird die Gallenblase zu einem späteren Zeitpunkt operativ entfernt.

Quintessenz Das Gallensteinleiden ist vor allem eine Erkrankung der westlichen Industrienationen, die familiär gehäuft auftritt. Besonders betroffen davon sind hellhäutige, zur Adipositas neigende Frauen im Alter von über 40 Jahren, die mehrere Kinder geboren haben. Man kann sich die prädisponierenden Faktoren am besten mit den 6 F's merken: fat, female, forty, fair, fertile und family. Bei diesem Krankheitsbild ist sowohl in der internistisch interventionellen als auch chirurgischen Therapie die genaue Kenntnis der Anatomie von großer Bedeutung. Nur so kann, über eine differenzierte Indikationsstellung, die geeignete Therapie gefunden werden.

Fall 2

Anamnese

In der Sprechstunde stellt sich Ihnen die 63-jährige Frau Schauer vor. Bereits beim Eintreten der Patientin bemerken Sie, dass sie am Hals eine starke Schwellung hat, die die Patientin durch ein Tuch notdürftig zu verstecken versucht.
Sie erzählt Ihnen, sie sei in den letzten Wochen zunehmend unruhig und gereizt gewesen und habe kaum noch schlafen können. Ihr Herz klopfe sehr schnell und ihr sei immer zu warm. Fortwährend müsse sie sich frische Kleidung anziehen, weil alles durchgeschwitzt sei. Außerdem habe sie abgenommen. Das sei anfangs ganz willkommen gewesen, weil sie 110 kg gewogen habe, aber da sie nun nur noch knapp 95 kg wiege, mache ihr das nun doch Angst.
Medikamente nimmt Frau Schauer nur gegen zu hohen Blutdruck (Enalapril) und gegen zu hohes Cholesterin (Sortis®). Zusätzlich, aber erst seit drei Monaten, nehme sie Jodetten®, die eigentlich ihr Mann verschrieben bekommen habe, aber wegen ihres Kropfes habe sie gedacht, könnten ihr die Tabletten nicht schaden, sie seien ja gut für die Schilddrüse?

Aufnahmebefund

Bei der körperlichen Untersuchung der 1,60 m großen und 95 kg schweren Frau fällt Ihnen bereits bei der Inspektion ein großer **Kropf** (Struma) auf. Die Palpation ergibt eine fast hühnereigroße Schilddrüse zu beiden Seiten des Kehlkopfes.
Die Auskultation von Herz und Lunge ergibt einen Puls von etwa 110/min und normale Herztöne, die Lungen sind beidseits belüftet und ohne pathologische Geräusche. Bei der Auskultation der Karotiden hören Sie in der Nähe der Schilddrüse ein lautes Schwirren. Als die Patientin ihre Bluse nach der Auskultation wieder zuknöpft, bemerken Sie, dass die Hände der Patientin stark zittern.
Die weiteren körperlichen Untersuchungsbefunde sind unauffällig.

Welche Erkrankung vermuten Sie bei der Patientin?

Sie vermuten aufgrund der Anamnese und körperlichen Untersuchung eine **Überfunktion der Schilddrüse** (Hyperthyreose), d.h., es wird zu viel Schilddrüsenhormon produziert.
Eine Struma ist eine über die Norm vergrößerte Schilddrüse, die bei dieser Patientin wahrscheinlich zu viel Schilddrüsenhormon produziert.
Symptome einer solchen Hyperthyreose sind Zittern (Tremor), Unruhe, Gereiztheit, Schlaflosigkeit, eine Herzfrequenz über 100/min (Sinustachykardie), Gewichtsverlust und Schweißausbrüche mit Wärmeintoleranz. Zur Sicherung Ihrer Diagnose führen Sie noch weitere Untersuchungen durch.

Diagnostik

Welche weiterführenden Untersuchungen würden Sie durchführen?

Folgende Untersuchung sollten bei Frau Schauer durchgeführt werden:

- **Laborchemische Untersuchungen:** Zur Feststellung einer Schilddrüsenüber- oder unterfunktion sollten die Schilddrüsenhormone im Blut bestimmt werden. Es handelt sich dabei um TSH, fT3 und fT4.

- **Sonographie der Schilddrüse:** Zur Abschätzung der Größe der Schilddrüse und etwaiger knotiger Veränderungen führen Sie eine Ultraschalluntersuchung (Sonographie) durch.
- Als weitere Untersuchung wird eine **Szintigraphie der Schilddrüse** durchgeführt. Dabei wird mittels eines radioaktiven Stoffes (z.B. radioaktive Jod-Isotope oder Technetium), den die Schilddrüse aufnimmt und speichert, das Schilddrüsenparenchym sichtbar gemacht. Anhand der Färbung (die Intensität der Färbung gibt Aufschluss über die Menge des aufgenommenen Stoffes) auf dem Szintigraphiebild können besonders stoffwechselreiche (helle Färbung) oder -arme Areale (dunkle Färbung) festgestellt werden.

! Zeigt sich im Szintigramm ein sog. kalter Knoten (sehr dunkel bis keine Anfärbung), d.h. ein Areal ohne wesentliche Stoffwechselzeichen, sollte dieser mittels einer Feinnadelbiopsie auf maligne Zellen untersucht werden.

Anatomie

Sie überlegen, welche der oben genannten Untersuchungen als erste sinnvoll sein könnte. Sie entscheiden sich für eine Sonographie, weil diese keine Nebenwirkungen hat und relativ schnell durchgeführt werden kann. Zuerst sollten Sie sich aber Gedanken über die makroskopische Anatomie der Schilddrüse machen, damit Sie in einer Sonographie auch wichtige Strukturen zuordnen können.

Wie ist die Schilddrüse makroskopisch aufgebaut?

? Die **Schilddrüse (Glandula thyroidea)** ist eine **endokrine Drüse**, d.h. sie gibt ihr Hormon direkt in die Blutbahn ab und verfügt nicht über einen Ausführungsgang. Sie ist U-förmig und besteht aus zwei Lappen: Dem **Lobus dexter glandulae thyroidae** und dem **Lobus sinister glandulae thyroidae.** Verbunden sind beide über einen ca. querfingerbreiten Steg, den **Isthmus glandulae thyroidae,** der sich etwa in Höhe des 2.–4. Trachealknorpels befindet. Bei etwa 10% aller Menschen findet sich zusätzlich noch ein **Lobus pyramidalis,** der vom Isthmus aus nach kranial zieht. Dieser Lobus besteht aus normalem Schilddrüsengewebe, ist aber ein Überrest des embryonalen Ductus thyroglossus.

Der Kapselapparat hält die Schilddrüse an der anatomisch korrekten Position. Können Sie ihn beschreiben?

? Die Schilddrüse wird von Kapseln umgeben. Außen liegt die **Capsula fibrosa** (oder **Capsula externa**). Diese besteht aus **straffem Bindegewebe** und hat eine feste Verbindung zu Trachea und Kehlkopf, und lockere Verbindungen zu den anderen benachbarten Strukturen. Sie hält die Schilddrüse an ihrem anatomisch korrekten Platz.

Die zweite Kapsel ist die **Capsula interna.** Sie besteht ebenfalls aus **Bindegewebe,** das jedoch wesentlich feiner ist. Es umgibt das Schilddrüsenparenchym nicht nur, sondern unterteilt die Lobi noch in kleinere **Lobuli,** indem es die Schilddrüse mit **Trabekeln** durchzieht.

Zwischen den beiden Kapseln liegen die **Blutgefäße** der Schilddrüse, die **Epithelkörperchen** und die **Nerven.**

Ergebnis
In der durchgeführten **Sonographie** erkennen Sie eine deutliche Vergrößerung der Schilddrüse. Beide Lappen sind vergrößert, und Sie erkennen knotige Veränderungen. Es handelt sich also um eine so genannte knotige Struma.

Welche Strukturen liegen in unmittelbarer Nachbarschaft der Schilddrüse und wie wird diese begrenzt?

Die Schilddrüse liegt unterhalb des **Schildknorpels (Cartilago thyroidea)** des **Kehlkopfes (Larynx).** Mit den beiden Lobi umfasst sie den Schildknorpel jeweils lateral bis zum **Trigonum caroticum.** Dorsal des Kehlkopfes reichen die Lobi bis an den **Pharynx** und den **Ösophagus** heran. Nach kaudal reicht die Schilddrüse bis etwa zum **4.–6. Trachealknorpel.**

- **Ventral** ist die Schilddrüse von der **Lamina pretrachealis** der **Fascia cervicalis** bedeckt.
- **Lateral** ist die Schilddrüse eingerahmt von den **Mm. sternohyoidei** und **sternothyroidei.**
- **Dorsal** liegen der **Kehlkopf** und die **Trachea.**
- **Dorsolateral** findet sich der Gefäß-Nervenstrang des Halses mit der **A. carotis communis,** der **V. jugularis** und dem **N. vagus.**

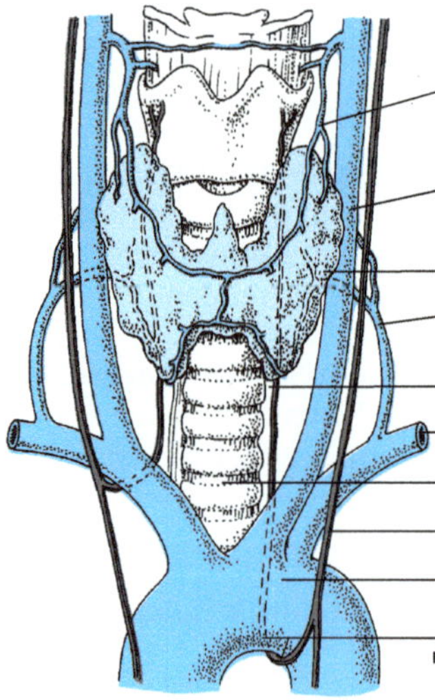

Abb. 2.1: Schematische Darstellung der Lage der Schilddrüse. [9]

Nachdem Sie jetzt wissen, dass die Schilddrüse vergrößert ist, interessiert Sie nun, wie hoch die Schilddrüsenwerte im Labor sind. Dazu wird der Patientin Blut abgenommen.

Ergebnisse
Laborwerte: In den Untersuchungen zeigt sich eine massive Erhöhung der Werte für fT4 und fT3. Außerdem ist das TSH erniedrigt.

Nachdem Sie die erhöhten Laborparameter gesehen haben, melden Sie die Patientin für eine Szintigraphie an.

Ergebnis
In der **Szintigraphie** zeigt sich, dass es viele, den knotigen Arealen entsprechende, helle Herde („heiße Knoten") gibt. Das bestätigt Ihre Diagnose der knotigen Struma.

Was wissen Sie über die mikroskopische Anatomie der Schilddrüse?

Das **Parenchym** (Funktionsgewebe) der Schilddrüse besteht im Wesentlichen aus verschieden großen **Follikeln** (Bläschen). Zwischen diesen Bläschen liegt das **Stroma** (Bindegewebe mit Blut- und Lymphgefäßen).
Ein **Follikel** ist im Prinzip eine Kugel aus einschichtigem Epithelgewebe (sog. **Follikelzellen**) auf einer Basalmembran und dem **Kolloid** als Füllung. Das Kolloid liegt im Inneren des Follikels und besteht seinerseits wieder aus dem **Glykoprotein Thyreoglobulin,** an das die Schilddrüsenhormone gebunden sind. Je nach Aktivitätszustand der Schilddrüse sind die Follikel mit Kolloid gefüllt oder fast leer (☞ Abb. 2.2).

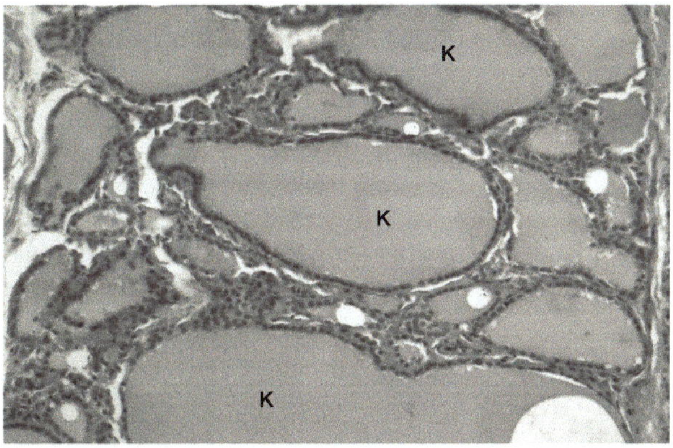

a

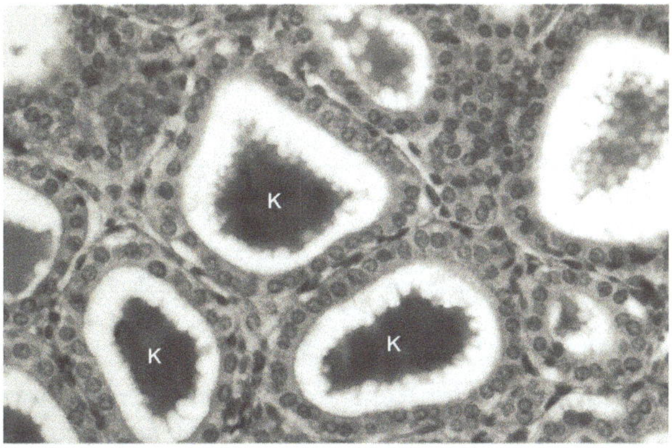

b

Abb. 2.2: Schnitt durch die Schilddrüse. Man erkennt die Follikel (a) in inaktivem Zustand mit viel Kolloid (K) und (b) in aktivem Zustand mit wenig Kolloid. [3]

Die Aufgabe der Follikelzellen ist die Aufnahme von Jod, die Produktion der Hormone und deren Abgabe in das Blut oder das Kolloid.
Zusätzlich dazu gibt es spezielle Follikelzellen, die im Zellverband als hellere Zellen zu erkennen sind und als **C-Zellen** bezeichnet werden. Sie sind Bestandteil des **APUD-**(APUD = amine precursor uptake and decarboxylation system = diffuses neuroendokrines Zellsystem)Zellsystems und bilden das Hormon **Calcitonin,** den Gegenspieler des in den Epithelkörperchen der Nebenschilddrüse gebildeten Parathormons. Calcitonin verursacht eine Senkung des Calciumspiegels im Blut durch Hemmung der Osteoklasten in den Knochen.

Wie werden Schilddrüsenhormone gebildet?

Den Stimulus zur Bildung von Hormonen in der Schilddrüse gibt der Hypothalamus. Dort wird bei Mangel an Schilddrüsenhormon ein Releasing Hormon, das TRH (Thyreotropin-realeasing hormone), ausgeschüttet. Das TRH verursacht in der Adenohypophse die Ausschüttung des TSH (Thyroidea-stimulierendes Hormon), das wiederum in der Schilddrüse zu einer vermehrten Bildung von T3 und T4 führt. T3 ist das Trijodthyronin, das biologisch wirksamere Schilddrüsenhormon. T4 ist das Tetrajodthyronin (Tyroxin). Beide Hormone werden in den Körper ausgeschüttet, das T4 wird peripher in T3 umgewandelt. Im Serum gemessenes T3 und T4 wird mit dem Präfix f (= freies) versehen. Bei einer Hyperthyreose sind das TRH und das TSH niedrig, da über eine Rückkopplung deren Ausschüttung gehemmt wird. Bei einer Hypothyreose sind TRH und TSH erhöht.

> **!** Bei der Diagnostik von Schilddrüsenüber- oder -unterfunktionen ist die Mitbestimmung des TSH-Wertes unerlässlich, weil das TSH ein Marker für die Funktion der Hypophyse und die Funktion des Regelkreises zwischen Hypophyse und Schilddrüse ist. Das TSH wird bei niedrigen Schilddrüsenwerten vermehrt in der Hypophyse freigesetzt. Bei hohen peripheren Schilddrüsenwerten wird die Synthese des TSH gehemmt. Anhand des TSH kann also abgeschätzt werden, ob eine Hypo- oder Hyperthyreose vorliegt.

Diagnose

In den durchgeführten Untersuchungen bestätigt sich Ihr Verdacht auf eine **Hyperthyreose** aufgrund einer **knotigen Struma.** Das TSH ist erniedrigt und die Schilddrüsenhormone sind stark erhöht. In der Sonographie zeigt sich, dass die Schilddrüse über die Norm vergrößert ist und viele knotige Veränderungen aufweist.
Die Szintigraphie zeigt stoffwechselaktives Gewebe, sog. heiße Knoten. Ein Hinweis auf eine maligne Erkrankung besteht nicht.

Therapie

Welche therapeutischen Maßnahmen schlagen Sie vor?

Sie empfehlen Frau Schauer, mit der Einnahme von Jodetten sofort aufzuhören, und äußern den Verdacht, dass sich die Hyperthyreose erst nach Einnahme der Jodtabletten entwickelt hat, da die Patientin schon jahrelang eine Struma hatte, aber sich hyperthyreote Symptome erst mit der Einnahme der Tabletten entwickelt haben.

Zudem verschreiben Sie der Patientin **Thyreostatika,** d.h. Medikamente, die eine Drosselung der Schilddrüsenhormonproduktion verursachen, und empfehlen ihr, sich bei einem Chirurgen zur operativen Entfernung der Schilddrüse (Strumektomie) vorzustellen.

Worauf muss der Chirurg bei der Operation achten, und die Kenntnis welcher Strukturen ist für ihn unerlässlich?

Die Schilddrüse wird von den **Nn. laryngeus superior** (N. recurrens) und **inferior** parasympathisch und sensibel versorgt. Beide sind Äste des **N. vagus (X).** Bei einer intraoperativen Schädigung des N. recurrens auf einer Seite bemerkt der Patient postoperativ Heiserkeit. Diese rührt daher, dass ein Stimmband nicht innerviert ist und somit nicht mehr funktioniert. Bei einer beidseitigen Durchtrennung des N. recurrens liegt eine vollständige Lähmung der Stimmbänder vor. Es droht die Gefahr, dass der Patient durch einen vollständigen Verschluss der Stimmlippen erstickt.

Wie erfolgt die arterielle Versorgung?

- Die paarige **A. thyroidea superior** versorgt den oberen Teil der Schilddrüse. Dabei handelt es sich um einen Ast der **A. carotis externa.**
- Die paarige **A. thyroidea inferior** versorgt den unteren Teil der Schilddrüse. Sie ist ein Ast aus dem **Truncus thyreocervicalis** aus der **A. subclavia.**
- Bei ~10% der Menschen findet sich zusätzlich eine **A. thyroidea ima.** Diese verläuft zum Isthmus und stammt entweder direkt aus der **Aorta thoracalis** oder dem **Truncus brachiocephalicus.**

Wie erfolgt die venöse Versorgung?

- Die paarige **V. thyroidea superior** ist zuständig für den venösen Abfluss aus dem oberen Teil der Schilddrüse in die **V. jugularis interna.**
- Über die paarige **V. thyroidea inferior** erfolgt der venöse Abfluss aus dem mittleren Teil der Schilddrüse in die **V. jugularis interna.**
- Über den **Plexus thyroideus impar** erfolgt der venöse Abfluss aus dem unteren Teil der Schilddrüse und des Isthmus in den **Truncus brachiocephalicus.**

Verlauf

Bei Frau Schauer legt sich nach Einnahme der Medikamente die Symptomatik schnell wieder. Die Schilddrüse bleibt aber vergrößert. Nach sechs Monaten empfehlen Sie die operative Entfernung der Schilddrüse.

Quintessenz Bei der Schilddrüse handelt es sich um eine endokrine Drüse, die für die Aufrechterhaltung des Stoffwechsels unerlässliche Hormone produziert. Bei Krankheiten der Schilddrüse zeigen sich oft Symptome einer Hyperthyreose (Herzfrequenz erhöht, Herzrhythmusstörungen, Wärmeintoleranz, Tremor, Gewichtsverlust, etc.) oder einer Hypothyreose (Gewichtszunahme, Müdigkeit, Kälteintoleranz etc.). In einem solchen Fall sollte das TSH untersucht werden. Je nach Ursache der Symptome kann dann eine weitere Therapie, z.B. Operation, erfolgen.

Fall 3

Anamnese

Der 83-jährige Herr Cox wird mit dem Rettungswagen in die Notaufnahme gebracht. Er ist im Seniorenheim gestürzt und konnte anschließend, wegen starker Schmerzen im Bereich der rechten Hüfte, nicht mehr aufstehen.
Herr Cox leidet an verschiedenen internistischen Vorerkrankungen, wie Diabetes mellitus, koronarer Herzerkrankung, arterieller Hypertonie und einer Demenz. Diese Informationen müssen Sie einem Begleitschreiben des Seniorenheims entnehmen, da Herr Cox Ihnen keine zusammenhängenden Informationen geben kann.
Die Medikamentenliste liegt ebenfalls bei. Sie kennen alle Medikamente und deren Wirkung.

Aufnahmebefund

Bei der körperlichen Untersuchung des 83-Jährigen im Liegen fällt Ihnen sofort eine Fehlstellung des rechten Beins auf. Das Bein ist nach außen rotiert und verkürzt. Bei Druck auf die Hüfte gibt Herr Cox starke Schmerzen an. Eine Bewegung im Hüftgelenk ist wegen der starken Schmerzen nicht möglich. Die **Durchblutung, Motorik** und **Sensibilität (DMS)** distal der Hüfte ist normal.

Wie prüfen Sie die Durchblutung, Motorik und Sensibilität?

?

Die Durchblutung distal der Hüfte wird geprüft durch Tasten der Pulse im Bereich der Leiste (A. femoralis), des Knies (A. poplitea) und des Sprunggelenks (A. tibialis posterior und A. dorsalis pedis).
Zur Prüfung der Motorik wird der Patient gebeten, das Knie leicht zu beugen, eine Ab- und Adduktion im Sprunggelenk und eine Bewegung der Zehen auszuführen.
Die Sensibilitätsprüfung wird durch ein Bestreichen der Haut erreicht. Der Patient wird dann nach Taubheitsgefühl oder völligem Fehlen von Empfindungen gefragt.

!

Nach einem Sturz und Schmerzen in einer Extremität sollte immer die DMS peripher geprüft werden. Nur so kann orientierend ein Gefäß- oder Nervenschaden ausgeschlossen werden.

Welche Arbeitsdiagnose stellen Sie?

?

Sie vermuten eine Verletzung des Hüftgelenks. Angesichts des Traumas kommen eine **Prellung** der Hüfte oder eine **Fraktur** im Bereich des proximalen Oberschenkels und damit eine Beeinträchtigung im Hüftgelenk in Frage.
Bevor Sie sich die Diagnostik überlegen, sollten Sie nochmals kurz über die Anatomie nachdenken.

Anatomie

Um was für ein Gelenk handelt es sich beim Hüftgelenk?

Das Hüftgelenk (Articulatio iliofemoralis oder Articulatio coxae) ist ein **Kugelgelenk.** Der Femur weist am proximalen Ende eine kugelige Verdickung auf, den sog. **Hüftkopf.** Demgegenüber liegt am Hüftbein die **Pfanne** des Gelenks. Ein Kugelgelenk zeichnet sich durch eine große Beweglichkeit aus. Das Hüftgelenk besitzt drei Freiheitsgrade.

Welche knöchernen Strukturen sind an der Bildung des Hüftgelenks beteiligt?

An der Bildung des Hüftgelenks sind das **proximale Ende des Femurs** mit dem **Hüftkopf** (Caput femoris) und das **Azetabulum des Hüftbeins** (Os coxae) als Pfanne beteiligt. Diese beiden Strukturen können im Fall eines Traumas verletzt sein, wobei die Fraktur des proximalen Oberschenkels deutlich häufiger auftritt als die Azetabulumfraktur. Diese findet sich in der Regel nur im Rahmen von Hochrasanztraumata.

Wie ist das normale Bewegungsausmaß des Hüftgelenks?

Da das Hüftgelenk ein Kugelgelenk ist und über drei Freiheitsgrade verfügt, kann es in drei Richtungen bewegt werden:

- Die **Außenrotation** beträgt bis zu 15°, die **Innenrotation** bis zu 35°.
- Bei der **Abduktion** sind bei jungen Patienten bis zu 40° möglich, die **Adduktion** ist mit bis zu 10° deutlich geringer.
- Das Bein kann in der **Retroversion** bis zu 15° gestreckt werden, eine **Beugung** im Hüftgelenk ist bis zu 140° möglich.

! Das Hüftgelenk ist mit der Schulter eines der beweglichsten Gelenke des menschlichen Körpers.

Diagnostik

Nach Ihren eingehenden Überlegungen wollen Sie jetzt wissen, woran Ihr Patient leidet. Sie haben Ihm während Ihrer Gedankengänge bereits einen intravenösen Zugang gelegt und ihm ein Schmerzmittel (z.B. Dipidolor® 7,5 mg) verabreicht, worauf sich die Schmerzen des Patienten deutlich besserten.

Welche diagnostischen Maßnahmen schlagen Sie vor?

Sie haben den Verdacht, es könnte eine Fraktur im Bereich der Hüfte, also entweder des proximalen Femurs oder des Azetabulums vorliegen. Um diese Strukturen beurteilen zu können, sollte eine **Röntgenaufnahme** angefordert werden. Sie ordnen eine **Beckenübersichtsaufnahme** an, damit auf die gesunde Gegenseite als Vergleich zurückgegriffen werden kann, zudem können etwaige Verletzungen des Beckens beurteilt werden. Dann möchten Sie noch eine Aufnahme der **Hüfte in zwei Ebenen.**

Während Sie auf das Röntgen warten, führen Sie sich den Aufbau des Azetabulums noch einmal vor Augen.

Wie ist das Azetabulum aufgebaut?

?

Das Azetabulum bildet zusammen mit dem **Ligamentum transversum acetabuli** die Gelenkpfanne des Hüftgelenks. In der Aufsicht entspricht das Azetabulum der Form des Hüftkopfes (☞ Abb. 3.1). Der Hüftkopf artikuliert nur mit einer Fläche, der **Facies lunata,** die halbmondförmig das Azetabulum nach kranial, ventral und dorsal auskleidet. Nach kaudal hin ist das Azetabulum vom Lig. transversum acetabuli abgegrenzt. Innerhalb der Facies lunata findet sich die **Fossa acetabuli** (Pfannenboden). Sie ist an der Artikulation nicht beteiligt. Die Facies lunata ist als gelenkbildende Fläche mit Knorpel überzogen. Dieser Überzug fehlt in der Fossa acetabuli, sie ist mit einem bindegewebigen Polster, das mit Fettzellen durchsetzt ist, ausgekleidet. Aus der Fossa acetabuli zieht das Lig. capitis femoris zum Caput femoris.

Am äußeren Rand der Facies lunata und damit an der Begrenzung des Azetabulums liegt das **Labrum acetabulare.** Dabei handelt es sich um eine faserknorpelige Erhöhung des Azetabulums. Sinn dieser Struktur ist es, das Caput femoris besser ins Azetabulum einzubinden. Durch diese „Gelenklippe" wird eine Luxation bei normalen Bewegungen verhindert.

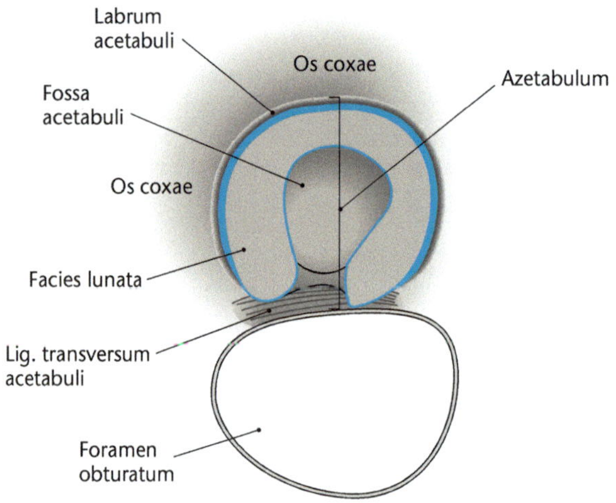

Abb. 3.1: Azetabulum in der Draufsicht. Gut zu erkennen ist die halbmond- oder sichelförmige Struktur der Facies lunata. [24]

Ergebnis

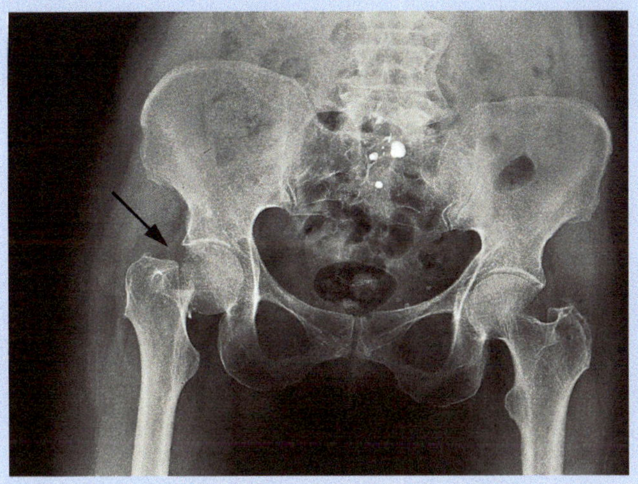

Abb. 3.2: Beckenübersichtsaufnahme von Herrn Cox. [5]

Was erkennen Sie auf dem Röntgenbild?

Es zeigt sich im Bereich des rechten proximalen Femurs eine **Fraktur des Schenkelhalses** (Pfeil).

Verlauf

Voller Stolz über Ihre richtige Diagnose einer Fraktur des Schenkelhalses rufen Sie den Oberarzt an. In der Hoffnung, dass Sie jetzt endlich auch mal in den OP dürfen, schildern Sie ihm den Fall. Er verspricht Ihnen, gleich in die Notaufnahme zu kommen und bittet Sie, sich schon mal Gedanken zur Operation zu machen.

Therapie

Welche verschiedenen Operationsverfahren gibt es?

Die Therapie einer Schenkelhalsfraktur besteht heute in der Regel aus einer **Operation.** Dabei wird zwischen Verfahren, bei denen das Caput femoris erhalten bleiben kann **(kopferhaltende Verfahren),** und Operationen, bei denen eine Resektion des Caput femoris und dessen Ersatz durch eine Prothese indiziert ist **(kopfresezierende Verfahren),** unterschieden. Ist die Gelenkfläche des Azetabulums durch arthrotische Veränderungen bereits stark verändert, kann auch ein **kompletter Gelenksersatz** (Totalendoprothese = TEP) mit Ersatz des Azetabulums und des Caput femoris erfolgen.

Kopferhaltende Operationen sind Osteosyntheseverfahren, bei denen der Kopf über die Fraktur wieder an den Schaft des Femurs befestigt wird. Das gebräuchlichste Verfahren bei jungen Patienten ist die Schraubenosteosynthese. Über drei Schrauben durch den Trochanter majus des Femurs wird der Hüftkopf wieder am Femur befestigt. Eine andere Methode ist das Einbringen von Platten zur Befesti-

gung. Am häufigsten wird jedoch die γ-Nagelung verwendet. Dabei wird ein Nagel in den Femurschaft eingebracht, durch welchen ein weiterer in Richtung Hüftkopf gebohrt werden kann. Dadurch spannen sich die Nägel in Form eines altgriechischen γ ineinander auf (☞ Abb. 3.3).
Die kopfresezierenden Verfahren beschränken sich im Wesentlichen auf das Entfernen des Hüftkopfes und den Ersatz durch eine passende Prothese.

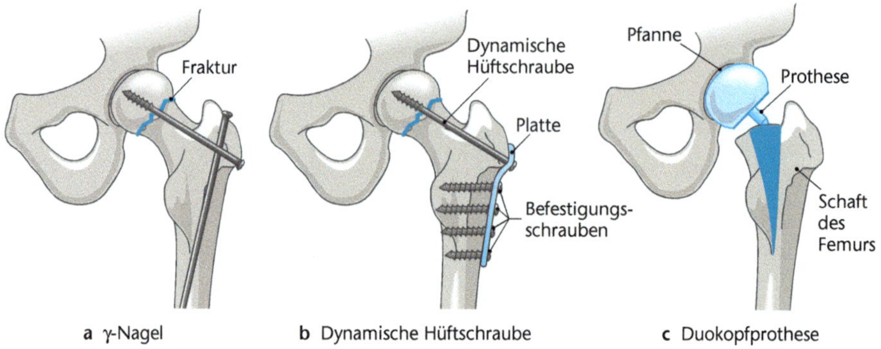

Abb. 3.3: a und b: Kopferhaltende Verfahren bei der Schenkelhalsfraktur, c: Hemiendoprothese (HEP) oder auch Duokopfprothese. [24]

Können Sie kurz Aufbau und Aufgabe der Gelenkkapsel des Hüftgelenks beschreiben?

Die Kapsel des Hüftgelenks ist eine sehr **straffe Hülle** um das Gelenk. Sie entspringt am knöchernen Rand des Azetabulums, ohne eine fixe Verbindung zum Labrum acetabulare. Auf der ventralen Seite reicht die Kapsel bis zur Linea intertrochanterica und umschließt damit den Schenkelhals komplett. Auf der dorsalen Seite ist sie etwa 1,5 cm proximal der Crista intertrochanterica am Schenkelhals befestigt. Damit umschließt sie zu etwa ⅔ den Schenkelhals.
Die Gelenkkapsel schützt das Gelenk zusätzlich vor Luxationen. Den wichtigsten Schutz vor Luxation bietet jedoch der starke Bandapparat.

Was wissen Sie über den Bandapparat am Hüftgelenk?

Der Bandapparat des Hüftgelenks wird im Wesentlichen von folgenden Bändern gebildet:
- **Zona orbicularis** (Ringzone): Sie umgreift den Schenkelhals und verhindert das Hervortreten des Hüftkopfes aus der Pfanne.
- **Lig. iliofemorale** (Darmbein-Oberschenkel-Band): Zieht schräg von der Spina iliaca anterior inferior über die Gelenkkapsel zur Linea intertrochanterica. Das Band verstärkt die Vorderwand der Gelenkkapsel, hemmt eine Überstreckung im Hüftgelenk, sowie die Adduktion und Außenrotation des Beines.
- **Lig. ischiofemorale** (Sitzbein-Oberschenkel-Band): Zieht schräg vom Os ischii über die Gelenkkapsel zur Zona orbicularis und zur Linea intertrochanterica. Dieses Band verstärkt die Hinterwand der Gelenkkapsel und verhindert so eine zu starke Innenrotation und eine zu starke Streckung im Bereich der Hüfte.

- **Lig. pubofemorale** (Schambein-Oberschenkel-Band): Zieht schräg vom Os pubis zur Zona orbicularis, zum Trochanter minor und zur Linea intertrochanterica. Es ist das schwächste Band des Bandapparates und verstärkt die mediale Wand der Gelenkkapsel. In Streckstellung verhindert das Band eine zu starke Außenrotation im Hüftgelenk und in Beugestellung eine Adduktion des Beines.

Die Zona orbicularis umfasst den Schenkelhals und erhält Fasern der anderen Bänder. Diese verlaufen jeweils schräg über die Gelenkkapsel hinweg und umgeben sie schraubenartig. Bei Beugung im Hüftgelenk sind die Bänder entspannt, bei Streckung angespannt.

Was wissen Sie über die Blutversorgung des Hüftkopfes?

?

Das Hüftgelenk und insbesondere das Caput femoris wird über die **Aa. circumflexae femoris medialis** und **lateralis** aus der **A. femoris profunda** versorgt. Ist die Versorgung durch Abriss der Arterien oder Verlegung durch Fragmente gestört, kann es zu einer Nekrose des Caput femoris kommen. Dieses muss dann im Zweifelsfall durch eine Prothese ersetzt werden.

Verlauf

Herr Cox erhält eine Duokopfprothese. Die Wunde heilt gut und Herr Cox kann am dritten postoperativen Tag bereits mit krankengymnastischen Übungen beginnen. Am sechsten postoperativen Tag ist er sogar schon mit einem Rollator auf der Station unterwegs. Die Fäden werden am 10. postoperativen Tag entfernt und Herr Cox wird nach Hause entlassen.

Quintessenz Die Fraktur des Schenkelhalses ist eine in höherem Alter sehr häufig auftretende Fraktur, die meist durch Stürze auf die Hüfte entsteht. Bei jüngeren Patienten ist diese Fraktur sehr selten und tritt meist im Rahmen von Hochrasanztraumata auf.

Die Diagnose wird klinisch gestellt. Häufig findet man als Symptome eine Verkürzung des Beines auf der betroffenen Seite und eine Außenrotation. Zusätzlich zur körperlichen Untersuchung muss immer eine Röntgenaufnahme in zwei Ebenen erfolgen.

Bei einer Fraktur im Bereich des proximalen Humerus sollte eine operative Versorgung erfolgen. Man unterscheidet dabei zwischen kopferhaltenden und -resezierenden Operationsverfahren.

Das Hüftgelenk ist ein Kugelgelenk mit drei Freiheitsgraden. Es ist nach dem Schultergelenk eines der beweglichsten Gelenke des menschlichen Körpers. Knöchern sind das Hüftbein (Os coxae) des Beckens und der proximale Femur beteiligt. Die Gelenkpfanne im Bereich des Hüftbeines, das Azetabulum, weist neben einer Gelenkfläche (Facies lunata) eine seitliche Erhöhung, das Labrum acetabulare, auf. Dies dient im Wesentlichen dem Schutz vor Luxation. Ein weiterer Luxationsschutz ist die straffe Gelenkkapsel und der Bandapparat der das Gelenk stützt.

Klinisch wichtig bei einer Fraktur im Bereich des Schenkelhalses ist die arterielle Versorgung des Caput femoris aus der A. profunda femoris. Ist die Durchblutung gestört, kann es zu einer Nekrose im Hüftkopf kommen.

Fall 4

Sie sind PJ-Student und zusammen mit einem erfahrenen Kollegen in der Notaufnahme eingeteilt. Während Ihres Dienstes wird der 23-jährige Maurer Herr Kleinteich von seinen Kollegen gebracht.

Anamnese

Herr Kleinteich trug während der Arbeit keinen Helm auf einer Baustelle.
Beim Entladen eines Lastwagens verletzte er sich den Kopf an einem Holzstück. Bewusstlos war er nicht, aber er blutet sehr stark aus einer Kopfplatzwunde.
Vorerkrankungen sind Herrn Kleinteich keine bekannt. Medikamente nimmt er nicht ein, Tetanusimpfschutz besteht.

> **!** Bei offenen Wunden ist immer nach einem ausreichenden Tetanusschutz zu fragen! Ist dieser zweifelhaft oder liegt er nicht vor, sollte nachgeimpft werden.

Aufnahmebefund

Im Rahmen der körperlichen Untersuchung fällt Ihnen ein gesunder 23-Jähriger auf. Alle Untersuchungsbefunde sind normal. Als pathologischer Befund fällt Ihnen lediglich im Bereich des Hinterkopfes eine ca. 6 cm lange, klaffende und blutende Platzwunde auf.

Diagnostik

Wie prüfen Sie orientierend bei einer neurologischen Untersuchung den Patienten?

? Zuerst ist die Bewusstseinslage des Patienten zu prüfen. Man unterscheidet dabei zwischen einer **Somnolenz** (leichte Bewusstlosigkeit, der Patient ist durch Ansprechen zu erwecken), **Sopor** (mittlere Bewusstlosigkeit, der Patient kann nur mit Rütteln oder Schmerzreizen erweckt werden) und dem **Koma** (der Patient ist nicht erweckbar).
Ist der Patient bei Bewusstsein, wird die Orientierung des Patienten geprüft. Dabei sollte der Patient zeitlich (Welcher Tag? Welches Jahr? Uhrzeit?), örtlich (Wo sind Sie? Wo kommen Sie her?) und zur Person (Wer sind Sie? Wann sind Sie geboren?) orientiert sein.
Bei einem Schädeltrauma sollte dann eine orientierende Untersuchung erfolgen. Zuerst sind die Pupillen zu prüfen. Dabei sollte darauf geachtet werden, dass beide gleich groß sind.

> **!** Unterschiedlich große Pupillen werden Pupillendifferenz genannt. Nach einer Verletzung des Gehirns ist dies ein Hinweis auf eine Hirndrucksteigerung, z.B. durch eine Blutung oder ein Trauma.

Anschließend wird mit einer Leuchte abwechselnd ins rechte und linke Auge geleuchtet. Bei einem gesunden Patienten wird sich die Pupille verengen. Gleichzeitig wird sich die nicht beleuchtete Pupille ebenfalls verengen.

Zuletzt sollte immer auch nach Schwindel, Sehstörungen, Übelkeit und Erbrechen gefragt werden, die im Rahmen eines Hirndrucks ebenfalls auftreten können.

Ergebnis
Bei der kurzen neurologischen Untersuchung finden Sie eine normale Pupillenreaktion. Es liegt keine Übelkeit oder Erbrechen vor. Herr Kleinteich ist wach und zeitlich, örtlich und zur Person orientiert.

Welche Arbeitsdiagnose stellen Sie?

Es handelt sich um eine **Kopfplatzwunde** ohne wesentliche Verletzung des Schädels oder Gehirns.

Verlauf

Voller Stolz über Ihre fundierte Untersuchung holen Sie den Dienst habenden Chirurgen, damit er Ihre Diagnose bestätigt. Der hinzukommende Dr. Modlmayr gibt Ihnen in allen Punkten Recht und fragt, ob Sie nähen wollen. Er erklärt Ihnen die verschiedenen Nahtmethoden und verwirrt sie völlig mit intra-, sub- und epidermalen Nähten. Er bemerkt Ihr Zögern und fragt, ob Sie überhaupt wissen, wie die menschliche Haut aufgebaut ist.

Anatomie

Was wissen Sie über die menschliche Haut?

Die menschliche Haut ist das **größte Organ** des menschlichen Körpers und bedeckt nahezu die gesamte äußere Körperoberfläche. Ausgebreitet wäre Sie, je nach Größe des Menschen, zwischen 1,4–1,9 m^2 groß. Die Haut besteht aus zwei Hauptschichten, der Kutis und der Subkutis. Dazu kommen noch die Hautanhangsgebilde, also Nägel, Hautdrüsen und Haare.
Die Haut hat als Organ eine Fülle von Aufgaben zu erfüllen. Dazu gehört unter anderem der **Schutz** vor chemischen, mechanischen und thermischen Umwelteinflüssen. Des Weiteren ist die Haut ein **Sinnesorgan.** Sie ist mit einer Vielzahl von Rezeptoren und Sinneszellen durchsetzt, die dem Gehirn Informationen über die Umweltbedingungen, über Bewegungen, Druck und Schmerz vermitteln.
Zudem ist die Haut ein wichtiger Bestandteil des **Immunsystems** und trägt mit etwa 1% zur **Atmung** bei.

Wie ist die menschliche Haut aufgebaut?

Die menschliche Haut besteht aus zwei Hauptschichten, der **Kutis** und der **Subkutis.** Diese Schichten setzen sich aus weiteren „Unterschichten" zusammen.
Eine weitere Unterteilung der Haut erfolgt nach ihrer äußeren Beschaffenheit. Hier lassen sich **Leistenhaut** und **Felderhaut** voneinaner unterscheiden. Die Felderhaut bildet den größten Teil der menschlichen Haut. Sie setzt sich aus gut erkennbaren, rechteckig bis vieleckigen Feldern zusammen. Zwischen den Feldern liegen in den Furchen die Ausgänge der Talgdrüsen und die Haare. Die Leistenhaut weist Rinnen auf, bedeckt die Hand- und Fußinnenflächen und ist erheblich belastbarer als die Felderhaut. Die Anordnung der Leisten ist bei allen Menschen unterschied-

lich, weswegen man sich die Form der Leistenhaut in der Kriminalistik (Fingerabdrücke) zu Nutze gemacht hat.
Die Versorgung der Haut und die Thermoregulation werden über Gefäße im Bereich der Kutis erreicht.

Dr. Modlmayr freut sich über Ihr profundes Wissen. Allerdings erklären die obigen Informationen immer noch nicht, warum man z.B. intrakutan nähen kann und in welche der Schichten man dann einstechen muss.

Wie ist die Kutis aufgebaut?

Die Kutis besteht aus der **Oberhaut** (Epidermis) und der **Lederhaut** (Korium oder auch Dermis). Diese beiden Schichten lassen sich wiederum in weitere Schichten unterteilen.

Was wissen Sie über Aufbau und Aufgaben der Epidermis?

Die Epidermis ist 5-schichtig aufgebaut. Die einzelnen Schichten heißen von basal nach apikal:

- **Stratum basale** (Basalschicht): In dieser Schicht befinden sich kubische bis hochprismatische Zellen (Keratinozyten), die der darunter liegenden Basalmembran (Grenze zur Dermis) aufsitzen. Hier liegen auch die Stammzellen der Keratinozyten, die sich fortwährend teilen und so für Nachschub an Zellen sorgen. Zwischen den Keratinozyten sind die Pigmentzellen, die Melanozyten eingelagert. Diese Zellen bestimmen durch ihre Produktion von Melanin, die Farbe der Haut. Zusätzlich dazu finden sich in dieser Schicht, als Teil des Immunsystems, die Langerhanszellen. Auf diesen Zellen befinden sich IgG-Rezeptoren. Bei Kontakt mit einem Antigen werden über diese Rezeptoren den Zellen der Abwehr (T- und B- Lymphozyten) die Antigene präsentiert. Die Abwehrzellen können dann mit der Bekämpfung des Antigens beginnen.
- **Stratum spinosum** (Stachelzellschicht): Die Zellen in dieser Schicht verfügen über eine Vielzahl von Zellausläufern und imponieren dadurch im Mikroskop stachelig. In diesen Zellausläufern finden sich Desmosomen, über welche die Zellen mit den Nachbarzellen eng verbunden sind. Zusätzlich finden sich in den Zellausläufern sog. Tonofilamente. Durch diese beiden Strukturen trägt die Stachelzellschicht wesentlich zur Druckfestigkeit der Haut bei.
- **Stratum granulosum** (Körnerschicht): Die Keratinozyten in dieser Schicht, die aus dem Stratum basale, durch die Bildung neuer Zellen nach apikal gedrückt wurden, verfügen noch über Kerne. Allerdings beginnt in dieser Schicht der Umbauvorgang zur Hornschicht das heißt, die Keratinozyten verlieren die Zellorganellen allmählich. Zusätzlich dazu entstehen in den Zellen sog. Keratohyalinkörper als Vorstufe zur Hornsubstanz. Den Namen erhält diese Schicht durch die beim Mikroskopieren als basophile Pünktchen imponierenden Zellkerne.
- **Stratum lucidum** (helle Schicht): Diese Schicht findet sich nur im Bereich der Leistenhaut (also an den Finger- und Fußinnenflächen). Dabei handelt es sich um eine dünne Schicht, in welcher die Keratinozyten Ihre Zellorganellen verlieren. Im Mikroskop zeigt sich diese Schicht als heller Streifen.
- **Stratum corneum** (Hornschicht): In diesem Bereich sitzen Keratinozyten, die keine Zellorganellen mehr besitzen. Sie bilden eine vor allem gegen mechanische Reize schützende Hornschicht.

Können Sie den Aufbau der Dermis erklären?

Auch die Dermis (Korium oder Lederhaut) besteht aus mehreren Schichten. Diese heißen von apikal nach basal:

- **Stratum papillare** (Papillarschicht): Die Oberhaut ist mit der Unterhaut fest verbunden. Dafür sorgen im Stratum papillare liegende Ankerfasern aus bindegewebigen Fasern. Das Stratum papillare ragt, getrennt durch die Basalmembran, mit gefäß- und nervenreichen Zapfen (Papillen) in den Bereich des Stratum basale der Oberhaut. Damit sind die Aufgaben des Stratum papillare klar: Zum einen die Verankerung der Epidermis und zum anderen deren Versorgung durch Nerven und Gefäße.
- **Stratum reticulare** (Netzschicht): Sie ist durch viele Kollagenfasern für die Elastizität der Haut verantwortlich. Die Fasern sind scherengitterartig ineinander verflochten.

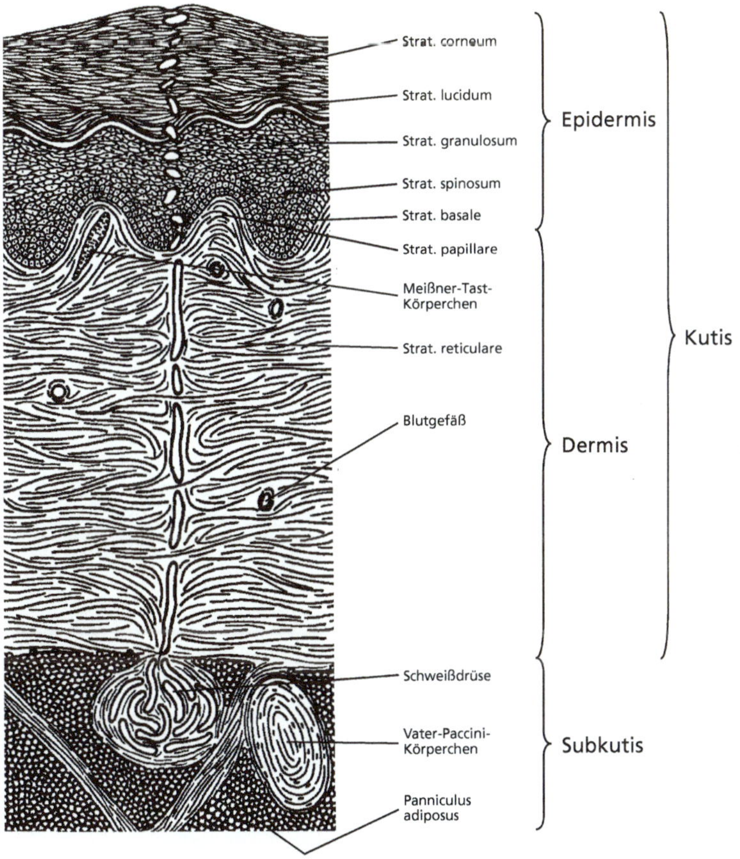

Abb. 4.1: Schematische Darstellung der Hautschichten. [1]

Therapie

Nach diesen ausgiebigen Erklärungen sind Sie erschöpft, wollten aber eigentlich die Kopfplatzwunde versorgen.

Wie versorgen Sie die Wunde?

Bei einer Platzwunde im Bereich des behaarten Kopfes wird die Wunde in Einzelknopftechnik genäht. Dabei handelt es sich um die einfachste Art des Wundverschlusses, die zur Behandlung von Verletzungen mit zwei relativ glatten Wundrändern angewandt wird. Dabei wird etwa 0,5 cm vom Wundrand entfernt mit der Nadel eingestochen und am anderen Wundrand in gleichem Abstand wieder ausgestochen. Der Faden wird mit einem Knoten fixiert; anschließend wird er abgeschnitten und das ganze Procedere wird solange wiederholt, bis die Wunde verschlossen ist. Bei dieser sehr einfachen Form des Wundverschlusses werden die gesamte Kutis und ein Teil der Subkutis durchstochen.
Bei feineren Nähten, z.B. Im Bereich des Gesichtes oder des Halses, kann eine intrakutane Naht ein besseres kosmetisches Ergebnis bringen. Dabei wird mit der Nadel nur in die Kutis gestochen, die Stiche sind also sehr oberflächlich. Zudem wird dabei nicht in Einzelknopftechnik, sondern fortlaufend genäht. Man beginnt die Naht an einem Wundpol und beendet sie am anderen. Die Wundadaptation wird bei dieser Nähtechnik durch Zusammenziehen des Fadens erreicht.

Verlauf

Bei Herrn Kleinteich wird eine Lokalanästhesie mit Xylocain® 2% eingespritzt. Anschließend wird die Wunde mit einem Hautdesinfektionsmittel gereinigt und dann mit sechs Stichen genäht. Eine Antibiose ist nicht notwendig. Herr Kleinteich will keine stationäre Aufnahme und wird deshalb unmittelbar nach der Naht entlassen. Er stellt sich am nächsten Tag beim Hausarzt zur Wundkontrolle vor. Nach 10 Tagen werden die Fäden entfernt.

Quintessenz Die Haut ist das größte Organ des menschlichen Körpers. Durch ihren komplexen Aufbau in Schichten und Unterschichten ist die Haut in der Lage, eine Vielzahl von Aufgaben (z.B. Wärmeregulation, Schutz vor chemischen, thermischen und mechanischen Reizen etc.) zu erfüllen.

Die Haut gliedert sich in Epidermis (Oberhaut), Dermis (auch Korium oder Lederhaut) und Subkutis (Hypodermis oder Unterhaut). Diese Schichten lassen sich jeweils erneut unterteilen. Die Epidermis besteht aus fünf „Unterschichten", dem Stratum corneum, lucidum, granulosum, spinosum und basale. In diesen Schichten werden die Keratozyten gebildet (Stratum basale) und bis zur Hornzelle umgebaut (durch Verlust der Zellorganellen und Einlagerung von Hornsubstanz).

In der Lederhaut finden sich ebenfalls „Unterschichten", das Stratum papillare und das Stratum reticulare. Sie tragen zur Elastizität und zur Versorgung der Haut bei. Die Subkutis stellt die Verschiebeschicht gegen darunter liegendes Gewebe dar.

Bei einer Verletzung der Haut muss vom Arzt die Notwendigkeit einer Wundversorgung überprüft werden. Eine Schnitt- oder Platzwunde der Haut wird nach vorhergehender Reinigung genäht. Diesbezüglich gibt es eine Vielzahl von Nahttechniken. Die wichtigsten sind die Einzelknopfnaht und die fortlaufende Intrakutannaht.

Fall 5

Anamnese

Die 50-jährige Frau Bayer kommt zu Ihnen in die Ambulanz. Sie berichtet, dass sie seit dem Morgen Gegenstände doppelt sähe. Schmerzen um das linke Auge seien ebenfalls aufgetreten. Die Patientin berichtet, dass ihr als Kind die Mandeln entfernt worden seien. Zwei Jahre zuvor habe Frau Bayer eine Knieendoprothese bekommen, die bisher keine Probleme bereitet hätte. Bei der Patientin ist ein arterieller Hypertonus bekannt, außerdem eine Penicillin-Allergie. Darüber hinaus gibt die Patientin an, nie ernsthaft krank gewesen zu sein.

Aufnahmebefund

Die Aufnahmeuntersuchung ergibt einen guten AZ und EZ. Frau Bayer ist 1,65 m groß und wiegt 68 kg. Die Temperatur der Patientin ist mit 37,9 °C erhöht, der RR beträgt 150/95 mmHg. Bei der Herz- und Lungen-Auskultation finden sich vesikuläre Atemgeräusche über beiden Lungen und eine seitengleiche Ventilation, die Herztöne sind rein und rhythmisch.
Alle peripheren Pulse sind seitengleich tastbar, die Auskultation der Karotiden ist unauffällig.
Alle Extremitäten sind frei beweglich, das Abdomen ist weich und nicht schmerzhaft, die Darmgeräusche sind über allen Quadranten lebhaft.
Auffallend ist eine Fehlstellung des linken Auges. Es steht nach innen unten. Eine Untersuchung der Sehkraft ergibt keine Visuseinschränkung.

Welche Arbeitsdiagnose stellen Sie?

Bei der vorliegenden Symptomatik kann es sich um ein **neurologisches** oder **muskuläres** Problem handeln. Zum einen kann eine Schädigung der Nerven vorliegen, die die Augenmuskeln innervieren, zum anderen muss man ein muskuläres Problem wie eine Entzündung oder aber die Frühmanifestation einer generalisierten Muskelerkrankung in Erwägung ziehen.

Welche anatomischen Strukturen können betroffen sein?

Der Augapfel wird durch sechs Muskeln bewegt, die durch die Nn. oculomotorius, abducens und trochlearis innerviert werden. Diese oder ihre Kerngebiete im Gehirn können geschädigt sein. Aber auch ein Ausfall einer der sechs Muskeln selbst, z. B. durch eine Entzündung, kann Ursache der Symptomatik sein.

Diagnostik

Welche diagnostischen Maßnahmen würden Sie vorschlagen?

Zuerst legen Sie der Patientin einen **intravenösen Zugang** und entnehmen Blut für eine **laborchemische Untersuchung**. In Frau Bayers Fall legen Sie besonderes Augenmerk auf die Werte des kleinen Blutbildes sowie Elektrolyte und Nierenwerte (Harnstoff und Kreatinin), vor allem aber auf die Entzündungsparameter CRP und Leukozyten.
Anschließend sollten Sie eine **neurologische Untersuchung** veranlassen und einen **Augenarzt** hinzuziehen.

Sinnvoll ist auch die Durchführung einer **Computertomographie** des Kopfes (**CCT**), die ohne und mit Kontrastmittel durchgeführt wird. Mit dieser Untersuchung lassen sich fokale Geschehen wie Blutungen oder Tumoren nachweisen.
Bei einer **Magnetresonanztomographie** (**MRT**) können Muskelverdickungen im Sinne einer Entzündung identifiziert werden.

Ergebnisse
Laborwerte: Die **Entzündungswerte** von Frau Bayer sind leicht erhöht (Leukozyten $13{,}2 \times 10^3/\mu l$; CRP 2,55 mg/dl), der Hämoglobinwert ist leicht erniedrigt (Hämoglobin 11,8 g/dl). Die weiteren **Laborwerte** sind im Normalbereich.
Die **augenärztliche Untersuchung** fällt unauffällig aus, eine Visuseinschränkung liegt nicht vor. Es zeigen sich lediglich Doppelbilder beim Blick nach links oben, die auf die Fehlstellung des Auges zurückzuführen sind.
Bei der **neurologischen Untersuchung** zeigt sich eine Bewegungseinschränkung des linken Auges. Das rechte Auge ist in alle Richtungen beweglich, die weiteren Untersuchungsbefunde sind unauffällig.
Das zur Sicherheit durchgeführte **CCT** zeigt keinen pathologischen Befund im Sinne von hypodensen oder hyperdensen Arealen.
Im **MRT** zeigt sich der linke Musculus obliquus inferior ödematös verquollen. Die übrigen Muskeln des linken Auges sind ebenfalls auffällig geschwollen, während die Muskeln des rechten Auges physiologisch konfiguriert erscheinen. Darüber hinaus finden sich keine Auffälligkeiten.

Welche Diagnose stellen Sie?

Das linke Auge steht nach innen unten. Im MRT zeigt sich eine vermutlich entzündliche Schwellung des M. obliquus inferior, der das Auge nach außen und oben dreht. Zu der Diagnose einer **Augenmuskelentzündung** passen auch die erhöhte Temperatur und die Entzündungswerte sowie die Bewegungseinschränkung des betroffenen Auges.

Anatomie

Welche Muskeln bewegen den Augapfel?

Der **Augapfel (Bulbus oculi)** wird durch sechs Augenmuskeln bewegt. Sie liegen hinter dem Augapfel in einem Fettkörper, dem **Corpus adiposum.** Man unterscheidet vier **gerade** Augenmuskeln, die den Augapfel in die vier Hauptrichtungen bewegen, von zwei **schrägen** Muskeln.
Alle vier geraden Augenmuskeln entspringen am **Anulus tendineus communis.** Dabei handelt es sich um einen Sehnenring, der um den **N. opticus** herumreicht. Durch ihn ziehen auch die **Nn. oculomotorius, abducens** und **nasociliaris** sowie die **A. ophthalmica.**

Was wissen Sie über die geraden Augenmuskeln?

Der **M. rectus inferior** wird innerviert vom N. oculomotorius. Er zieht vom Anulus tendineus communis oberhalb des Augapfels nach schräg vorn zur Sklera. Die von ihm generierten Bewegungen des Augapfels sind die Hebung, die Adduktion und die Innenrotation.

Der **M. rectus superior** wird vom N. oculomotorius innerviert. Er liegt unterhalb des Bulbus oculi und zieht vom Anulus tendineus communis zur Sklera. Er setzt an der Sklera vor dem Äquator an. Er bewegt den Augapfel nach unten und außen und adduziert ihn.

Der **M. rectus medialis** wird vom N. oculomotorius innerviert. Er befindet sich unterhalb des Augapfels und bewirkt ausschließlich eine Adduktion. Auch er zieht vom Anulus tendineus communis zur Sklera.

Der **M. rectus lateralis** wird als einziger gerader Augenmuskel nicht vom N. oculomotorius sondern vom N. abducens innerviert. Er zieht vom Anulus tendineus communis und dem Keilbein zur Sklera. Der M. rectus lateralis liegt lateral des Augapfels und bewirkt die Abduktion.

Was wissen Sie über die schrägen Augenmuskeln?

Der **M. obliquus inferior** wird innerviert durch den N. oculomotorius. Er zieht vom medialen Orbitarand zur Sklera und setzt unten hinter dem Äquator an. Er bewegt den Bulbus nach oben, rotiert ihn nach außen und abduziert ihn.

Der **M. obliquus superior** wird vom N. trochlearis innerviert. Er zieht vom Anulus tendineus communis zur Sklera, wo er oben hinter dem Äquator ansetzt. Der M. obliquus superior führt oberhalb des M. rectus medialis nach ventral. Seine Sehne wird um die Trochlea herumgeführt, welche als Hypomochleon dient, und die Sehne so umlenkt, dass sie unter dem M. rectus superior zur Sklera zieht. Somit bewegt er den Augapfel nach unten, er abduziert ihn und dreht ihn nach innen.

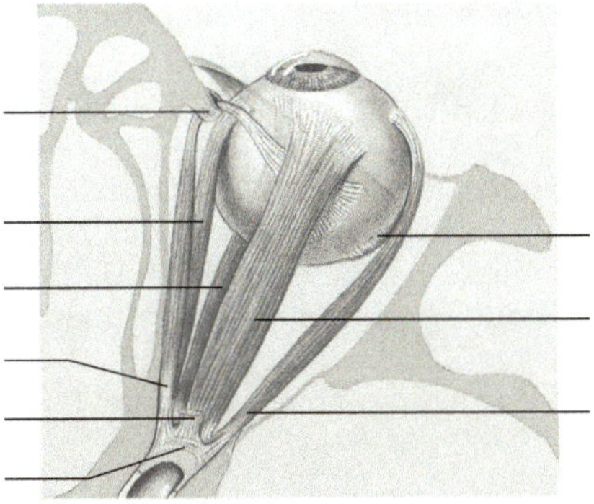

Abb. 5.1: Äußere Augenmuskeln von oben. [20]

Was ist die Vagina bulbi (Tenonsche Kapsel)?

Zwischen dem Augapfel und dem Corpus adiposum befindet sich eine Bindegewebshülle, die **Vagina bulbi.** Sie ist an der Sklera und der Austrittsstelle des N. opticus angewachsen und trennt somit den Bulbus vom Fettkörper. Der Raum zwischen Vagina bulbi und dem Bulbus oculi heißt **Spatium episclerale.** In diesem kann sich der Bulbus frei in alle Richtungen bewegen.

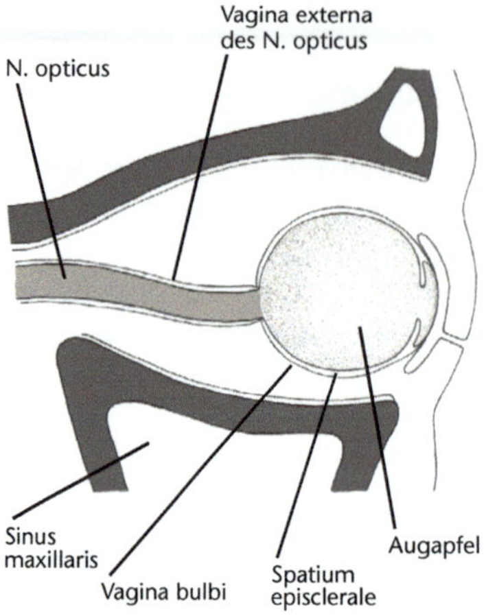

Abb. 5.2: Hüllen im Bereich des Auges. [17]

Therapie

Welche Therapie würden Sie vorschlagen?

Die Funktionsbeeinträchtigung des Muskels ist durch eine Entzündung verursacht. Daher ist das oberste Therapieziel die Eindämmung dieser Entzündung. Die Patientin muss **antiphlogistisch** behandelt werden. Eine **stationäre Aufnahme** ist wegen der Nähe des betroffenen Gebietes zum Gehirn zu empfehlen. Je nach Genese der Entzündung sollte eine antibiotische Behandlung oder eine Kortikoidtherapie (bei autoimmuner Genese) eingeleitet werden.

Quintessenz Eine isolierte Augemuskelentzündung ist eine eher seltene Erkrankung. Aber auch durch zentrale Tumoren oder Traumata kann die Funktion einzelner Augenmuskeln eingeschränkt sein. Diese Einschränkung zeigt sich in einer Fehlstellung oder einer Bewegungseinschränkung des Auges. Daher ist die genaue Kenntnis der Innervation der Augenmuskeln, sowie ihrer Verläufe und Bewegungsmuster von elementarer Bedeutung.

Fall 6

Anamnese

Die 20-jährige Anke Ringershausen kommt mit ihrem Mann in Ihre Ambulanz. Sie ist bei Glatteis auf dem Weg zur Arbeit ausgerutscht und über eine Treppe hinunter auf den ausgestreckten rechten Arm gestürzt. Sofort habe sie einen starken Schmerz im rechten Oberarm verspürt. Frau Ringershausen kann den Arm wegen der Schmerzen nicht bewegen, die Hand hängt schlaff herunter.

Frau Ringershausen ist eine gesunde junge Frau ohne wesentliche Vorerkrankungen. Die Patientin ist sportlich, trinkt nur selten Alkohol und raucht nicht. Außer der Antibabypille nimmt sie keine Medikamente ein.

Aufnahmebefund

Bei der Aufnahmeuntersuchung stellen Sie folgende Befunde fest:

20-jährige Frau in sportlichem EZ und gutem AZ. Frau Ringershausen ist 1,68 m groß und wiegt 60 kg. Sie stellen folgende Kreislaufparameter fest: RR 154/89 mmHg, HF 85/min. Das Atemgeräusch ist über beiden Lungen vesikulär, die Herztöne sind rein und rhythmisch.

Der rechte Arm schmerzt besonders stark im Bereich der Schaftmitte des Humerus. In diesem Bereich findet sich ein deutliches Hämatom. Bei der weiteren Untersuchung fällt auf, dass die Patientin die Hand nicht heben kann. Sie hängt schlaff nach volar. Schmerzen verspürt die Patientin in der Hand keine. Sie gibt aber Sensibilitätsstörungen im Bereich der Hand an.

Welche Arbeitsdiagnose stellen Sie?

? Bei starken Schmerzen und Bewegungseinschränkung nach einem adäquaten Trauma ist primär an eine **Fraktur** zu denken. Bei Schmerzen und Bewegungseinschränkung handelt es sich um so genannte **unsichere Frakturzeichen.** Diese sind nicht beweisend für eine Fraktur und können auch bei Prellungen, Verstauchungen und Verrenkungen auftreten. Außerdem fällt Ihnen die „Fallhand" auf. Die Patientin kann Ihre Hand trotz aller Anstrengung nicht bewegen. Es besteht der Verdacht, dass ein **Nervenschaden** vorliegt.

! **Sichere Frakturzeichen** sind die deutliche Fehlstellung, eine abnorme Beweglichkeit, Krepitation, freiliegende Knochenteile bei offenen Frakturen und der Nachweis im Röntgenbild.

Welche anatomischen Strukturen können betroffen sein?

? Der Schmerz ist am rechten Oberarm lokalisiert, daher ist eine Beteiligung des **Humerus** sehr wahrscheinlich. Auffallend ist die schlaff herabhängende Hand. Daher ist an eine Nervenschädigung zu denken. Bei einer Humerusfraktur ist der **N. radialis** besonders gefährdet, da er den Humerus im Sulcus nervi radialis umschlingt.

Diagnostik

Welche diagnostischen Maßnahmen schlagen Sie vor?

Sie legen einen intravenösen Zugang und entnehmen Blut für eine **laborchemische Untersuchung.** Die Ergebnisse benötigen Sie, sollte Frau Ringershausen operiert werden müssen.

Da Sie aufgrund der Symptomatik eine Humerusfraktur vermuten, schicken Sie Frau Ringershausen anschließend zu einer **Röntgenuntersuchung** des Oberarmes in zwei Ebenen.

Außerdem ziehen Sie, wegen des Verdachts auf einen Nervenschaden, einen **Neurologen** hinzu.

Ergebnisse

Laborchemische Untersuchung: Die Laborwerte sind alle im Normbereich, es zeigen sich keine Auffälligkeiten.

Röntgen des Humerus in zwei Ebenen: Ihre Verdachtsdiagnose einer Humerusfraktur bestätigt sich im Röntgenbild. Die Patientin hat eine Humerusfraktur in Schaftmitte erlitten. Die Fragmente sind um Schaftbreite verschoben.

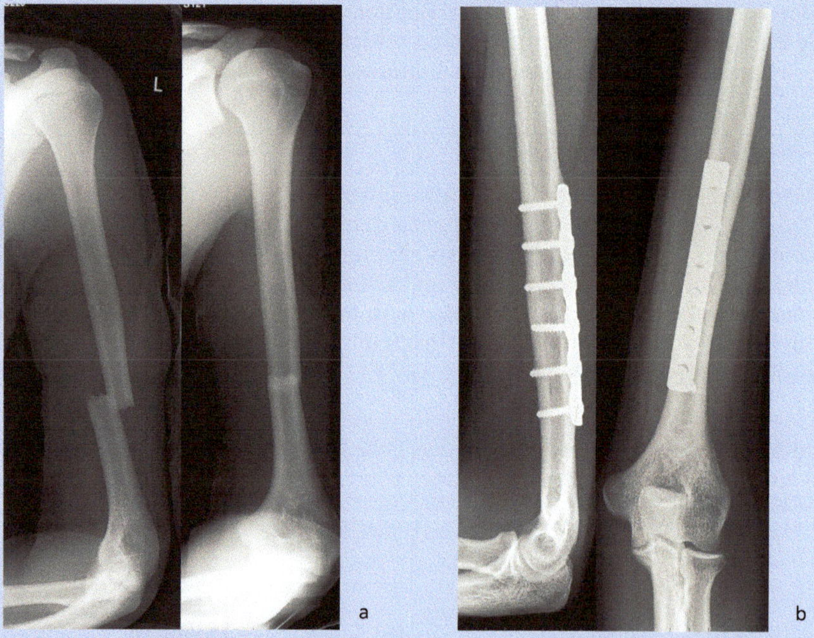

Abb. 6.1: Röntgenbild von Frau Ringershausen (a) prä- und (b) postoperativ. [5]

Neurologisches Konsil: Der hinzugezogene Neurologe stellt neben der Fallhand einen abgeschwächten Radius-Periost-Reflex, sowie eine Parese des M. brachioradialis fest.

Welche Diagnose stellen Sie?

Es handelt sich um eine **Humerusschaftfraktur.**

Anatomie

Angesichts der neurologischen Ausfälle überlegen Sie, welche Nerven geschädigt sein könnten. Es liegt ein Ausfall der Strecker im Handbereich vor, zudem ein abgeschwächter Radius-Periost-Reflex und eine Parese des M. brachioradilalis.

Welche wichtigen Nerven am Unterarm kennen Sie?

Sie erinnern sich sofort an die drei Nerven des Unterarms, den **N. medianus**, den **N. ulnaris** und den **N. radialis.**

Was wissen Sie über den N. medianus?

Beim **N. medianus** handelt es sich um einen gemischten Nerv, d.h. er enthält sowohl motorische als auch sensible Anteile. Der N. medianus stammt aus dem Fasciculus medialis (Radix medialis) und lateralis (Radix lateralis) des Plexus brachialis.

Wie würden Sie den Verlauf des N. medianus beschreiben?

Oberarm: Der N. medianus verläuft zusammen mit der A. brachialis in der Bizepsfurche medial des Muskelbauches des Caput breve m. bicipitis nach distal.
Ellenbeuge: Unter der Aponeurosis m. bicipitis brachii gelangt der N. medianus in die Ellenbeuge und dann zwischen den Köpfen des M. pronator teres in den Unterarm.
Unterarm: Hier verläuft er zwischen den Mm. flexor digitorum superficialis und profundus bis zu einem Bereich kurz vor der Handwurzel.
Handwurzel/Hand: In diesem Bereich liegt er zwischen den Sehnen des M. palmaris longus und des M. flexor carpi radialis. In die Hand zieht der N. medianus mit den Sehnen des M. flexor pollicis longus und der Mm. flexores digitorum superficialis und profundus unter dem Retinaculum flexorum hindurch.

Welche Strukturen werden vom N. medianus innerviert?

Im Oberarm gibt der **N. medianus** keine Äste ab. Im Bereich des Unterarms wird der Bereich um das Ellbogengelenk sensibel versorgt. Im Bereich der Hand werden die Haut der Finger DI, II und III sowie die Hälfte des DIV sensibel versorgt.
Motorisch versorgt der N. medianus den **größten Teil der Beuger des Unterarmbereichs** (M. pronator teres, M. flexor carpi radialis, M. flexor digitorum superficialis, M. palmaris longus, M. pronator quadratus, M. flexor pollicis longus und den medialen Teil des M. flexor digitorum profundus). Außerdem werden die **Daumenballenmuskeln** (M. abductor pollicis brevis, M. felxor pollicis brevis, superiorer Teil, und der M. opponens pollicis) versorgt.

Wie ist die Klinik bei einer Medianusparese?

Eine **Medianusparese** tritt hauptsächlich bei Frakturen im Bereich des Ellbogens auf. Die Pronation des Unterarms ist aufgehoben, die Beugung nur noch bedingt möglich. Beim Versuch eine Faust zu machen, fällt die typische **„Schwurhand“** auf.

Es handelt sich bei Frau Ringershausen offensichtlich nicht um einen Schaden des N. medianus. Die weiteren in Frage kommenden Nerven sind der N. ulnaris und der N. radialis.

Was wissen Sie über den N. ulnaris?

Auch beim **N. ulnaris** handelt es sich um einen gemischten Nerv, d.h. er enthält wie auch der N. medianus sowohl motorische als auch sensible Anteile. Der N. ulnaris stammt aus dem Fasciculus medialis plexus brachialis.

Beschreiben Sie kurz den Verlauf des N. ulnaris.

- **Oberarm:** Im Oberarm verläuft der Nerv innerhalb der medialen Bizepsfurche des Oberarms nach distal. Er gibt hier keine Äste ab. Etwa in der Mitte des Oberarms durchtritt der Nerv das Septum intermusculare medialis, um dann am medialen Epicondylus in Richtung Ellbogen zu laufen.
- **Ellbogen:** Im Bereich des Ellbogens zieht der Nerv unmittelbar subkutan durch den Sulcus ulnaris.

> Schlägt man sich den „Musikantenknochen“ an, spürt man ein unangenehmes Kribbeln. Dabei handelt es sich um eine Irritation des N. ulnaris.

- **Unterarm:** Vom Ellenbogengelenk zieht der Nerv in Begleitung der A. und V. ulnaris unterhalb des M. flexor carpi ulnaris zum Handgelenk. Im Unterarmbereich werden motorische und sensible Äste abgegeben.
- **Handwurzel/Hand:** Am Handgelenk tritt der N. ulnaris nicht durch den Karpaltunnel, sondern gelangt über einen fibrösen Kanal, die so genannte Guyon-Loge, in den Bereich der Hand.

Welche Strukturen werden vom N. ulnaris innerviert?

Sensibel innerviert werden die Haut der ulnaren Hohlhand, die Haut der Streckseiten der ulnaren Finger (DIV und V), sowie die ulnare Seite des Mittelfingers.
Im Bereich des Unterarms werden der M. flexor carpi ulnaris, der ulnare Teil des M. flexor digitorum profundus, im Bereich der Hand alle Muskeln der Hypothenarmuskulatur, die Mm. interossei palmares und dorsales, Mm. lumbricales III und IV, sowie am Daumenballen der M. adductor pollicis und das Caput profundum des M. flexor pollicis brevis vom N. ulnaris innerviert.

Wie sieht die Klinik bei einer Ulnarisparese aus?

Bei einer Humerusfraktur im Bereich des Epicondylus medialis oder aufgrund einer chronischen Druckeinwirkung, kann es zu Schäden des N. ulnaris kommen. Typisch für eine solche Schädigung ist die so genannte **„Krallenhand“.** Durch Lähmung der Mm. lumbricales und interossei der Hand überwiegt die vom N. medianus innervierte Beugermuskulatur. Daraus resultiert eine Überstreckung der Fingergrundgelenke mit gleichzeitiger Beugung der Mittel- und Endgelenke.

Da auch dies mit der Klinik der Patientin nicht übereinstimmt, sollte man sich noch des N. radialis erinnern.

Was wissen Sie über den N. radialis?

Der **N. radialis** stammt aus dem Fasciculus posterior plexus brachialis. Auch der N. radialis ist ein gemischter Nerv.

Beschreiben Sie kurz den Verlauf des N. radialis.

- **Oberarm:** Er verläuft zusammen mit den Nn. ulnaris et medianus in der medialen Bizepsfurche. Dann verläuft er gemeinsam mit der A. profunda brachii spiralförmig um den Humerus. Hier liegt er im Sulcus nervi radialis unmittelbar dem Knochen an.
- **Ellenbeuge:** Der Nerv tritt auf der lateralen Seite zwischen dem M. brachialis und dem M. brachioradialis in die Ellenbeuge ein und teilt sich hier in seine beiden Endäste, den R. profundus und den R. superficialis auf.
- **Unterarm:** Der rein sensible R. superficialis verläuft am medialen Rand des M. brachioradialis in Richtung Handgelenk. Der motorische R. profundus verläuft in der Tiefe durch den M. supinator nach vorn zum Handgelenk.
- **Handgelenk:** Der R. superficialis verläuft zum Handrücken. Der R. profundus erreicht die Hand nicht, er endet im Unterarmbereich.

Welche Strukturen werden vom N. radialis innerviert?

Der dorsale und laterale Oberarm wird von Ästen des N. radialis sensibel versorgt. Im Bereich des Unterarms versorgt der R. superficialis die radiale Streckseite des Unterarms bis zum Handgelenk. Über einen weiteren Ast wird die Haut des Handgelenks und der Grund- und Mittelglieder der Finger DI, II und die radiale Hälfte von DIII sensibel innerviert.
Alle **Streckmuskeln des Arms** werden vom N. radialis motorisch innerviert.

Wie sieht die Klinik bei einer Radialisparese aus?

Eine **Radialisparese** kann durch Frakturen im Bereich des Humerusschaftes (Sulcus nervi radialis) oder durch Frakturen des Radius entstehen. Zeichen einer Läsion des N. radialis ist typischerweise die **„Fallhand“.** Man unterscheidet drei Läsionsorte:

- **Obere Läsion im Bereich der Axilla:** Es zeigt sich eine Fallhand und eine Parese des M. triceps brachii mit Abschwächung des TSR (Trizepssehnenreflex).
- **Mittlere Läsion im Bereich des Oberarms:** Fallhand mit zusätzlich fehlender Abduktion im Bereich des Daumens. Fingerstreckung im Bereich der Grundgelenke ist nicht möglich. Die Extension im Handgelenk und der RPR (Radiusperiostreflex) sind abgeschwächt. Der TSR ist erhalten.
- **Untere Läsion im Bereich des distalen Unterarms:** Die Abduktion des Daumens ist, wie auch die Fingerstreckung, im Bereich der Grundgelenke nicht möglich. Ansonsten keine Ausfälle. Keine Fallhand.

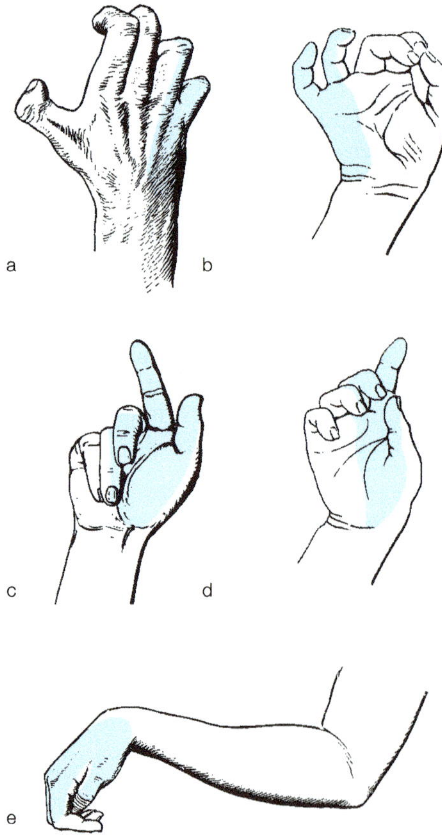

Abb. 6.2: Ausfälle bei Schädigung des N. ulnaris (a, b), N. medianus (c, d) und N. radialis (e) am Oberarm. [3]

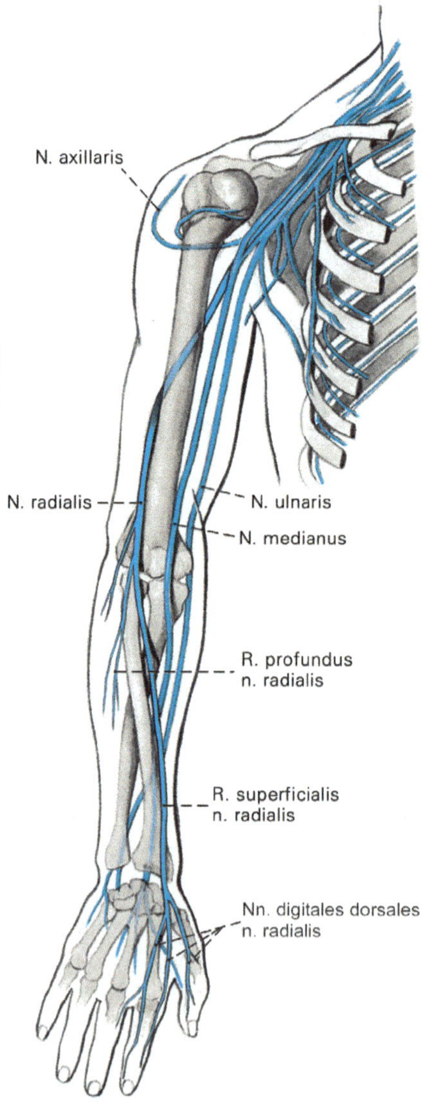

Abb. 6.3: Übersicht über die Nerven des rechten Armes. [3]

Diagnose

Wie lautet Ihre Diagnose?

Nach den obigen Befunden und der anatomischen Herleitung der Fallhand ist die Diagnose jetzt klar. Es handelt sich um eine **Fraktur des Humerus** in Schaftmitte mit einer **Läsion des N. radialis.** Diese Läsion ist bei einer Schaftfraktur im Bereich des Humerus häufig zu finden. In der Regel handelt es sich nicht um einen direkten Schaden, etwa durch Zerreißen oder Quetschung, sondern um eine Kompression durch ein Hämatom.

Therapie

Welche Therapie schlagen Sie vor?

Im Vordergrund steht die Versorgung der Humerusfraktur z.B. mit einem Marknagel. Um die Funktion des N. radials wieder herzustellen, ist es wichtig, den Nerv zu schonen (z.B. durch eine Gipsschiene) und ihn durch physiotherapeutische Übungen zu trainieren. Ist der Nerv verletzt, kann durch eine Nervennaht eine Besserung der Symptomatik erreicht werden.

Verlauf

Bei Frau Ringershausen wird der Schaft des Humerus freigelegt, dabei zeigt sich neben der bekannten Fraktur ein großes Hämatom, das auf den Nerv drückt. Dieses Hämatom wird im Rahmen der Plattenosteosynthese (☞ Abb. 6.1) entfernt. Unmittelbar postoperativ zeigt sich noch keine Besserung der neurologischen Symptomatik, allerdings kann Frau Ringershausen nach einigen Tagen die Hand bereits wieder etwas heben.

Quintessenz Eine Humerusfraktur ist eine häufig vorkommende Fraktur. Eine genaue Kenntnis der Muskeln und Nerven des Armes ist von elementarer Wichtigkeit, da bei verschiedenen Armbrüchen leicht Nerven verletzt werden können. Am häufigsten verletzt wird der N. radialis aufgrund seiner Lage im Sulcus radialis unmittelbar dem Knochen anliegend. Bricht der Humerus im Bereich des Schaftes kommt es so zu einer Verletzung des N. radialis mit entsprechenden Ausfällen (z.B. Fallhand). Bei Frakturen weiter distal oder proximal oder bei komplexen Abriss- oder Trümmerfrakturen können aber auch andere Nerven, wie der N. ulnaris und der N. medianus verletzt werden. Deshalb ist die genaue Kenntnis des Verlaufs und der innervierten Gebiete dieser Nerven unerlässlich.

Fall 7

Anamnese

Sie kommen als Notarzt zu dem 64-jährigen Journalisten Peter Wickert. Herr Wickert verspürte nach einem stressigen Arbeitstag und einem üppigen Abendessen plötzlich einen brennenden Schmerz im Bereich der Brust. Dieser Schmerz breitete sich nach einigen Minuten in den linken Arm und den Oberbauch aus. Herr Wickert bekommt nur noch schlecht Luft und seine Frau, der seine plötzliche Blässe auffiel, verständigte den Notarzt.
Herr Wickert war bisher nie beim Arzt, er treibt so gut wie nie Sport, ist starker Raucher und leidet an erheblichem Übergewicht. Seine Eltern starben im Alter von 52 bzw. 59 Jahren, beide an Herzinfarkt. Herr Wickert nimmt keine Medikamente, außer gelegentlich eine Tablette Aspirin gegen Kopfschmerzen.

Aufnahmebefund

Sie untersuchen Herrn Wickert zunächst. Herr Wickert wirkt biologisch deutlich älter als 64 Jahre. Im Moment befindet er sich aber in einem schlechten Allgemeinzustand bei adipösem Ernährungszustand (BMI von 34,6, ☞ Fall 28). Seine Haut ist blass und kaltschweißig. Der Patient leidet an Atemnot, er setzt seine Atemhilfsmuskulatur mit ein. Bei der Auskultation stellen Sie eine HF von 97/min und einen RR von 190/90 mmHg fest, die Lungen sind beidseits belüftet und weisen basale Rasselgeräusche auf. Der Bauch ist weich ohne Druckschmerz, Abwehrspannung oder Resistenzen. Die peripheren Pulse sind schwach tastbar. Herr Wickert weist mehrfach auf stärkste Schmerzen hinter dem Brustbein hin.

Was sind Ihre Erstmaßnahmen?

?

Als Erstes verabreichen Sie Herrn Wickert **Sauerstoff** über eine Sauerstoffmaske. Dann wird ihm ein **venöser Zugang,** z.B. in die A. cubitalis am Unterarm gelegt. Herr Wickert erhält zur **Senkung des Blutdruckes** zwei Hübe Nitro-lingual (ein Medikament zur Senkung des Blutdruckes durch Weitstellung der Gefäße). Außerdem verabreichen Sie zur Schmerztherapie Morphin. Dann überlegen Sie weitere Maßnahmen und eine vorläufige Diagnose.

Wie lautet Ihre Verdachtsdiagnose?

?

Angesichts der Anamnese und der Klinik mit starken retrosternalen Schmerzen und Atemnot muss in diesem Fall von einem **Herzinfarkt** ausgegangen werden.

!

Bei starken retrosternalen Schmerzen und positiver Anamnese auf Risikofaktoren muss immer zuerst von einem Herzinfarkt ausgegangen werden!

Diagnostik

Welche weitere Diagnostik werden Sie benötigen?

Da Sie als Notarzt bei Herrn Wickert sind, überlegen Sie, welche weitere Diagnostik zur Verfügung steht, und entscheiden sich für folgende Schritte:

- **Laborchemische Untersuchungen:** Sie hatten bereits Blut abgenommen, und überlegen nun, welche Parameter Sie im Krankenhaus untersucht haben wollen. Sie entscheiden sich für das Blutbild (mit Erythrozyten, Thrombozyten, Leukozyten, Hämoglobin etc.), die Elektrolyte (Natrium, Kalium und Calcium), Leber- und Nierenwerte (Transaminasen, d.h. GOT, GPT, γ-GT; Creatinin, Harnstoff), sowie spezielle Enzyme zum Nachweis einer kardialen Ischämie (LDH, Troponin T und I, CK, CK-MB).
- **Elektrokardiogramm (EKG):** Das EKG misst die elektrische Erregung am Herzmuskel. Man kann anhand von Veränderungen der elektrischen Erregung Krankheiten erkennen. Sie können das EKG bereits unterwegs ableiten. Dabei zeigt sich folgender Befund:

Ergebnis

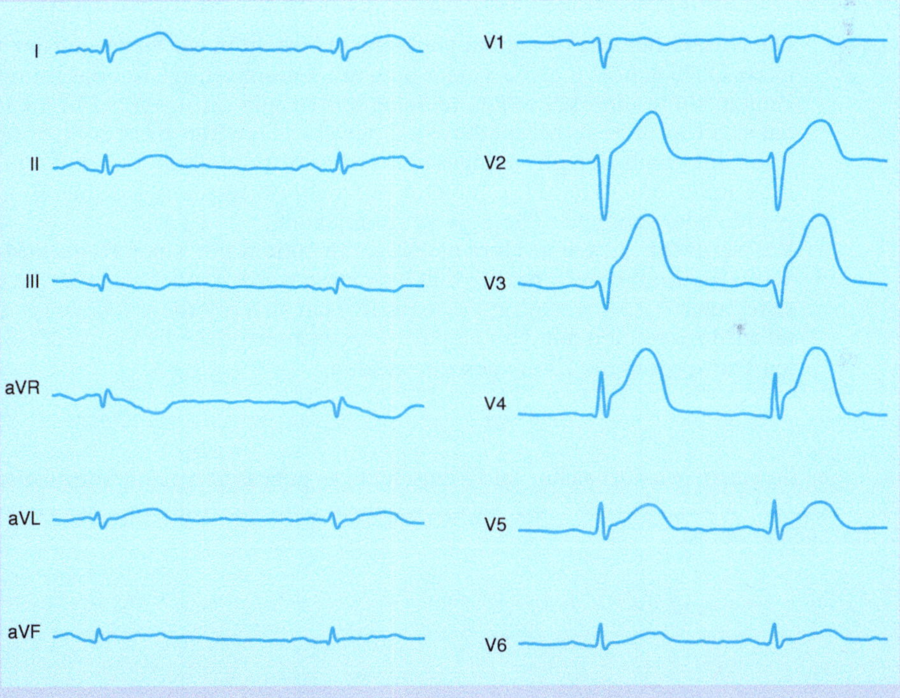

Abb. 7.1: EKG von Herrn Wickert. [6]

Was erkennen Sie auf dem EKG-Streifen?

Auf dem EKG-Streifen erkennen Sie einen Sinusrhythmus mit einer Abweichung der Herzachse nach links. Zudem finden sich ST-Streckenhebungen in den Ableitungen I, aVL, V2–V4.

Wie lautet also Ihre vorläufige Diagnose?

Es handelt sich um einen **akuten Herzinfarkt.**

Verlauf

Wie ist Ihr weiteres Vorgehen?

Sie entscheiden sich, Herrn Wickert sofort und mit Blaulicht, in ein geeignetes (Herzkatheter!) nahe gelegenes Krankenhaus zu bringen.

Therapie

Welche Therapie sollten Sie als Notarzt (präklinisch) durchführen?

Die Notfalltherapie bei einem Herzinfarkt besteht in der **Sicherung der Vitalfunktionen.** Dazu gehört u. a. die Versorgung mit **Sauerstoff,** ggf. ist eine Intubation nötig. Zudem sollte eine konsequente **Schmerztherapie** erfolgen; bei Myokardinfarkten hat sich Morphin als Mittel der Wahl bewährt. Der **Blutdruck** sollte möglichst konstant innerhalb der physiologischen Grenzen (systolisch 145–110 mmHg; diastolisch unter 85–70 mmHg) gehalten werden, nötigenfalls ist eine Blutdruck steigernde oder senkende Therapie zu veranlassen.
Bei Verdacht auf einen Herzinfarkt sollte zudem mit einer **Heparinisierung** (z.B. 5000 IE initial) bereits präklinisch begonnen werden. Auch der Einsatz von **Acetylsalicylsäure** (ASS = Aspirin® = Aspisol®) hat sich präklinisch bewährt. Dieses Mittel wird zusammen mit dem Heparin i.v. verabreicht. Zudem muss für einen schnellen Transport in die Klinik gesorgt werden.

Nachdem Sie Herrn Wickert sicher und klinisch etwas gebessert an den internistischen Kollegen übergeben haben, überlegen Sie, was Ihnen noch über die Anatomie des Herzens im Gedächtnis geblieben ist.

Anatomie

Welche Aufgabe hat das Herz?

Das Herz wirkt als **Pumpe,** die Blut in die Blutgefäße des Körpers transportiert. Nur so kann die Versorgung von Organen, Organstrukturen und Geweben mit Sauerstoff und Nährstoffen, sowie der Abtransport von Kohlendioxid und Abfallstoffen gewährleistet werden.

Beschreiben Sie die äußere Oberfläche des Herzens.

Betrachtet man das Herz von außen, liegt nach links unten zeigend die Herzspitze **(Apex cordis).** Der Spitze gegenüber liegt rechts oben die Herzbasis **(Basis cordis).** Seitlich am Herzen befinden sich die Herzohren **(Auriculae cordis dextra** und **sinistra).**

An der Außenseite werden die Grenzen der vier Hohlräume durch Furchen (sog. **Sulci**) festgelegt. Durch den **Sulcus coronarius** ist die Grenze zwischen Vorhöfen und Kammern beschrieben. In dieser Furche verläuft der **Sinus coronarius.** Anhand des **Sulcus interventricularis anterior** ist die Grenze zwischen den Ventrikeln zu erkennen. Hier verlaufen der R. und die V. interventricularis anterior. An der Hinterwand des Herzens verläuft analog zur Vorderseite der **Sulcus interventricularis posterior,** die Grenze zwischen den beiden Ventrikeln auf der Hinterseite des Herzens; hier verlaufen R. und V. interventricularis posterior.

Was wissen Sie über die Binnenstruktur des Herzens?

Das Herz ist in vier Hohlräume unterteilt. Jeweils ein **Vorhof (Atrium)** und eine **Kammer (Ventriculus)** bilden eine funktionelle Einheit. Man unterscheidet somit funktionell zwischen dem rechten und dem linken Herzen.

- **Atrium dextrum (rechter Vorhof):** Hier münden die großen Hohlvenen, die **V. cava superior und inferior** sowie der **Sinus coronarius.** Es fließt somit **sauerstoffarmes Blut** aus dem Körper in den rechten Vorhof und wird von hier aus durch die **Valva tricuspidalis** (Trikuspidalklappe) in die rechte Kammer gepumpt.
- **Ventriculus dexter (rechte Kammer):** Dieser Teil des Herzens hat im Vergleich zur Gegenseite eine deutlich dünnere Muskulatur. Das Blut strömt über die Trikuspidalklappe in die rechte Kammer und wird durch die Valva trunci pulmonalis (rechte Taschenklappe oder Pulmonalklappe) und den **Truncus pulmonalis** in die Lunge gepumpt.
- **Atrium sinistrum (linker Vorhof):** Hier münden die vier Pulmonalvenen **(Vv. pulmonalis dextra superior** und **inferior,** sowie **Vv. pulmonalis sinistra superior** und **inferior)** mit **sauerstoffreichem Blut** aus der Lunge.
- **Ventriculus sinister (linke Kammer):** Über die **Valva bicuspidalis** oder **mitralis** (Mitralklappe) erreicht das sauerstoffreiche Blut die mit ausgeprägter Muskulatur ausgestattete linke Kammer. Durch die **Valva aortae** (linke Taschenklappe oder Aortenklappe) wird das Blut bei Kontraktion des Ventrikels in die Aorta gepumpt.
- **Septum:** Voneinander getrennt werden die Vorhöfe und Kammern durch eine weitere Muskelschicht die das Herz längs teilt, dem **Septum cardiale.**

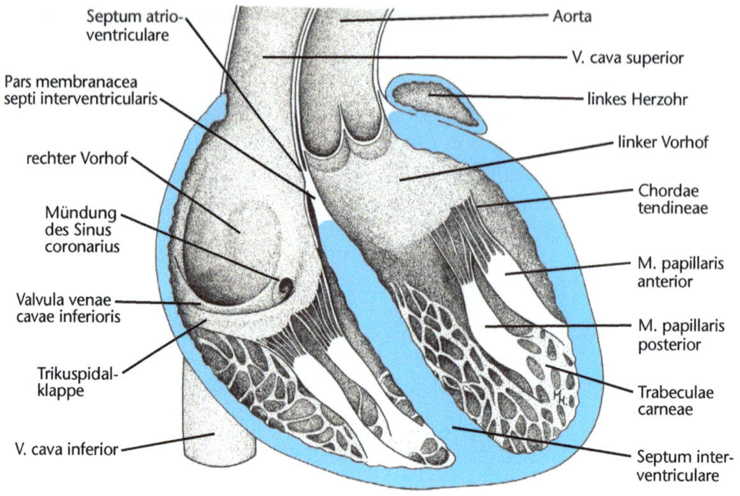

Abb. 7.2: Binnenräume des Herzens in der Ansicht von ventral. [17]

Was sind Herzklappen und welche Aufgaben haben diese?

Die Klappen sollen dem Blutstrom im Herzen eine Richtung geben. In der Technik würde man sie als **Rückschlagventile** bezeichnen. Sie ermöglichen den Durchtritt von Blut nach einer Seite hin, aber unterbinden den Rückfluss. Die Klappen liegen in der so genannten Ventilebene an der Grenze zwischen Vorhöfen und Kammern. Sie bestehen aus Endokard und sind am derben kollagenen Bindegewebe des **Anulus fibrosus,** der die Vorhöfe von den Kammern trennt, befestigt.

Welche Arten von Herzklappen gibt es?

Man unterscheidet zwischen den **Taschenklappen** und den **Segelklappen:**

Segelklappen (Atrio-Ventrikular-Klappen)
Es handelt sich dabei um Endokardduplikaturen. Sie verschließen die Öffnungen zwischen Vorhöfen und Kammern. Aufgrund ihres Aussehens werden sie als Segelklappen bezeichnet. Die **Segel (Cuspes)** befinden sich dabei innerhalb des Ventrikels. Hier sind die Klappen mittels dünner Sehnenfäden, den **Chordae tendineae,** an den **Mm. papillares** (je zwei Muskeln pro Segel) befestigt. Durch diese Strukturen wird ein Zurückschlagen der Segel in den Vorhof vermieden.

> **!** Die Aufgabe der Papillarmuskeln besteht nicht in der Öffnung der Segel, denn diese werden durch den Blutstrom während der Kontraktion geöffnet, sondern im Verhindern des Umschlagens der Segel in den Vorhof.

Es gibt zwei Segelklappen:

- **Trikuspidalklappe** (auch **Valva tricuspidalis** oder **Valva atrioventricularis dextra**): Sie besteht aus drei Segeln: Cuspes anterior, posterior und septalis. Diese Klappe verschließt während der Systole die rechte Kammer gegen den Vorhof.

- **Mitralklappe** (auch **Valva mitralis** oder **Valva atrioventricularis sinistra** oder **Valva bicuspidalis**): Sie besteht aus zwei Segeln: Cuspes anterior und posterior. Diese Klappe verschließt während der Systole die linke Kammer gegen den Vorhof.

Taschenklappen
Die Taschenklappen liegen an den Ausstrombahnen der Kammern. Sie sind ebenfalls Endokardduplikaturen. Allerdings verfügen sie nicht über Segel, sondern sie bestehen aus drei halbmondförmigen Taschen. Zur Mitte hin verdickt sich jede Tasche zu einem Knötchen, dem sog. **Nodulus valvulae semilunaris.** Seitlich dieses Knötchens liegt ein Bereich, der **Lunula valvulae semilunaris** genannt wird. Dabei handelt es sich um die halbmondförmig verdünnten Taschen der Klappe.
Es gibt zwei Taschenklappen:

- **Aortenklappe (Valva aortae):** Sie verschließt während der Diastole die linke Kammer gegen die Aorta. Direkt hinter der Aortenklappe liegen die Sinus aortae aus denen die Koronararterien abgehen.
- **Pulmonalklappe (Valva trunci pulmonalis):** Sie verschließt während der Diastole die rechte Kammer gegen den Truncus pulmonalis.

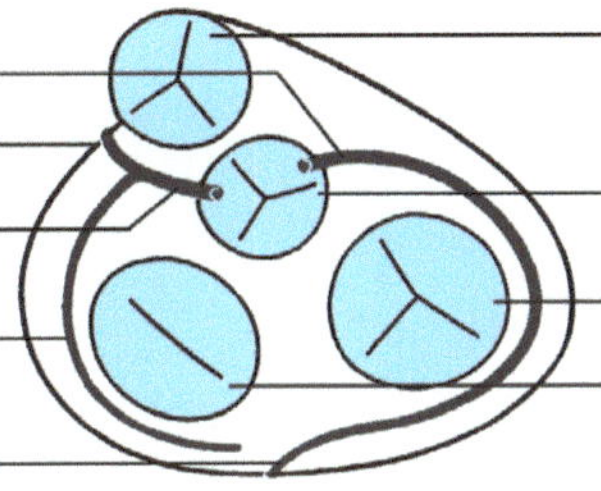

Abb. 7.3: Herzklappen aus Sicht der Ventilebene nach Entfernung der Vorhöfe. [10]

Wie ist die Lage des Herzens im Thorax?

Das vom Herzbeutel **(Perikard)** bedeckte Herz liegt im mittleren **Mediastinum,** umgeben von Lunge und Zwerchfell. Das Herz ist leicht nach links verschoben und um 45° um die Hauptachsen gedreht.
Die Vorderseite des Herzens **(Facies sternocostalis)** wird gebildet von folgenden Herzstrukturen:

- Rechter Ventrikel
- Vorderer Teil des rechten Atriums mit den großen Hohlvenen (V. cava inferior und superior)
- Ventrokaudaler Teil des linken Ventrikels mit dem linken Herzohr
- Aorta ascendens und Truncus pulmonalis.

Nach ventral hin liegt das Herz in einem kleinen Bereich, dem sog. **Trigonum pericardiacum,** den Rippen und dem Sternum unmittelbar an. Nach lateral wird die Facies sternocostalis jeweils von den Lungen eingefasst.
Die Rückseite des Herzens **(Facies posterior)** wird im Wesentlichen vom linken Herzen (linkes Atrium und linker Ventrikel) gebildet. Unmittelbar der Herzrückwand liegt der Ösophagus an.
Die Unterseite des Herzens **(Facies diaphragmatica)** liegt dem Zwerchfell breitflächig auf. Dieser Teil des Herzens wird im Wesentlichen von der linken Kammer gebildet und nur zu einem kleinen Teil von der rechten Kammer.

Es ergeben sich folgende Lagebeziehungen zu anderen Organen:
- **Atrium dextrum:** Benachbart den Unterlappen beider Lungen und dem Mittellappen rechts.
- **Atrium sinistrum:** Unmittelbar benachbart dem Ösophagus und der Aorta thoracica.
- **Ventriculus dexter:** Liegt dem Sternum und einem Teil des Diaphragmas an, unter dem die Leber anliegt.
- **Ventriculus sinister:** Liegt zum großen Teil dem Diaphragma und dem Unterlappen der linken Lunge an.

Wie erfolgt die Innervation des Herzens?

?

Das Herz wird vom vegetativen Nervensystem beeinflusst. Ausgehend vom **Plexus cardiacus,** einem Geflecht parasymphatischer und symphatischer Fasern im Gebiet zwischen den Vv. pulmonales und der Aorta ascendens, erreichen die Nervenfasern die Herzwand. Man unterscheidet:
- **Parasymphatische Fasern:** Es handelt sich dabei um Äste des N. vagus. Sie setzen Herzfrequenz und Muskelkraft des Herzens herab, und verlängern die Überleitungszeit im Erregungsleitungssystem.
- **Symphatische Fasern:** Die Äste stammen aus den Ganglien des Truncus symphaticus von Brust und Hals. Sie beschleunigen die Herzfrequenz und erhöhen die Muskelkraft. Die Überleitungszeit wird verkürzt.

Wie erfolgt die arterielle Versorgung?

?

Bei einem Infarkt handelt es sich um einen Verschluss einer Herzkranzarterie, deshalb ist die genaue Kenntnis der arteriellen Versorgung des Herzens von entscheidender Bedeutung.
Die arterielle Versorgung der Herzmuskulatur erfolgt über die Koronararterien. Die Koronararterien stammen unmittelbar aus dem Sinus aortae rechts bzw. links der Aortenklappe. Sie sind die ersten arteriellen Abgänge aus der Aorta. Es lassen sich zwei Hauptäste mit weiteren Verästelungen feststellen:
- **A. coronaria sinistra (LCA):** Nach einem Hauptstammstück Aufteilung in:
  - **R. circumflexus (RCX)** mit weiteren Ästen, den linken **Posterolateralarterien ($LPLA_1$. $LPLA_2$)**
  - **R. interventricularis anterior (RIVA)** mit den Diagonalästen (D_1, D_2)

!

A. coronaria sinistra: Linker Vorhof, linke Kammer und Teile der rechten Kammer, vorderes und mittleres Drittel des Septums.

- **A. coronaria dextra (RCA)** Aufteilung in:
  - **R. interventricularis posterior (RIVP)**
  - **Rechte Postolateralarterie (RPLA)**

!

A. coronaria dextra: Rechter Vorhof, große Teile der rechten Kammer, ein kleiner Teil der linken Kammer, der Sinusknoten, das hintere Drittel des Septums, der AV-Knoten.

Zwei Hauptarterien LCA und RCA, die einzelne Äste abgeben. Wichtige Äste: RCX, RIVA der LCA.

Wie erfolgt der venöse Abfluss des Herzens?

Gemeinsam mit den arteriellen Gefäßen verlaufen in den Sulci des Herzens die venösen Gefäße. Sie münden auf der Facies posterior des Herzens zwischen den Atria in den Sinus coronarius, der schließlich in den rechten Vorhof mündet.

Diagnostik

Im Krankenhaus wird Herr Wickert in der Notaufnahme versorgt. Es werden dort sofort weitere Untersuchungen durchgeführt. Als Erstes wird ein weiteres 12-Kanal-EKG geschrieben. So können im Rahmen einer EKG-Untersuchung alle Herzachsen beurteilt werden. Zudem wird nochmals eine Blutentnahme durchgeführt, dabei werden die Herzenzyme LDH, Troponin T, CK und CK-MB bestimmt.

Ergebnisse
Dabei zeigen sich in den **laborchemischen Untersuchungen** Erhöhungen der Herzenzyme LDH 650 U/l, Troponin T 5,4 ng/ml, CK 450 U/l und CK-MB 120 U/l.
Ein nochmaliges **EKG** bestätigt Ihren Erstbefund. Es zeigen sich infarkttypische Zeichen (ST-Hebungen).

Was ist Ihre endgültige Diagnose?

Es handelt sich um einen **Herzinfarkt.** Bei einem Herzinfarkt ist ein Herzkranzgefäß verschlossen. Das poststenotische Areal ist mit Sauerstoff unterversorgt und droht abzusterben. Besteht der Verschluss länger als zwei Stunden, stirbt die Herzmuskulatur ab. Bei einem sehr proximalen Verschluss tritt der Tod durch Herzversagen rasch ein. Zudem können sich im Rahmen eines Herzinfarktes lebensgefährliche Herzrhythmusstörungen (z.B. Kammerflimmern) entwickeln. Diese müssen ebenfalls behandelt werden. In jedem Fall muss Herr Wickert intensivmedizinisch überwacht werden.

Werden weitere diagnostische Maßnahmen ergriffen?

Es wird sofort eine **Koronarangiographie** durchgeführt.

Ergebnis
Im Rahmen der **Koronarangiographie** zeigt sich ein Verschluss der RIVA.

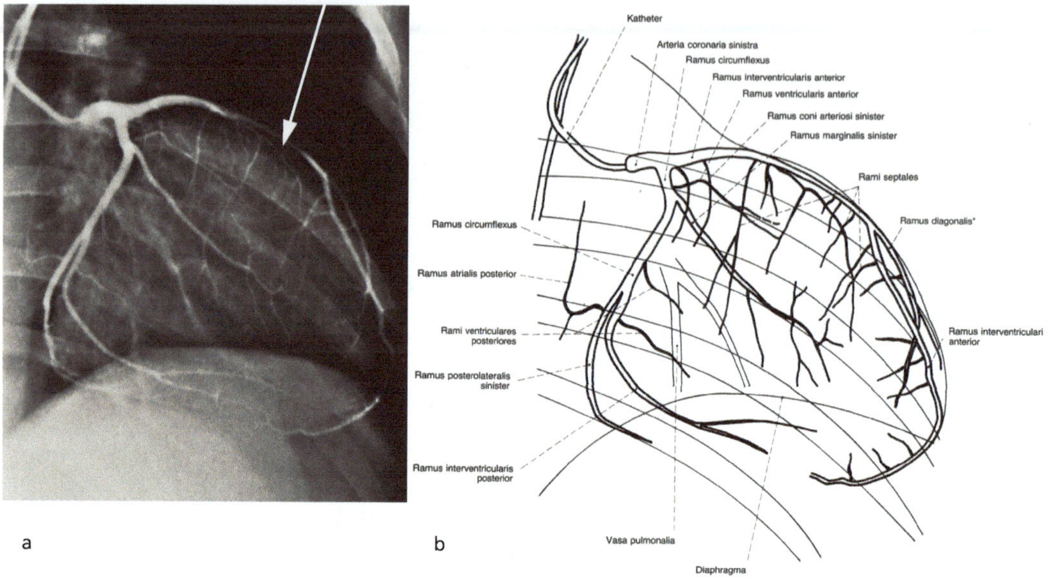

Abb. 7.4: Koronarangiographie Normalbefund. [23]

Therapie

Welche Therapie wird in der Klinik durchgeführt?

In der Klinik kann nach der erfolgten Diagnostik eine **Lysetherapie** erfolgen. Dabei werden Medikamente verabreicht, die in der Lage sind, Blutgerinnsel innerhalb einer Arterie aufzulösen.

Therapie der ersten Wahl ist mittlerweile aber die **PTCA** (perkutane transluminale Koronarangioplastie). Über einen Herzkatheter wird dabei ein Ballon an die verschlossene Arterie herangeführt und unter Röntgenkontrolle über die Stenose vorgeschoben. Anschließend wird der Ballon aufgepumpt und die Stenose dadurch beseitigt. Um das Offenhalten des Gefäßes zu gewährleisten, wird ein kleiner Metallkorb (sog. Stent) in das Gefäßlumen implantiert. Zu diesem Verfahren entscheiden sich die Kardiologen auch, als sie bei Herrn Wickert die Koronarangiographie durchführen.

Ist die PTCA nicht durchführbar oder bereits durchgeführt worden, kann als alternatives Verfahren eine Bypass-Operation erfolgen. Dazu wird entweder eine A. mammaria (= A. thoracica interna) oder eine Vene aus dem Unterschenkelbereich als Ersatzgefäß verwendet. Mit diesem Ersatzgefäß wird das stenotische Areal umgangen.

Quintessenz Das Herz stellt ein zentrales Organ im menschlichen Körper dar. Obwohl nur etwa zwischen 200–300 g schwer, ist es doch in der Lage, Erstaunliches zu leisten. Das Herz befördert pro Schlag etwa 70–90 ml Blut in den Kreislauf, d.h. ca. 4–6 Liter pro Minute, d.h. 240–360 Liter pro Stunde, d.h. 6000–8600 Liter pro Tag und das ein ganzes Leben lang! Das Herz ermüdet dabei nie, es braucht keine Pausen.

Diese Leistung wird durch den besonderen Aufbau möglich. Das Herz verfügt über eine funktionelle Zweiteilung in ein rechtes Herz, das den Lungenkreislauf versorgt und ein linkes Herz für den Körperkreislauf. Im Lungenkreislauf herrscht ein wesentlich niedrigerer Druck, weswegen im rechten Herzen die Muskulatur wesentlich dünner ist als im linken Herzen. Getrennt werden die Herzbinnenräume durch die Klappen. Man unterscheidet Segel- (zwischen Vorhof und Kammer) und Taschenklappen (zwischen Kammer und Ausstrombahn).

Die Gefäßversorgung des Herzens geht von der Aorta aus. Die Koronararterien werden in rechte und linke A. coronaria unterteilt und geben jeweils ihre, die Muskulatur versorgenden, Äste ab. Die venöse Versorgung entspricht in etwa der arteriellen. Die Gefäße laufen parallel zu den Arterien.

In den modernen Industrieländern sterben die meisten Menschen an Herz-/Kreislauferkrankungen. Bedingt wird dies durch verschiedene Faktoren, z.B. Hypercholsterinämie, arteriellen Hypertonus, Nikotinabusus, Erbfaktoren und zu wenig körperliche Betätigung. Der Herzinfarkt stellt dabei das oft tödliche Ende einer jahrelangen Entwicklung dar.

Fall 8

Anamnese

Der 53-jährige Herr Maurer stellt sich mit bohrenden Schmerzen im Bereich des Epigastriums bei Ihnen in der Praxis vor. Unmittelbar postprandial klagt der Patient zudem über Übelkeit und Aufstoßen. Zusätzlich hat Herr Maurer in den letzten vier Monaten an Gewicht abgenommen. Vor zwei Jahren war er wegen der gleichen Schmerzen bereits in stationärer Behandlung. Damals war im Rahmen einer ÖGD (Ösophago-Gastro-Duodenoskopie) ein Magengeschwür diagnostiziert worden. Er habe dann Tabletten genommen und nach einigen Tagen sei es ihm wieder besser gegangen. Da er in zwei Tagen nach Kambodscha zu einem Geschäftstermin fliegen möchte, sollen Sie ihm die „Tabletten von damals" verschreiben…!
Herrn Maurers medizinische Vorgeschichte ist Ihnen bekannt. Vor vier Jahren hatte er einen Herzinfarkt, zusätzlich sind bei ihm arterielle Hypertonie, Nikotinabusus, eine gemischte Hyperlipidämie und seit mehreren Jahren eine chronische Gastritis bekannt. Im letzten Jahr fand sich im Rahmen einer ÖGD zusätzlich ein Ulcus ventriculi. Seine Mutter und sein Vater sind an einem Magenkarzinom verstorben.
Die oben genannten Krankheiten werden medikamentös behandelt. Herr Maurer nimmt ASS (Aspirin® = Acetylsalicylsäure) 100 ein.

Aufnahmebefund

Herr Maurer weist bei der körperlichen Untersuchung einen eingeschränkten AZ bei adipösem EZ (1,68 m; 103 kg) auf. Die Untersuchung von Herz und Lunge ergibt keine pathologischen Befunde.
Bei der Untersuchung des Abdomens fällt ein deutlicher Druckschmerz im Epigastrium auf. Die Schmerzen treten aber auch spontan auf, und zwar meist unmittelbar postprandial. Es handelt sich um bohrende, brennende Schmerzen. Bei der weiteren Untersuchung finden Sie ein weiches Abdomen ohne Druckschmerz im Unterbauch. Resistenzen sind nicht tastbar, die Darmgeräusche sind lebhaft.

Welche Arbeitsdiagnose stellen Sie?

Der Schmerzsymptomatik folgend, handelt es sich um ein erneutes Ulcus. Allerdings denken Sie im Hinblick auf die Familienanamnese (Mutter und Vater starben an einem Magenkarzinom) auch an eine maligne Erkrankung.

Was ist ein Ulcus ventriculi?

Bei einem Ulcus ventriculi handelt es sich um einen umschriebenen **Schleimhautdefekt** im Bereich des Magens, der tiefer reicht als die Lamina muscularis mucosae. Ein Ulcus ventriculi kann entstehen, wenn Schleimhaut schädigende Faktoren wie Salzsäure, Stress, Nikotin, Gallensekret, Alkohol oder ein Bakterienbefall durch Helicobacter pylori die intakte Schleimhaut und den Bikarbonatfilm aus den Nebenzellen zu sehr schädigen.

Diagnostik

Welche diagnostischen Schritte leiten Sie ein?

Neben einer **Blutentnahme** für laborchemische Untersuchungen (kleines Blutbild, Elektrolyte, Kreatinin, Harnstoff, Transaminasen, Bilirubin, Gerinnung, Pankreasenzyme und LDH) schlagen Sie Herrn Maurer eine **ÖGD** vor. Diese kann aber erst am nächsten Tag durchgeführt werden. Herr Maurer willigt ein.

Ergebnisse
Laborchemische Untersuchungen: Unauffälliges kleines Blutbild, Elektrolyte, Kreatinin und Harnstoff. Die Transaminasen und das Bilirubin sind geringfügig erhöht, ebenso die Pankreasenzyme und die LDH. Die Gerinnung ist unauffällig. Die Erhöhung der Laborwerte ist so geringfügig, dass es Sie nicht weiter beschäftigt.
Bei der **ÖGD** am nächsten Tag zeigt sich im Bereich des Antrums ein großes Ulcus ventriculi ohne wesentliche Blutung. Es werden Proben für einen Helicobacter-pylori-Schnelltest entnommen.
Der **Helicobacter-pylori-Schnelltest** ist negativ.

Sie erklären Herrn Maurer, nachdem er aus der Narkose erwacht ist, die Diagnose eines Ulcus vetriculi. Herr Maurer ist unzufrieden. Er will wissen, warum Sie ihm den Magen nicht einfach herausschneiden können. Sie erklären ihm die Aufgaben des Magens.

Anatomie

Welche Aufgaben hat der Magen?

Der Magen hat eine Vielzahl von Aufgaben. Er soll mit der Produktion von **Salzsäure** (HCl) Bakterien in der Nahrung abtöten und proteolytische Enzyme im Duodenum aktivieren. Außerdem dient er der **Speicherung** der Nahrung und der **mechanischen Vorbereitung** des Nahrungsbreis durch die kräftige Muskulatur.
Neben der Salzsäure werden im Bereich des Magens auch **Verdauungsenzyme** gebildet und Fette durch Hydrolyse gespalten.

Wie ist der Magen aufgebaut?

Der Magen gliedert sich in vier Abschnitte:
- Die **Pars cardiaca:** In diesem Bereich mündet der Ösophagus in den Magen.
- Der **Fundus gastricus:** Dabei handelt es sich um den am höchsten gelegenen Teil des Magens, die sog. Magenkuppel.
- Das **Corpus gastricus:** Der Magenkörper wird von der kleinen Magenkrümmung (Curvatura minor) und der großen Magenkrümmung (Curvatura major) umschlossen. Vom Korpusbereich gelangt der Nahrungsbrei in die Pars pylorica.
- Die **Pars pylorica:** Der Magenausgang ist von einem Schließmuskel, dem M. sphincter pylori, verschlossen. Dieser Muskel verschließt den Magen gegen das Duodenum.

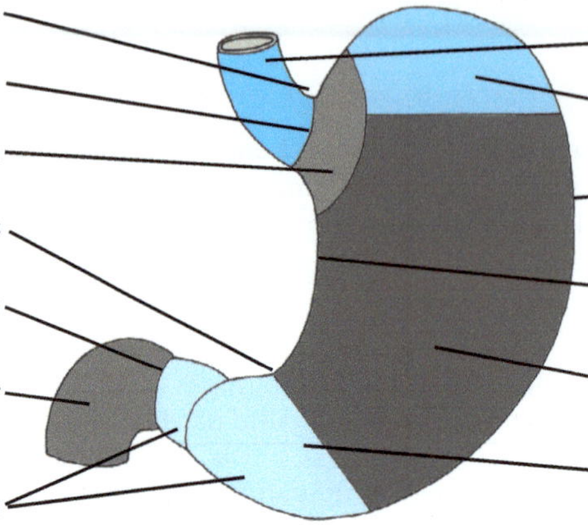

Abb. 8.1: Schematisierter Aufbau des Magens in der Übersicht. [17]

Herr Maurer hat im Fernsehen etwas von Magensäure gehört. Er möchte wissen, ob es stimmt, dass es sich dabei um Salzsäure handelt, die von irgendwelchen Zellen gebildet wird.

Was wissen Sie über den mikroskopischen Aufbau der Magenschleimhaut?

Die Mageninnenfläche wird, wie alle Bestandteile des Magen-Darm-Traktes (der Magen-Darm-Trakt hat, abgesehen von kleineren regionalen Unterschieden, grundsätzlich den gleichen Wandaufbau), von einer Schleimhaut überzogen, der **Tunica mucosa.**

Die Tunica mucosa besteht ihrerseits wieder aus drei Schichten:

- **Lamina epithelialis** mit einschichtig hochprismatischem Epithel (in der Färbung PAS positiv). An der Kardia geht das mehrschichtige, unverhornte Plattenepithel des Ösophagus in das hochprismatische Epithel des Magens über. Im Bereich des Fundus und des Korpus bildet das Epithel sog. **Magengrübchen** (Foveolae gastricae), die bis zur Lamina propria reichen. Hier münden die Ausführungsgänge der Glandulae gastricae aus der Lamina propria mucosae, diese produzieren **Schleim, Salzsäure** und **Pepsinogen.** Die Epithelzellen der Lamina epithelialis bilden Schleim, der die Zellen vor Andauung schützen soll.
- **Lamina propria mucosae:** In dieser Schicht befinden sich die **Glandulae gastricae,** die je nach Magenabschnitt unterschiedliche zelluläre Zusammensetzungen aufweisen und andere Sekretionsprodukte bilden.
- **Lamina muscularis mucosae:** In dieser tiefsten Schicht der Tunica mucosa findet sich typischerweise glatte Muskulatur. Diese Muskulatur soll das Schleimhautrelief tonisieren.

Unterhalb der Tunica mucosa liegt die **Tela submucosa.** Sie besteht aus locker angeordnetem Bindegewebe mit vielen Blutgefäßen. Diese Schicht dient für die Mukosa als Verschiebeschicht.

Darunter liegt die **Tunica muscularis.** Die drei Lagen dieser Muskelschicht heißen:

- **Stratum obliquum:** Sie ist die innerste Schicht, die Muskelfasern verlaufen schräg. Diese Schicht der Muskulatur des Verdauungstraktes findet sich nur im Magen!
- **Stratum circulare:** Die Muskelfasern verlaufen ringförmig.
- **Stratum longitudinale:** Die Muskelfasern verlaufen in Längsrichtung.

Die Muskelschichten sollen den Nahrungsbrei „durchwalken“ und damit zu einer weiteren Zerkleinerung der Nahrung und Vorbereitung auf die Verdauung beitragen.
Unterhalb der Muskelschicht findet sich die **Tela subserosa,** dabei handelt es sich um eine sehr dünne Bindegewebsschicht.
Die letzte Schicht bildet das **Peritoneum,** das den anatomischen Namen **Tunica serosa** trägt.

Was wissen Sie über die Magendrüsen?

Die **Magendrüsen, Glandulae gastricae,** liegen in der Lamina propria der Tunica mucosa. Ihre Ausführungsgänge finden sich in den **Magengrübchen** (Foveolae gastricae). Je nach Magenabschnitt finden sich verschiedene Drüsen:

- **Kardiadrüsen:** Die hier liegenden Drüsen werden als **Glandulae cardiacae** bezeichnet. Sie produzieren fast ausschließlich Schleim.
- **Fundus- und Korpusdrüsen:** Die Drüsen in diesem Bereich werden auch **Hauptdrüsen** genannt. Sie sind im Mikroskop an den lang gestreckten, kaum verzweigten Tubuli mit engem Lumen zu erkennen. Im Verlauf der Tubuli lassen sich verschiedene Zellarten ausmachen:
  - **Hauptzellen:** Sie liegen am Drüsengrund und im mittleren Abschnitt der Tubuli. Die Hauptzellen produzieren **Pepsinogen,** das unter dem Einfluss von Magensäure zu **Pepsin** umgewandelt wird und bei der Verdauung von Eiweißen hilft.
  - **Belegzellen:** Diese Zellen liegen ebenfalls im Bereich der mittleren Abschnitte der Tubuli und im Drüsenhals. Diese Zellen bilden **HCl.** Die Säure soll Bakterien vor dem Eintritt in den weiteren Magen-Darm-Trakt abtöten.
  - **Nebenzellen:** Die Nebenzellen liegen im Bereich der Drüsenendstücke. Sie bilden leicht löslichen **sauren Schleim.** Dieser wird der Magensäure beigemischt, wodurch ein stark saurer Schleim entsteht, der gut an der Nahrung haftet.
- **Pylorusdrüsen:** Die **Glandulae pyloricae** liegen im Gegensatz zu den Glandulae gastricae im Fundus- und Korpusbereich weiter auseinander. Sie bilden im Wesentlichen einen sehr dickflüssigen Schleim. Allerdings weisen sie im Bereich ihrer Tubuli auch spezielle Zellen auf:
  - **D-Zellen:** Dabei handelt es sich um enteroendokrine Zellen. Sie bilden unter anderem das Hormon **Somatostatin.**
  - **G-Zellen:** Auch hierbei handelt es sich um endokrine Zellen. Sie produzieren das Hormon **Gastrin.** Dieses Hormon stimuliert die Belegzellen zur Produktion von HCl.

Wie erfolgt die arterielle Gefäßversorgung des Magens?

Der Magen ist sehr gut mit arteriellen Gefäßen versorgt. Er erhält sein Blut aus der **Aorta** über den **Truncus coeliacus.** Man unterscheidet jeweils einen Arterienbogen an der kleinen und der großen Kurvatur.

- **Der Arterienbogen an der Cuvatura major** liegt im Bereich des großen Netzes (Omentum majus) und im Bereich des Lig. gastrosplenicum. Dieser Bogen speist sich aus folgenden Gefäßen:
  - **A. gastroomentalis sinistra,** einem Ast der A. splenica
  - **A. gastroomentalis dextra,** einem Ast der A. gastroduodenalis
  - **Aa. gastricae breves,** Ästen der A. splenica.
- Der **Arterienbogen an der Curvatura minor** liegt im kleinen Netz (Omentum minus) und speist sich aus folgenden Gefäßen:

- **A. gastrica sinistra,** einem direkten Ast aus dem Truncus coeliacus
- **A. gastrica dextra,** einem Ast aus der A. hepatica propria oder der A. hepatica communis.

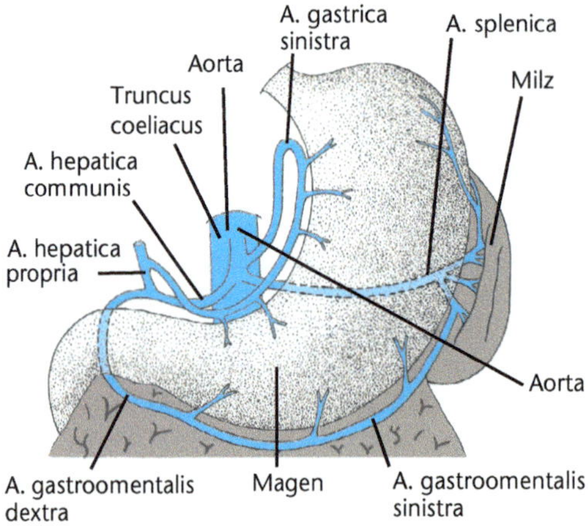

Abb. 8.2: Schematische Darstellung der arteriellen Gefäßversorgung des Magens. [17]

Was wissen Sie über den venösen Abfluss des Magens?

Die venösen Gefäße entsprechen in etwa den arteriellen Gefäßen. Man unterscheidet auch hier zwischen zwei Gefäßbögen:

- An der **Curvatura major** setzt sich der venöse Bogen aus folgenden Gefäßen zusammen:
  - **Vv. gastricae breves,** sie münden in die V. splenica
  - **V. gastroomentalis dextra,** sie mündet in die V. mesenterica superior
  - **V. gastroomentalis sinistra,** sie mündet in die V. splenica.
- An der **kleinen Kurvatur** sammeln folgende Gefäße das Blut:
  - **V. prepylorica,** sie mündet unmittelbar in die V. gastrica dextra
  - **V. gastrica sinistra,** sie mündet in die V. portae
  - **V. gastrica dextra,** sie mündet in die V. portae

Therapie

Welche therapeutischen Maßnahmen gibt es?

Es gibt eine Vielzahl **allgemeiner Maßnahmen.** So sollte der Patient in den nächsten Wochen und Monaten konsequent auf Nikotin, Alkohol, Kaffee und Stress verzichten. Zudem sollte er mehrfach am Tag kleinere Mahlzeiten zu sich nehmen und nicht, wie in Europa üblich, eine bis drei große Mahlzeiten am Tag.
Medikamentös können die Patienten mit einer Vielzahl von Medikamenten behandelt werden. Die wichtigste Gruppe dieser Medikamente sind die **Protonenpumpenhemmer,** sie verhindern die Ausschüttung von HCl aus den Magendrüsen.
Bei hartnäckigen Ulcera oder Komplikationen wie Blutung oder Perforation muss sofort eine **operative Therapie** durchgeführt werden. Dazu wird der Magen, je nach Klinik, entweder übernäht oder operativ entfernt.

Bei Patienten mit einem positiven Test auf Helicobacter pylori sollte eine **Eradikation,** d.h. eine medikamentöse Entfernung mittels Antibiotika und Protonenpumpenhemmern erfolgen.

Verlauf

Herr Maurer möchte auf keinen Fall stationär aufgenommen werden. Er ersucht Sie, die Medikamente bereitzustellen, die er braucht, und dann möchte er nach Kambodscha fliegen.

Für welches Vorgehen entscheiden Sie sich?

?

Sie verschreiben Ihrem Patienten einen Protonenpumpenhemmer (z.B. Pantoprazol) und erklären ihm die allgemeinen Maßnahmen.

Quintessenz Der Magen stellt den eigentlichen Eingang zum Verdauungstrakt dar. Hier wird die Nahrung für die weitere Verdauung vorbereitet. Dies geschieht zum einen durch eine Reduktion von möglicherweise pathogenen Keimen. Sie werden durch die in den Belegzellen der Lamina propria mucosa der Tunica mucosa gebildete Salzsäure abgetötet. Zum anderen wird die Nahrung bereits angedaut, dazu dient v.a. Pepsin, das in den Hauptzellen des Korpus bzw. Fundus gebildet wird. Der Magen bereitet die Nahrung auch mechanisch für die Verdauung vor. Durch die starke Muskulatur im Bereich der Tunica muscularis wird der Nahrungsbrei durchgewalkt. Dadurch werden größere Bestandteile zerkleinert und der Brei gut mit Enzymen und HCl durchmischt.

Ist das Gleichgewicht zwischen den einzelnen Produkten der Magendrüsen gestört, kann es zu Erkrankungen kommen. Die häufigste ist dabei das Ulcus ventriculi. Es handelt sich um eine umschriebene Destruktion von Schleimhautgewebe. Die Magensäure greift dann darunter liegende Schichten der Magenwand an, was den Patienten in der Regel starke Schmerzen bereitet. Die Therapie eines Ulcus besteht heute in der Gabe von Medikamenten, welche die Salzsäureproduktion hemmen (Protonenpumpenhemmer). So kann der Schleimhautdefekt ausheilen.

Fall 9

Anamnese

Der 45-jährige Herr Sinder wird von seiner Ehefrau zu Ihnen in die Notaufnahme gebracht. Er klagt über starke Kopfschmerzen und Übelkeit und gibt an, bereits erbrochen zu haben. Der Patient wirkt stark benommen. Der Ehefrau zufolge ist Herr Sinder vor ca. 30 Minuten unter Angabe stärkster Kopfschmerzen zusammengebrochen, er sei aber zu keiner Zeit bewusstlos gewesen.

Frau Sinder berichtet, dass ihr Mann schon seit mehreren Wochen über rezidivierende Kopfschmerzen, begleitet von Übelkeit klage. Gelegentlich seien auch Parästhesien der rechten Hand aufgetreten.

Bei Herrn Sinder sind ein arterieller Hypertonus und eine familiäre Hypercholesterinämie bekannt. Die weitere Anamnese ist unauffällig.

Aufnahmebefund

Bei der Aufnahmeuntersuchung stellen Sie folgende Befunde fest:

45-jähriger Mann in gutem EZ und aktuell schlechtem AZ. Größe 1,89 m, Gewicht 90 kg. Der Patient ist blass und kaltschweißig, die Temperatur beträgt 37,2 °C. Der Patient wirkt benommen, ist aber zur Person, zeitlich und örtlich orientiert. Es fällt eine motorische Schwäche der rechten Körperseite auf. Der Patient gibt hier auch eine deutlich spürbare Kraftminderung an.

Bei der **Auskultation** von Herz und Lungen zeigt sich eine Tachykardie von 108/min. Die Herztöne sind rein und rhythmisch, das Atemgeräusch ist über beiden Lungen vesikulär und seitengleich.

Die **Blutdruckmessung** ergibt eine normotone Blutdrucklage bei 125/80 mmHg.

Bei Flexion des Kopfes tritt ein starkes Ziehen im Nacken auf (Meningismus), auch bei Flexion eines Beines in der Hüfte im Liegen zeigen sich starke Nackenschmerzen (positives Lasègue-Zeichen).

Der hinzugezogene Neurologe stellt eine Hemiparese der rechten Seite mit motorischen und sensorischen Ausfällen sowie reduzierten Reflexen fest.

Welche Arbeitsdiagnose stellen Sie?

Es handelt sich wahrscheinlich um ein neurologisches Krankheitsbild. Tachykardie, Blässe und Kaltschweißigkeit sprechen darüber hinaus für einen Schock. Man unterscheidet nach der Ätiologie fünf Schockformen:

- Volumenmangel-Schock: Verursacht durch Blutung.
- Kardiogener Schock: Z.B. durch Herzinfarkt oder Lungenembolie.
- Anaphylaktischer Schock: Durch allergische Reaktion verursacht.
- Septischer Schock: Bei generalisierter Entzündung des Körpers (Sepsis).
- Neurogener Schock: Dysregulation des Gefäßtonus durch z.B. Hirnblutungen, starke Schmerzen u.a.

Im vorliegenden Fall sind ein anaphylaktischer, septischer oder kardiogener Schock auszuschließen, da die typischen Symptome wie z.B. respiratorische Insuffizienz (Anaphylaxie), hohes Fieber (Sepsis) oder thorakale Schmerzen (kardiogener Schock) fehlen.

Ein **Volumenmangelschock** ist möglich. In diesem Fall muss nach einer Blutungsquelle gesucht werden. Unter Beachtung von Kopfschmerz, Meningismus und positivem Lasègue-Zeichen, sowie den neurologischen Ausfallserscheinungen ist ein **neurogener Schock** am wahrscheinlichsten und damit eine **Hirnblutung** oder der **Verschluss eines Hirngefäßes.** Darüber hinaus muss auch an einen **akuten Migräneanfall** gedacht werden.

Welche anatomischen Strukturen können betroffen sein?

Bei Verdacht auf eine Blutung kann prinzipiell jedes größere **arterielle oder venöse Gefäß** betroffen sein. Ohne adäquates Trauma entstehen hämodynamisch wirksame Blutungen z.B. aus **Ösophagusvarizen** (Aussackungen des Venennetzes im Ösophagus) oder aus einem **Magenulcus** (umschriebener Defekt der Magenschleimhaut, der über die Mukosa hinausgeht).

Zu einem neurogenen Schock kann es z.B. bei Hirnblutungen kommen. Hierbei kann es sich zum einen um eine **epidurale Blutung** handeln, die sich zwischen der **Schädelkalotte** und der **Dura mater** ausbreitet und meist durch einen Riss der **A. menigea media** entsteht (CAVE: Arterielle Blutung!).

Eine andere Form der Hirnblutung ist die **Subduralblutung,** bei der das Hämatom zwischen **Dura mater** und **Arachnoidea** entsteht. Die Ursache ist meist ein Riss in den Brückenvenen (venöse Blutung).

Die dritte Art ist die **Subarachnoidalblutung,** die sich zwischen Pia mater und Arachnoidea ausbreitet und durch eine Blutung im Bereich der **Hirnbasisarterien (Cirulus arteriosus cerebri Willisii)** entsteht (CAVE: Arterielle Blutung!).

Auch ein Verschlusshirninfarkt (Apoplex, ischämischer Insult) muss in Betracht gezogen werden. In diesem Fall ist ebenfalls der **Circulus arteriosus cerebri Willisii** betroffen.

Bei einem **akuten Migräneanfall** handelt es sich um eine Vasokonstriktion von **intrakraniellen Gefäßen.**

Diagnostik

Welche diagnostischen Maßnahmen würden Sie vorschlagen?

Nach dem Legen eines **intravenösen Zuganges** z.B. am Handrücken entnehmen Sie Blut für eine **laborchemische Untersuchung.** Dabei legen Sie besondere Aufmerksamkeit auf die Hämoglobinkonzentration und den Hämatokritwert, Erythrozytenzahl, Thrombozytenzahl und Leukozytenzahl, sowie die Elektrolytkonzentration (Natrium, Kalium, Calcium, Chlorid). Außerdem interessieren CRP, Nieren- und Leberwerte.

Bei der beschriebenen Symptomatik steht die Verdachtsdiagnose einer Hirnblutung oder eines Apoplex im Vordergrund. Daher ist die nächste zu ergreifende diagnostische Maßnahme die Durchführung einer **Computertomographie des Kopfes** (CCT), möglicherweise auch in Kombination mit einer Angiographie, um eine Blutung oder einen Verschluss zu identifizieren. Hilfreich dafür ist auch eine transkranielle **Doppleruntersuchung.** Eine **Liquorpunktion** gibt Aufschluss über das Alter einer Blutung.

Ergebnisse

Die **Laborwerte** zeigen einen leicht erniedrigten Hämoglobin- und Hämatokritwert. Die anderen Werte sind im Normalbereich.

Im **CCT** erscheinen die basalen Zisternen mit Blut gefüllt.

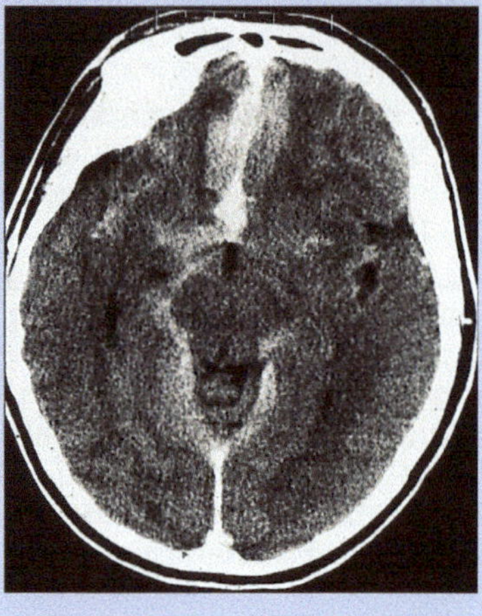

Abb. 9.1: Computertomogramm [11]

Die **Liquorpunktion** ergibt blutigen Liquor, als Hinweis auf eine frische Blutung. Im **transkraniellen Doppler** zeigt sich ein Aneurysma (umschriebene Ausstülpung der Tunica media der Gefäßwand) der A. cerebri media links.

Welche Diagnose stellen Sie?

Die basalen Zisternen sind mit Blut gefüllt und auch im Liquor finden sich Erythrozyten. Beide Befunde passen zum klinischen Bild des Patienten. Es handelt sich hierbei um eine **subarachnoidale Blutung** (SAB).

Ursächlich ist sehr wahrscheinlich die Ruptur des im Doppler nachgewiesenen Aneurysmas.

Anatomie

Wie sind die Hirnhäute aufgebaut?

Das Gehirn und das Rückenmark sind von drei Häuten umgeben, die aus Bindegewebszellen bestehen. Von außen nach innen finden sich:

- Dura mater
- Arachnoidea
- Pia mater.

Dura mater

Die Dura mater besteht aus zwei Blättern, die nur mikroskopisch unterschieden werden können. Beim Eintritt in die Schädelkalotte verschmilzt die Dura mater mit dem Periost. Sie liegt den Sulci und Gyri des Gehirns nicht an, zieht aber als **Falx cerebri** in den Interhemisphärenspalt und als **Tentorium cerebelli** in den Raum zwischen den Okzipitallappen und dem Kleinhirn. Somit trennt sie das Großhirn vom Cerebellum und die beiden Großhirnhemisphären voneinander.

Die beiden Blätter der Dura mater liegen einander meist eng an. In wenigen Bereichen weichen sie auseinander und bilden so die so genannten **Sinus,** z.B. die Sinus sagitalis superior und inferior, die am oberen und unteren Rand der Falx cerebri verlaufen. In den Sinus sammelt sich venöses Blut aus Gehirn und Meningen. Von dort wird es in die hirndrainierenden großen Venen, vor allem in die V. jugularis intera abgeleitet.

Arachnoidea
Die Arachnoidea ist eine sehr dünne Bindegewebsschicht. Sie liegt der Dura mater eng an, so dass unter physiologischen Bedingungen kein Spalt zwischen den beiden äußeren Hirnhäuten besteht. Ein solcher kann aber durch Einblutung entstehen.
Die Arachnoidea ist durch dünne Bindegewebsbänder mit der darunter liegenden Pia mater verbunden. Der so gebildete Raum heißt **Subarachnoidalraum.** Er bildet den so genannten **äußeren Liquorraum.** In ihm verlaufen alle Gehirnnerven und -gefäße.
Die Arachnoidea bildet Zotten, die sich durch die Dura mater bis in die Diploevenen des Schädels stülpen und so den Liquor aus dem äußeren Liquorraum in das venöse System ableiten.

Pia mater
Auch die Pia mater ist eine sehr dünne Bindegewebshaut. Sie liegt dem Gehirn direkt an und zieht sich in alle Sulci hinein. Sie umgibt auch die Hirngefäße noch ein Stück weit nach dem Eintritt ins Gehirn.

Wie erfolgen Innervation und Blutversorgung?

Blutgefäße und Nerven verlaufen in unmittelbarer Nachbarschft zur Dura mater. Die Meningen werden über die A. menigea anterior, A. menigea media und A. meningea posterior mit Blut versorgt. Die genannten Arterien und damit die Meningen werden aus der A. carotis externa versorgt. Das Gehirn selbst bezieht sauerstoffreiches Blut aus der A. carotis interna.
Die Innervation der Hirnhäute erfolgt v. a. über den N. trigeminus, lediglich ein kleiner Teil des Gehirns in der hinteren Schädelgrube wird vom N. vagus innerviert. Die Meningen sind extrem schmerzempfindlich, das Gehirn an sich dagegen nicht.

Können Sie das Liquorsystem beschreiben?

Der **Liquor** (Nervenflüssigkeit) umgibt das Gehirn und das Rückenmark. Die Liquorräume teilen sich in einen äußeren und einen inneren Liquorraum.
Der **äußere Liquorraum** wird, wie oben beschrieben, von der Arachnoidea und der Pia mater gebildet und dient als Puffer zwischen dem Gehirn und dem Schädelknochen.
Der **innere Liquorraum** setzt sich aus den vier Ventrikeln zusammen, die untereinander durch Gänge in Verbindung stehen und als Liquortransportsystem dienen. Die vier Ventrikel sind über das gesamte Gehirn verteilt. In den beiden Großhirnhemisphären befindet sich je ein so genannter Seitenventrikel, im Zwischenhirn der dritte Ventrikel. Dieser ist durch den Aquädukt im Mittelhirn, mit dem vierten Ventrikel im Rautenhirn verbunden.

Was wissen Sie über das Ventrikelsystem?

Die **Seitenventrikel** imponieren sichelförmig mit einer Ausziehung am okzipitalsten Punkt. Sie lassen sich nach ihrer Lage in den Großhirnhemisphären in ein Vorderhorn, ein Unterhorn und ein Hinterhorn gliedern.

Der **dritte Ventrikel** ist durch ein Foramen interventriculare mit je einem Seitenventrikel verbunden. Außerdem steht er durch den Aquädukt mit dem vierten Ventrikel in Verbindung. Die Adhaesio interthalamica zieht durch den dritten Ventrikel und unterbricht diesen.
Der **vierte Ventrikel** ist das Verbindungsglied zwischen dem inneren und dem äußeren Liquorraum. Diese Verbindung wird durch zwei Aperturae laterales (Foramen Luschkae) und die Apertura mediana (Foramen Magendii) hergestellt.

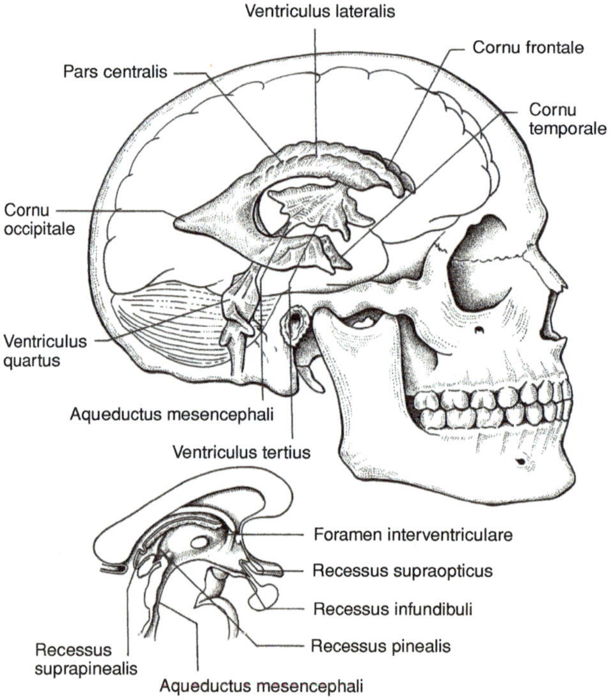

Abb 9.2 Ventrikelsystem. [19]

Wie erfolgt die Liquorproduktion?

Der Liquor wird durch die **Plexus choroidei** gebildet. Dabei handelt es sich um spezielle arteriovenöse Gefäßbildungen. Diese finden sich in allen vier Ventrikeln. In den Seitenventrikeln ziehen sie sich vom Unterhorn bis zum Vorderhorn und sind mit dem Plexus des dritten Ventrikels verbunden. Der vierte Ventrikel besitzt einen eigenen Plexus.
Pro Tag werden insgesamt ca. 500 ml Liquor gebildet. Die Liquorgesamtmenge des Körpers liegt bei ca. 150 ml, was bedeutet, dass der Liquor mehr als dreimal pro Tag erneuert wird. Die Liquormenge muss möglichst konstant gehalten werden, da ein Über- oder Unterdruck gefährliche Funktionsbeeinträchtigungen des Gehirns zur Folge haben kann.

Wie erfolgt die Liquorresorption?

Nach Übertritt des Liquors aus dem vierten Ventrikel in den äußeren Liquorraum (Subarachnoidalraum) wird er durch die Arachnoidalzotten resorbiert. Im Rückenmarkkanal erfolgt die Resorption – in wesentlich geringerem Umfang – an den Durchtrittsstellen der Nerven aus dem Wirbelkanal.

Therapie

Welche Therapie würden Sie vorschlagen?

Drei Therapieziele sind zu verfolgen:
- Sicherung der Vitalfunktionen
- Hirndruckminderung
- Blutungsstillung.

Was unternehmen Sie konkret?

In der akuten Situation steht die Sicherung der **Vitalfunktionen** im Vordergrund. Der Patient sollte **schmerzlindernd** (z.B. mit Buprenorphin) und **sedierend** (z.B. mit Diazepam) behandelt werden. Es gilt strenge **Bettruhe.** Bei starker Einschränkung der Atmungsfunktion muss der Patient intubiert und beatmet werden.
Um den **Hirndruck** zu mindern, muss der Oberkörper des Patienten 30° hoch gelagert werden. Es empfiehlt sich den Kopf mit einer Eismanschette lokal zu kühlen. Blutzuckerwerte und Blutdruck sollten optimal eingestellt werden. Wichtig ist ein langsamer (!) Ausgleich von Elektrolytschwankungen. Der Ausgleich muss langsam erfolgen, um eine Ödembildung im Bereich des Gehirns durch zu starke Verschiebungen zu verhindern.
Operativ kann versucht werden, das Aneurysma aufzusuchen und mit Metallclips zu verschließen. Bei stärker ausgeprägten Befunden, zum Beispiel bei komatösen Patienten oder auch wenn fokale Anfälle auftreten, muss mit der Operation solange abgewartet werden, bis auftretende Gefäßspasmen abklingen.

Quintessenz Eine subarachnoidale Blutung ist in den meisten Fällen keiner definierten Patientengruppe zuzuordnen.

Lediglich bei angeborenen Aneurysmen (Manifestationsalter der subarachnoidale Blutung eher früh) und arteriosklerotischen Aneurysmen (Manifestation in höherem Alter) zeigt sich eine altersbedingte Häufung. Ätiologisch kommen außerdem arteriovenöse Angiome und selten entzündliche Gefäßerkrankungen oder Gefäßbeeinträchtigung durch Tumoren in Betracht.

Die Gesamtmortalität beträgt ca. 40%. Komplikationen wie Gefäßspasmen und vor allem Nachblutungen erhöhen die Mortalität deutlich auf 60–70%! Eine operative Intervention erhöht die Überlebenschance um den Faktor zwei. Eine genaue Kenntnis der anatomischen Verhältnisse ist bei diesem Krankheitsbild äußerst wichtig. Nur so sind Diagnostik und Therapie im klinischen Kontext richtig einzuordnen und in der gebotenen Zeit umzusetzen.

Fall 10

Anamnese

Herr Tümpel sucht Sie während Ihres Dienstes in der Notaufnahme auf. Der junge Mann ist am heutigen Morgen mit der rechten großen Zehe an ein Tischbein gestoßen. Seither klagt er über Schmerzen im Bereich des Zehengrundgelenks. Er ist ein passionierter Fußballspieler und in drei Stunden soll ein wichtiges Punktspiel beginnen.
Herr Tümpel ist 23 Jahre alt und war noch nie ernsthaft krank.

Aufnahmebefund

Bei der körperlichen Untersuchung der rechten Großzehe zeigt sich im Bereich des Grund- und Endgliedes eine starke Schwellung mit Hämatom im Bereich der gesamten Zehe, v. a. aber unter dem Zehennagel.
Herr Tümpel kann die Zehe kaum bewegen. Dies liegt zum einen an der starken Schwellung, zum anderen an den Schmerzen bei der Bewegung. Am Endglied gibt er ein Taubheitsgefühl an. Ansonsten finden sich bei der orientierenden körperlichen Untersuchung keine Auffälligkeiten.

Welche Arbeitsdiagnose stellen Sie?

Es handelt sich entweder um eine Fraktur des Zehenend- und/oder Grundgliedes oder um eine schwere Prellung. Sie leiten diese Verdachtsdiagnose aus dem Unfallhergang und der körperlichen Untersuchung ab.

Diagnostik

Welche diagnostischen Maßnahmen schlagen Sie vor?

Sie schlagen eine **Röntgenaufnahme** des Hallux (Großzehe) in zwei Ebenen vor. Nur so kann eine Fraktur sicher ausgeschlossen werden, da sich klinisch nur unsichere Frakturzeichen finden.

Was sind sichere und was sind unsichere Frakturzeichen?

Unsichere Frakturzeichen sind:

- Schwellungen an der betroffenen Stelle
- Hämatom
- Schmerzen
- Bewegungseinschränkung.

Liegen diese Zeichen vor, sollte eine Frakturabklärung mittels Bild gebenden Verfahren stattfinden.

Sichere Frakturzeichen sind:

- Erkennbare **Fragmente** in einer offenen Wunde (offene Fraktur)
- **Abnorme Beweglichkeit** (z.B. der Finger kann plötzlich nach hinten gestreckt werden)
- Offensichtliche **Fehlstellung** (z.B. distale Tibia zeigt beckenwärts)
- **Krepitation** (= hör- und fühlbares Geräusch beim Reiben der Fragmentenden gegeneinander).

Die Krepitation ist äußerst schmerzhaft. Das Auslösen von Krepitationen ist bei der körperlichen Untersuchung zu unterlassen! Auch bei sicheren Frakturzeichen sollte eine Röntgenaufnahme erfolgen. Nur so kann das genaue Ausmaß der Fraktur beurteilt werden und damit die Therapie geplant werden.

Ergebnisse

Die röntgenologisch-technische Assistentin hat versehentlich den ganzen Fuß geröntgt, obwohl Sie nur die Zehe geröntgt haben wollten.

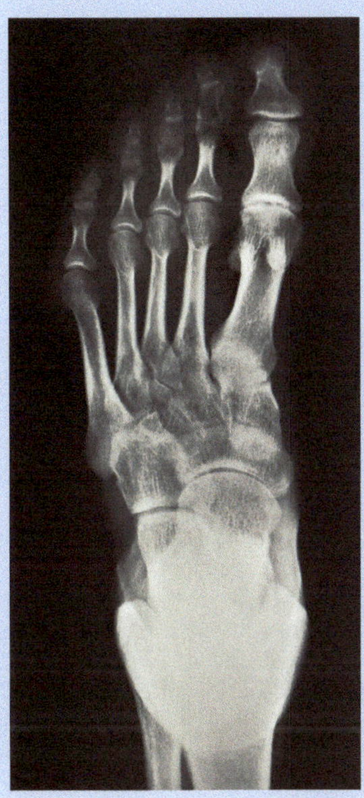

Abb. 10.1: Aufsicht auf den linken Fuß. [23]

Was erkennen Sie auf dem Röntgenbild?

Es zeigt sich im Bereich des gesamten Fußes kein sicheres Frakturzeichen (Normalbefund).

Welche Diagnose stellen Sie?

Es handelt sich um eine **Prellung der Großzehe** des linken Fußes.

Anatomie

Herr Tümpel sieht sich das Röntgenbild mit Ihnen an. Er ist ob der vielen Knochen erstaunt, zeigt mit dem Finger auf mehrere Knochen und möchte deren Namen wissen. Um seinen Wissensdrang zu befriedigen, antworten Sie auf alle seine Fragen und erklären das Fußskelett.

Welche Knochengruppen kennen Sie am Fußskelett?

Am Fußskelett werden in Analogie zur Hand drei Teilbereiche unterschieden:

- Die **Fußwurzelknochen** (Ossa tarsi) entsprechen den Handwurzelknochen (Ossa carpi)
- Die **Mittelfußknochen** (Ossa metatarsi) entsprechen den Mittelhandknochen (Ossa metacarpale)
- Die **Zehenknochen** (Ossa digitorum pedis) entsprechen den Fingerphalangen.

Was wissen Sie über den Aufbau und die Anordnung der Fußwurzelknochen?

Im Gegensatz zur Hand mit ihren acht Handwurzelknochen finden sich am Fuß nur sieben Fußwurzelknochen. Wie bei der Hand wird eine proximale und eine distale Reihe unterschieden.

Die **proximale** Reihe besteht aus drei Knochen. Dabei handelt es sich um den **Talus** (Sprungbein), **Kalkaneus** (Fersenbein) und das **Os naviculare** (Kahnbein).

Die **distale Reihe** besteht aus vier Knochen. Von medial nach lateral heißen sie: **Os cuneiforme mediale** (mediales Keilbein), **Os cuneiforme intermedium** (mittleres Keilbein), **Os cuneiforme laterale** (laterales Keilbein) und **Os cuboideum** (Würfelbein).

Ein besonderes Augenmerk sollte aber auf die Knochen der proximalen Reihe, insbesondere auf den Talus und den Kalkaneus gelegt werden.

Der **Talus** besteht aus einem Caput tali (Taluskopf), dem Collum tali (Talushals) und dem Corpus tali (Taluskörper). Ein Teil des Taluskörpers bildet die Trochlea tali. Dieser Teil wird von den Malleolen der Tibia und der Fibula eingerahmt und bildet die Gelenkrolle des **oberen Sprunggelenks.** Die Unterseite des Corpus tali bildet die Gelenkpfanne für das **untere Sprunggelenk.**

Der **Kalkaneus** ist der größte Fußknochen. Er stützt den Fuß beim Stehen ab. Am hinteren Ende des Kalkaneus, dem Tuber calcanei, setzt die **Achillessehne** an. Dabei handelt es sich um die Sehne des M. triceps surae.

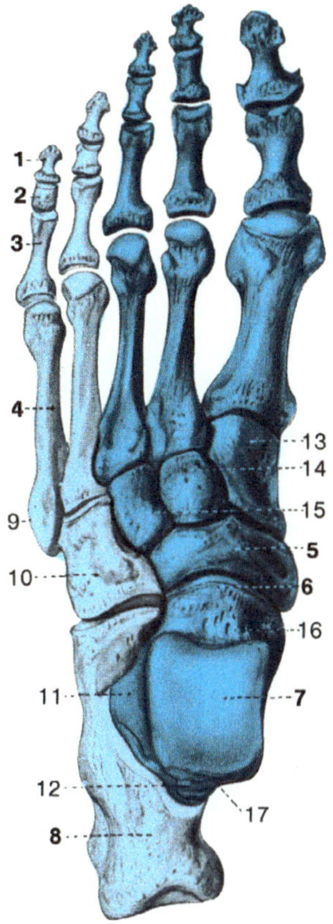

1–3 Phalanges

1 Phalanx distalis
2 Phalanx media
3 Phalanx proximalis
4 Os metatarsi (metatarsi)
5 Os naviculare
6 Caput tali
7 Trochlea tali
8 Kalkaneus
9 Tuberositas ossis metatarsalis Quinti (V)
10 Os cuboideum
11 Talus, Facies malleolaris lateralis
12 Processus posterior tali
13 Os cuneiforme mediale
14 Os cuneiforme intermedium
15 Os cuneiforme laterale
16 Collum tali
17 Sulcus tendinis musculi flexoris hallucis longi

Abb. 10.2: Skelett des linken Fußes von oben. [2]

Wie sind die Metatarsalia aufgebaut?

Bei den Mittelfußknochen handelt es sich um kurze **Röhrenknochen.** Sie werden, wie auch die Mittelhandknochen, in eine proximale Basis, das Mittelstück (Korpus) und den distalen Kopf (Kaput) unterteilt.

Was ist am Aufbau des Hallux, im Vergleich zu seinen Nachbarn, besonders?

Die Großzehe wird als **Hallux** bezeichnet. Wie auch der Daumen besteht er im Gegensatz zu den restlichen Zehen nur aus zwei Gliedern, der Phalanx proximalis (Grundglied) und der Phalanx distalis (Endglied). Die restlichen Zehen weisen noch ein Mittelglied, die Phalanx media auf.

1 Caput tali
2 Collum tali
3 Facies malleolaris medialis
4 Corpus tali
5 Sustentaculum tali
6 Tuber calcanei
7 Os cuboideum
8 Tuberositas ossis metatarsi quinti (V)
9 Ossa sesamoidea
10 Phalanx distalis
11 Phalanx media
12 Phalanx proximalis
13 Ossa metatarsi (metatarsalia)
14 Os cuneiforme mediale
15 Os cuneiforme intermedium
16 Os naviculare

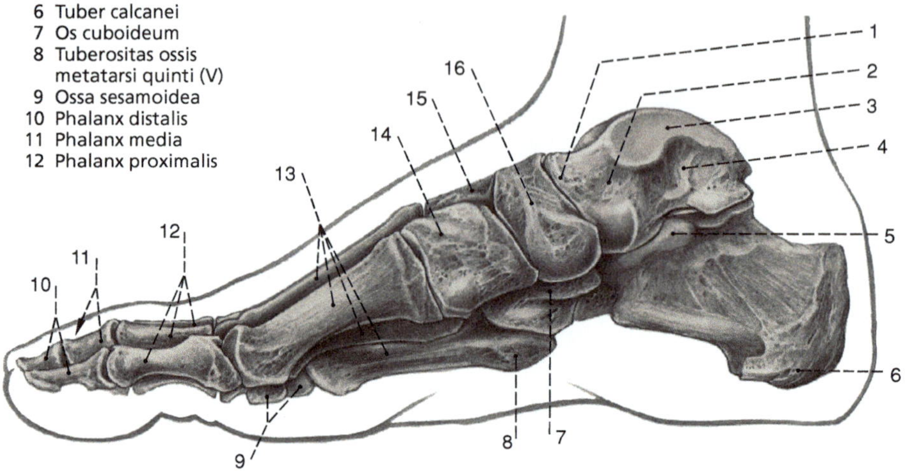

Abb. 10.3: Fußskelett in der Seitansicht. [20]

Therapie

Welches therapeutische Vorgehen empfehlen Sie?

Die Therapie besteht in einer **Ruhigstellung** der Zehe mit einem Pflasterzügelverband. Außerdem empfehlen Sie Herrn Tümpel das Bein **hochzulegen** und die Zehe mit Eis zu **kühlen.** Wegen der Schmerzen verabreichen Sie noch ein **Schmerzmittel** (z.B. Diclofenac).

Welche Therapie würden Sie bei einer Fraktur vorschlagen?

Bei der Fraktur eines Zehengliedes sollte man ebenfalls einen **Pflasterzügelverband** anlegen. Dabei handelt es sich um einen speziell angelegten Tape-Verband, der die Fraktur stützen soll. Zusätzlich sollten keine engen Schuhe getragen werden, das Bein sollte während der ersten Tage hoch gelagert und mit Eis gekühlt werden. Bei starken Schmerzen können Schmerzmittel verabreicht werden.

Quintessenz Das Fußskelett entspricht in seinem Aufbau im Wesentlichen dem der Hand. Man unterscheidet die Fußwurzelknochen (Ossa tarsi), die Mittelfußknochen (Ossa metatarsi) und die Zehenknochen (Ossa digitorum pedis).

Die größten Knochen im Bereich der Fußwurzel sind der Talus und der Kalkaneus. Der Talus bildet mit seiner Oberseite eine Gelenkfläche zum oberen Sprunggelenk, mit der Unterseite zum unteren Sprunggelenk. Der Kalkaneus dient der Stützung des aufrechten Standes. An diesem Knochen ist die Achillessehne befestigt.

Frakturen wie Prellungen im Bereich der Zehenknochen werden mittels Pflasterzügelverband und Schmerzmitteln versorgt.

Fall 11

Anamnese

Sylvia Blahovic stellt sich in Ihrer gynäkologischen Ambulanz vor. Seit ca. sechs Wochen hat sie ihre Monatsblutung nicht mehr bekommen. Jetzt machen sich leichte Unterbauchschmerzen bemerkbar.
Frau Blahovic hat regelmäßigen Geschlechtsverkehr und verhütet mit oralen Kontrazeptiva, meint aber, sie nicht regelmäßig eingenommen zu haben. Sie ist 21 Jahre alt, sportlich und gesund, raucht nicht, trinkt keinen Alkohol und nimmt keine Medikamente ein.
Als Kind wurden ihr die Rachenmandeln entfernt, mit 16 Jahren wurde sie wegen einer Septumdeviation operiert. Bis auf einen Heuschnupfen ist die weitere Anamnese der Patientin unauffällig.

Aufnahmebefund

Bei der Aufnahmeuntersuchung stellen Sie Folgendes fest:
21-jährige Frau in gutem AZ und EZ. Sie ist 1,62 m groß und wiegt 60 kg. Bei einem RR von 128/72 mmHg beträgt die HF 67/min. Das Atemgeräusch ist über beiden Lungen seitengleich vesikulär, es finden sich keine pathologischen Befunde. Die Herztöne sind rein und rhythmisch. Die Körpertemperatur der Patientin liegt bei 37,0 °C.
Im gesamten Unterbauchbereich findet sich ein leichter diffuser Druckschmerz. Das Abdomen ist weich und zeigt keine Abwehrspannung. Auskultatorisch sind lebhafte Darmgeräusche über allen vier Quadranten zu hören. Appendixzeichen (z.B. Lanz, McBurney, Loslassschmerz) sind negativ.
Die weitere Untersuchung ergibt keine pathologischen Befunde.

Welche Differenzialdiagnosen kommen in Frage?

Die Kombination von ausbleibender Menstruationsblutung, Unterbauchschmerz und dem Alter der Patientin macht eine **Schwangerschaft** sehr wahrscheinlich. Natürlich muss bei unklaren Unterbauchbeschwerden trotz eines negativen Untersuchungsbefundes eine **Appendizitis** weiter abgeklärt werden. Ebenso kommt eine **Adnexitis,** eine **Ovarialzyste,** eine **Bride** oder auch eine **Extrauteringravidität** in Frage.

Welche anatomischen Strukturen können betroffen sein?

Bei den beschriebenen Beschwerden können der Uterus und die Adnexe, aber auch der Darm, besonders der Blinddarm geschädigt sein.

Diagnostik

Welche diagnostischen Maßnahmen würden Sie vorschlagen?

Als erstes nehmen Sie der Patientin **Blut** ab, um eine laborchemische Untersuchung durchzuführen. Sie interessieren sich besonders für den Hämoglobin- und Hämatokritwert sowie für die Elektrolytkonzentrationen. Darüber hinaus sind die Entzündungs-, Nieren- und Leberwerte wichtig sowie der β-HCG-Wert im Serum.
Sie bitten die Patientin, eine **Urinprobe** abzugeben. Hier wird v.a. ein Graviditätstest durch Bestimmung des β-HCG-Wertes durchgeführt. Von Interesse sind aber auch der Nitritwert, der pH-Wert, die Leukozyten- und Erytrozytenzahl.
Anschließend führen Sie eine **Ultraschalluntersuchung** durch, zuerst transabdominell, um eine Appendizitis, eine Bride oder eine Schwangerschaft zu identifizieren. Ein transvaginaler Ultraschall gibt Aufschluss über eine Ovarialzyste, eine Adnexitis oder eine Extrauteringravidität.

Ergebnisse
Die **Laborwerte** zeigen einen leicht erniedrigten Hämoglobinwert sowie eine geringgradige Hyponatriämie. Das β-HCG ist positiv.
In der **Urinprobe** findet sich ein positives β-HCG-Ergebnis, die Leukozytenzahl ist mäßig erhöht, es finden sich wenige Erythrozyten.
Der **transabdominelle Ultraschall** zeigt deutlich einen Fetus im Uterus. Die Appendixregion ist unauffällig.
Auch in der **transvaginalen Sonographie** zeigt sich der Fetus, die Ovarien und Eileiter sind unauffällig.

Welche Diagnose stellen Sie?

Bei Frau Blahovic ist die Diagnose einer **Schwangerschaft** gesichert.

Anatomie

Die weiblichen Geschlechtsorgane können in innere und äußere Geschlechtsorgane unterschieden werden.

Welches sind die äußeren Geschlechtsorgane?

Als äußere Geschlechtsorgane werden die **Labien** (Schamlippen), die **Klitoris** (Kitzler) und die **Glandulae vestibulares majores** bezeichnet.

Welches sind die inneren Geschlechtsorgane?

Zu den inneren Geschlechtsorganen zählen die **Ovarien** (Eierstöcke), die **Tubae uterinae** (Eileiter), der **Uterus** (Gebärmutter) und der innere Teil der **Vagina** (Scheide).

Können Sie Lage, Aufgabe und Größe der Ovarien beschreiben?

Die **Ovarien** sind die Keimdrüsen der Frau. Sie dienen der Reifung der Eizellen, sowie der Hormonproduktion (Östrogen, Progesteron) und somit der Geschlechtsreifung in der Pupertät.
Das Ovar ist ein ovales Gebilde mit einer Größe von ca. 3 × 1 cm und einem Gewicht von etwa 10 g. Es liegt nach abgeschlossener körperlicher Entwicklung in einer Peritoneumduplikatur im kleinen Becken, also intraperitoneal.
Das Ovar ist durch verschiedene Bänder im kleinen Becken fixiert:
Das **Lig. ovarii proprium** zieht vom unteren Pol des Ovars zum Tubenwinkel am Uterus. In ihm verläuft der Ramus ovaricus der Arteria uterina.
Das **Lig. suspensorium ovarii** zieht vom oberen Pol des Ovars zur Wand des kleinen Beckens. Es enthält die A. und V. ovarica zusammen mit Nerven und Lymphgefäßen.
Das **Mesovarium** bindet das Ovar locker an das Lig. latum uteri und ermöglicht so eine gewisse Beweglichkeit.
Am Hilum ovarii treten die versorgenden Nerven und Blutgefäße in das Ovar ein. Es wird sympathisch und parasympathisch durch den **Plexus mesentericus superior** und den **Plexus renalis** versorgt. Sauerstoffreiches Blut gelangt über die **A. ovarica** aus der Aorta abdominalis und über den **R. ovaricus** aus der A. uterina in das Ovar und wird über den **Plexus pampiniformis ovarii** in die **V. ovarica destra** bzw. **sinistra** und von dort in die V. cava inferior bzw. in die V. renalis sinistra drainiert.

Können Sie den Aufbau der Tuben beschreiben?

Die Eileiter sind 10–15 cm lang und dienen dem Transport des im Ovar gereiften Eies in den Uterus. Der dem Ovar zugewandte Teil der Tube besitzt **Fimbrien,** haarähnliche Fortsätze, die die Eizelle in die Tube leiten sollen.
Die Tube besteht aus vier Teilen:
Das **Infundibulum tubae uterinae** (Trichter) ist der Teil, der dem Ovar am nächsten ist. Er ist zur freien Bauchhöle hin offen und trichterförmig erweitert. An seinem Rand finden sich die Fimbrien, die sich über das Ovar streifen können. Durch eine lange Fimbrie, die am Ovar festgewachsen ist, bleibt die Tube immer in Kontakt mit dem Ovar.
Die **Ampulla tubae uterinae** bildet ca. ⅔ der Tube und ist etwa 7 cm lang. Mit einem Durchmesser von 4–10 mm ist sie der weiteste Teil des Eileiters. Die Schleimhaut zeigt in diesem Abschnitt eine starke Fältelung.
Der **Isthmus tubae** ist dagegen die engste Stelle des Eileiters. Er ist nur etwa 2–3 mm weit und bis zu 3 cm lang. Der Isthmus liegt direkt vor der Einmündung der Tube in den Uterus.
Die **Pars uterina tubae** befindet sich innerhalb der Uteruswand. Er mündet am Übergang von Korpus und Fundus uteri im Ostium uterinum tubae in die Uterushöhle.
Die Tube besitzt zwei **Sphinkteren,** den Sphincter infundibuli am Bereich des Infundibulums und einen Sphinkter in der Uteruswand. Beide sollen eine Ausbreitung von Bakterien durch die Tube verhindern.
Die Tube verläuft am oberen Rand des Ligamentum latum uteri und ist mit ihm durch die Mesosalpinx locker verbunden. Sie liegt intraperitoneal.

Die Fixation der Tube erfolgt daher über die Mesosalpinx an das Lig. latum uteri, durch die Fimbria ovarica an das Ovar und die Pars uterina an den Uterus.
Arteriell wird die Tube durch die **A. ovarica** und den R. tubarius aus der **A. uterina** versorgt. Das venöse Blut fließt über den **Plexus pampiniformis ovarii** oder den **Plexus venosus uterinus** ab.

Was ist der Uterus und wie wird er eingeteilt?

Der Uterus ist ein birnenförmiges Organ, das im nicht schwangeren Zustand ca. 8 cm lang und 4 cm breit ist. Er wiegt ca. 70 g.
Eingeteilt wird der Uterus in das **Corpus uteri,** das die oberen zwei Drittel einnimmt und die **Cervix uteri,** die das untere Drittel darstellt.

Was wissen Sie über den Uterus und seine Bestandteile?

Das Corpus uteri besteht aus dem **Fundus,** dem **Korpus** und dem **Isthmus.**
Der Fundus uteri ist der obere und größte Teil des Uterus. Er liegt oberhalb der Einmündung der Tubae uterinae.

Isthmus uteri
Der ca. 1 cm lange Isthmus uteri trennt das Korpus von der Cervix uteri. Funktionell gehört er zu dem Teil des Uterus, in dem das Kind heranwächst, dem Korpus.

Cervix uteri
Die Cervix uteri ist das untere Uterussegment und wird in zwei Bereiche unterteilt.
Die **Portio supravaginalis** liegt als 2 cm langer Teil der Zervix oberhalb der Vagina. Sie ist nur vorn von Peritoneum überzogen.
Die **Portio vaginalis** ist der untere Zervixanteil, der bis in die Vagina hineinreicht.

Cavum uteri
Die Uterushöhle wird oben von den beiden Mündungsstellen der Tubae uteri begrenzt, nach unten ist sie durch den inneren Muttermund (innerer Anfang des Zervixkanals) und dem äußeren Muttermund (äußeres Ende des Zervixkanals) begrenzt. Zwischen innerem und äußerem Muttermund liegt der Canalis cervicis.
Die Lage des Uterus ist anteflektiert, d.h. 70–90° gegen die Zervix nach vorn abgeknickt. Die Zervix ist gegen die Vagina 90° geneigt, die so genannte Anteversio.

Können Sie den Bandapparat des Uterus beschreiben?

Der Uterus ist durch verschiedene Bänder im kleinen Becken fixiert:
Das **Lig. latum uteri** ist eine Peritoneumduplikatur. Es zieht vom Korpus und der Cervix uteri zur lateralen Beckenwand. An seinem oberen Rand verläuft die Tuba uterina, vorn verläuft in ihm das Lig. teres uteri. Unterhalb der Tube liegt im Lig. latum uteri das Lig. ovarii proprium und das Ovar. Außerdem verlaufen in ihm auch die A. und V. uterina. Am Lig. latum uteri fixiert sind auch das Mesovarium, Mesosalpinx und das Mesometrium.
Das **Lig. teres uteri** ist ca. 10 cm lang und zieht vom Tubenwinkel zum inneren Leistenring. Von dort gelangt es durch den Leistenkanal zu den Schamlippen und zur Symphyse.
Das **Lig. ovarii proprium** liegt zwischen dem Tubenwinkel und dem Ovar.
Das **Lig. sacrouterinum** verbindet Zervix und Uterus mit dem Os sacrum.
Das **Lig. cardinale** geht von der Zervix aus und erstreckt sich fächerförmig zur Wand des kleinen Beckens.

Der Uterus wird durch die **A. uterina** aus der **A. iliaca interna** versorgt. Venöses Blut fließt aus dem Uterus in den **Plexus uterovaginalis** und von dort in die **V. iliaca interna.**

Was wissen Sie über die Vagina?

Die Scheide ist der Abschluss der äußeren weiblichen Geschlechtsorgane. Es handelt sich um einen ca. 10 cm langen Muskelschlauch, der sowohl kontrahiert als auch aufgedehnt werden kann.
Der Anfang der Vagina findet sich an der **Portio vaginalis** der Zervix am oberen Scheidengewölbe und endet am **Ostium vaginae.** Die Schenkel des **M. levator ani** umschließen die Vagina im mittleren Drittel, weiter unten ist die Vagina vom **Diaphragma urogenitale** umgeben.
Die Vagina wird aus dem **Plexus uterovaginalis** und vom **N. pudendus** innerviert und erhält arterielles Blut aus der **A. vaginalis** und der **A. vesicalis inferior.**

Wie verändert sich der weibliche Körper in der Schwangerschaft?

In der Schwangerschaft verändert sich der Körper der Frau in großem Ausmaß.
Der **Uterus** nimmt durch Myometriumhypertrophie und Muskel- und Bindegewebshyperplasie an Gewicht zu. Von seinem Anfangsgewicht von ca. 70 g ausgehend kann er bis zu 1500 g schwer werden. Der Isthmus verlängert sich deutlich, und vom Ovar ausgeschüttetes Progesteron vermindert den Uterustonus. Die Uteruswand ist besser durchblutet.
Die **Zervix** verkürzt sich gegen Ende der Schwangerschaft und wird zum Geburtstermin hin weicher. Der Muttermund eröffnet sich, damit das Kind durchtreten kann.
Die **Ovarien** haben nach dem Eisprung und der Befruchtung des Eis in der Tube die Aufgabe Schwangerschaftshormone zu bilden.

Verlauf

Als Frau Blahovic gesagt bekommt, dass Sie schwanger ist, wirkt sie etwas bedrückt. Auf die Frage, ob es sich um ein Wunschkind handelt, zögert die Patientin mit einer Antwort. Im weiteren Gespräch weisen Sie auf die Möglichkeiten eines Schwangerschaftsabbruchs hin. Frau Blahovic schüttelt daraufhin entschieden den Kopf, das wolle sie auf keinen Fall, aber sie müsse ihren Eltern erklären, dass sie schwanger sei.

Therapie

Wie gehen Sie weiter vor?

Wichtig ist bei Schwangeren eine ausführliche Beratung und intensive Betreuung, um eventuelle Risiken für Mutter und Kind frühzeitig erkennen zu können. Dazu gehören neben einer ausgiebigen Untersuchung des gesamten Körpers eine laborchemische Untersuchung (v.a. Blutbild, Kreatinin, Leberwerte, Glucose etc.) und eine Untersuchung auf HIV und Toxoplasmose-Antikörper. Des Weiteren sollte sich die Patientin in jedem Schwangerschaftsdrittel mindestens einmal zur Sonographie vorstellen. Viele Frauenärzte bestellen die Schwangeren sogar in 4- bis 5-wöchigen Abständen ein. Die Termine sollten von der Patientin unbedingt eingehalten werden. Substanzen wie Folsäure und Eisen sollten zur Anämieprophylaxe zugeführt werden. Folsäure hat zusätzlich einen positiven Effekt auf die Entwicklung des kindlichen Nervensystems. Auch auf eine gesunde Ernährung, ausreichend Schlaf und Bewegung und eine gesunde Lebensweise ist zu achten. Selbstverständlich sollten Alkohol- und Nikotinkarenz eingehalten werden.

Quintessenz Um der Betreuung einer schwangeren Frau gerecht zu werden, ist es wichtig, über die anatomischen Verhältnisse und die schwangerschaftsspezifischen Veränderungen genau Bescheid zu wissen! Während der Schwangerschaft unterliegen die weiblichen Geschlechtsorgane deutlichen Veränderungen. Während dieser Zeit bereitet sich der Körper auf die Geburt vor und stellt sich auf die ideale Ernährung des Fetus um. Die Schwangere unterliegt während der Schwangerschaft starken hormonellen Änderungen, die zu massiven Stimmungsschwankungen führen und sich postpartal kurz verstärken können.

Fall 12

Anamnese

Die 18-jährige Diana Leicht wird von Ihrem Freund ins Krankenhaus gebracht. Seit 12 Stunden klagt Frau Leicht über kolikartige Bauchschmerzen. Die Patientin gibt an, dass die Schmerzen im Bereich des Nabels begonnen hätten, und sich immer mehr in den rechten Unterbauch verlagert haben. Zusätzlich gibt die Patientin an, zweimal erbrochen zu haben.
Zur ihrer Krankengeschichte befragt, erzählt Frau Leicht, als Kind Windpocken gehabt und sich mit acht Jahren das linke Handgelenk gebrochen zu haben. Voroperationen habe sie keine. Ihre letzte Periode habe sie vor einer Woche gehabt; diese sei völlig normal verlaufen. Die Patientin nimmt die Antibaby-Pille. Wegen der Bauchschmerzen sei sie am Morgen bei Ihrem Gynäkologen gewesen, der habe einen Schwangerschaftstest durchgeführt und sie untersucht. Der gynäkologische Kollege konnte daraufhin eine Schwangerschaft und weitere gynäkologische Ursachen für die Bauchschmerzen ausschließen.

Aufnahmebefund

Im Rahmen der Inspektion fällt Ihnen auf, dass Frau Leicht nach vorn gebeugt und gekrümmt geht. Sie hält sich mit der linken Hand den rechten Unterbauch und legt sich nur sehr langsam auf die Untersuchungsliege. Das Hinlegen scheint Ihr Schmerzen zu bereiten.
Frau Leicht ist in eingeschränktem AZ bei normalem EZ (1,65 m; 60 kg; BMI 22 ☞ Fall 28).
Bei der Auskultation von Herz und Lungen fallen Ihnen keine pathologischen Befunde auf. Allerdings fühlt sich Frau Leicht sehr warm an, weswegen die Schwester die Temperatur misst. Dabei zeigt sich eine axilläre Temperatur von 38,4 °C. Zusätzlich wird noch die rektale Temperatur gemessen, diese beträgt 39,2 °C.
Im Rahmen der Untersuchung des Abdomens können Sie folgenden Befund erheben: **Spontanschmerz** im rechten Unterbauch, der sich bei Druck verstärkt. Leichte **Abwehrspannung.** Bei Palpation der Gegenseite zeigt sich ein **kontralateraler Loslassschmerz.** Die Darmgeräusche sind leise.

Welche Differenzialdiagnosen kommen in Frage?

?

In Anbetracht der Klinik haben Sie den Verdacht, dass es sich hier um eine **Appendizitis** handelt. Bei Schmerzen im rechten Unterbauch muss bei einer jungen Frau aber auch immer an eine **Schwangerschaft** oder **Regelschmerzen** gedacht werden. Weitere gynäkologische Erkrankungen, die zu Unterbauchschmerzen führen können, sind das **stielgedrehte Ovar** oder eine **extrauterine Schwangerschaft.** Allerdings wurden diese Erkrankungen nach Angabe der Patientin durch den niedergelassenen Gynäkologen bereits ausgeschlossen.
Eine weitere Differenzialdiagnose wäre die **Gastroenteritis,** die häufig mit Übelkeit, Brechreiz und Durchfall einhergeht. Zusätzlich sollten Sie immer an einen **Harnwegsinfekt** denken.

Diagnostik

Wie können Sie die Verdachtsdiagnose erhärten?

Mit Hilfe des **McBurney-Punktes** und des **Lanz-Punktes** lässt sich die Diagnose Appendizitis erhärten, denn an beiden Orten ist in diesem Fall ein Druck- und Loslassschmerz auszulösen.

Der **McBurney-Punkt** liegt auf einer gedachten Linie zwischen dem Nabel und der Spina ilica anterior superior. In diesem Bereich liegt etwa die Appendix.

Der **Lanz-Punkt** liegt auf einer gedachten Linie zwischen den beiden Spinae iliacae anteriores superiores auf Höhe des Übergangs vom rechten in das mittlere Drittel dieser Linie. Hier in etwa liegt die Spitze der Appendix vermiformis, die sich häufig entzündet.

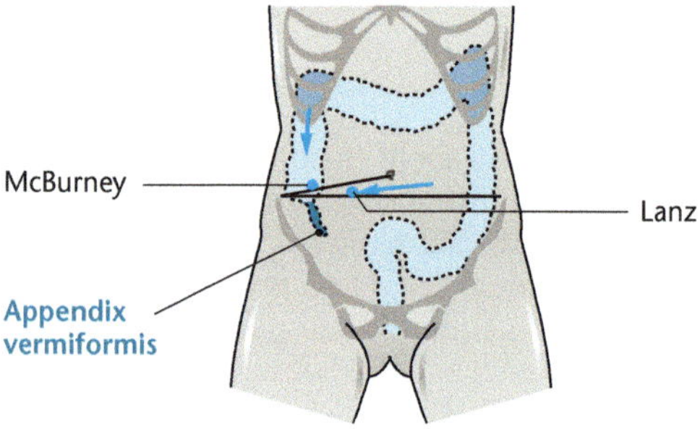

Abb. 12.1: McBurney- und Lanz-Punkt. [6]

Der **kontralaterale Loslassschmerz** findet sich häufig bei einer Appendizitis. Dabei wird tief in den linken Unterbauch gedrückt und dann ganz plötzlich losgelassen. Gibt der Patient Schmerzen im Bereich des rechten Unterbauches an, ist der kontralaterale Loslassschmerz positiv.

Außerdem stellten sie eine axillär/rektale Temperaturdifferenz von fast einem Grad Celsius fest. Auch dies kann ein Zeichen für eine Appendizitis sein (physiologisch beträgt die Temperaturdifferenz nur ca. 0,4 °C).

Welche diagnostischen Maßnahmen ergreifen Sie?

Als erstes sollte Blut abgenommen werden. Folgende **laborchemische Untersuchungen** sollten durchgeführt werden: Kleines Blutbild, CRP, Gerinnung, Kreatinin, Harnstoff und Elektrolyte.

Daneben sollte ein **Urin-Status** untersucht werden.

Außerdem wird eine **Sonographie** des Abdomens durchgeführt.

Ergebnisse

Die **laborchemischen Untersuchungen** zeigen folgende pathologischen Ergebnisse: Leukozyten 18,1 × 10^3/µl; CRP 5,34 mg/dl.

Beim **Urin-Status** findet sich kein pathologisches Ergebnis, der zusätzlich durchgeführte Schwangerschaftstest ist negativ.

Bei der **Sonographie** des Abdomens können Sie wegen starkem Meteorismus (übermäßige Gasansammlung) den Darm nicht ausreichend beurteilen. Es zeigt sich jedoch keine freie Flüssigkeit als Zeichen einer Perforation eines Hohlorgans.

Welche Diagnose stellen Sie?

In Anbetracht der Befunde, und vor allem der klinischen Untersuchung, haben Sie den dringenden Verdacht auf eine **Appendizitis.** Die sichere Bestätigung der Diagnose Appendizitis erhält man in der Regel aber erst im OP.

Sie erklären Frau Leicht, dass Ihre Entzündungsparameter stark erhöht sind.
Frau Leichts Freund ist sehr besorgt. Er hat gelesen, dass der Blinddarm gar nicht der eigentliche Blinddarm ist, und überhaupt weiß er nicht so recht, was mit Appendix gemeint ist.

Anatomie

Wie erklären Sie den Begriff Appendix?

Zunächst einmal erklären Sie den Begriff Blinddarm. Der Blinddarm ist eigentlich das Zäkum, also der **Beginn des Kolons.** An dessen Ende findet sich die **Appendix vermiformis,** also der **Wurmfortsatz.** Dabei handelt es sich um ein Rudiment des Zäkums. Die Appendix vermiformis ist ein Teil des lymphatischen Systems und bildet die sog. „Darmmandel“.
Bei einer Blinddarmentzündung ist nicht das Zäkum betroffen, sondern die Appendix vermiformis.
Diese ist ca. 2–15 cm lang und hat einen Durchmesser von 0,5–1,2 cm. Die Appendix ist vollständig von Peritoneum umgeben.

Wo befindet sich die Appendix genau?

Die Lage der Appendix ist sehr schwierig zu beschreiben, da es eine Vielzahl von **Normvarianten** gibt. Die häufigsten Lokalisationen der Appendix sind:
- In etwa 60–70% der Fälle liegt die Appendix retrozäkal.
- In etwa 25–30% der Fälle liegt die Appendix bis in das kleine Becken hinein in direkter Nachbarschaft der weiblichen Geschlechtsorgane (Ovar, Tuba uterina).

Seltener findet sich die Appendix hoch stehend im Bereich des Mittelbauches oder im Bereich des Ileums.

> **!** Durch die vielen Normvarianten kann die Diagnose einer Appendizitis sehr schwierig sein. Besondere Vorsicht ist bei Schwangeren zu wahren, da die Appendix durch den vergrößerten Uterus bis hinter die Leber geschoben werden kann.

Wie erfolgt die Gefäßversorgung der Appendix?

Die Appendix wird von einem Ast der **A. mesenterica superior,** der **A. iliocolica arteriell** versorgt. Aus der A. iliocolica geht die **A. appendicularis** zur Appendix ab. Der venöse Abfluss läuft über die **V. appendicularis** in die **V. iliocolica** und dann in die **V. mesenterica superior** in die **V. portae.**

Was wissen Sie über den mikroskopischen Aufbau der Appendix?

Bei der Appendix handelt es sich um einen Teil des lymphatischen Systems. Da in diesem Bereich des Darms keine Verdauung stattfindet, fehlen Zotten und Krypten. Es finden sich jedoch in der Lamina propria mucosae viele lymphatische Follikel (Folliculi lymphatici appendicis) mit T- und B-Lymphozyten, die bis in die Submukosa reichen.

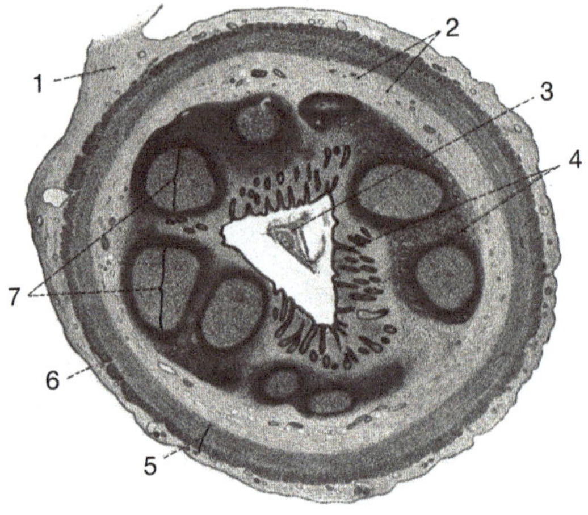

1 Mesoappendix
2 Tela submucosa
3 (Lumen)
4 Glandulae [Cryptae] intestinales
5 Tunica muscularis
6 Peritoneum
7 Noduli lymphoidei aggregati

Abb. 12.2: Querschnitt durch die Appendix vermiformis. [20]

Therapie

Welche therapeutischen Maßnahmen empfehlen Sie?

Sie empfehlen die operative Entfernung der Appendix, die **Appendektomie.** Angesichts des Alters der Patientin empfehlen Sie, den Eingriff **laparoskopisch** durchzuführen. Dabei werden über drei kleine Schnitte eine Kamera und Werkzeuge in die Bauchhöhle eingeführt, nachdem diese vorher mit CO_2 aufgefüllt wurde.
Mit der Kamera wird die Bauchhöhle ausgespiegelt und die Appendix aufgesucht. Anschließend wird die Appendix hochgehalten und die Mesoappendix mit einem Elektromesser durchtrennt. Durch den elektrischen Strom wird das Gewebe verödet, so dass in der Regel keine Blutungen auftreten. Nach vollständiger Durchtrennung der Mesoappendix wird der Appendix vom Zäkum abgetrennt und über die Bauchdecke extrahiert.

Verlauf

Bei Frau Leicht zeigt sich intraoperativ eine massiv entzündlich veränderte Appendix, ohne Perforation. Diese wird wie oben beschrieben entfernt. Letztlich verläuft die Operation komplikationslos. Sie kann nach zwei Tagen das Krankenhaus wieder verlassen und ist jetzt um ihren „Blinddarm" ärmer.

Quintessenz Die Appendix vermiformis wird im Volksmund immer Blinddarm genannt. Das ist falsch, da sie nur ein rudimentäres Anhängsel des eigentlichen Blinddarms, des Zäkums ist. Bei der Appendix handelt es sich um einen Teil des lymphatischen Systems des Körpers, sie stellt die so genannte Darmmandel dar. Histologisch lassen sich viele Lymphfollikel ausmachen, die pathogene Keime erkennen und eliminieren können.

Entzündungen in diesem Bereich sind häufig. Diese Entzündungen finden sich meist bei Kindern, Jugendlichen und jungen Erwachsenen. Im Alter ist die Diagnose Appendizitits sehr selten. Bei einer Entzündung muss die Appendix operativ entfernt werden. Wird zu lange damit gewartet, kann es zu einer Perforation der Appendix mit nachfolgender Peritonitis kommen, die z. T. sehr schwer zu behandeln ist. Im Rahmen der Operation kann es ebenfalls zu postoperativen Entzündungen kommen.

Fall 13

Anamnese

Herr Schöneberg stellt sich in Ihrer Ambulanz vor. Er gibt an, seit dem Morgen auf dem rechten Ohr deutlich schlechter zu hören. Der Hörverlust sei plötzlich, von einer Sekunde auf die andere, ohne erkennbaren Grund aufgetreten. Außerdem klagt Herr Schöneberg über ein Pfeifen im rechten Ohr und leichten Schwindel. Auch habe er im rechten Ohr ein dumpfes Druckgefühl bemerkt. Da sich die Symptomatik auch nach einer einstündigen Ruhepause nicht gebessert habe, sei Herr Schöneberg in Ihre Ambulanz gekommen.
Herr Schöneberg ist 58 Jahre alt. Er leidet unter einer arteriellen Hypertonie, die medikamentös zufriedenstellend behandelt wird. Die vom Hausarzt angeratene Diät zur Verminderung seines Gewichtes und zur Senkung seiner Hypercholesterinämie hält Herr Schöneberg nur sehr bedingt ein, sein Cholesterinwert ist weiterhin erhöht.
Vor drei Jahren erlitt der Patient einen leichten Herzinfarkt, aktuell verspürt er beim Treppensteigen ca. im zweiten Stockwerk Dyspnoe und Druck hinter dem Sternum.
Herr Schöneberg raucht eine Schachtel Zigaretten am Tag und trinkt zum Abendessen zwei Flaschen Bier.
Als Kind wurde dem Patienten die Appendix entfernt, mit 46 Jahren unterzog er sich einer Cholezystektomie, sonst wurde er noch nie operiert.

Aufnahmebefund

Bei der körperlichen Untersuchung stellen Sie Folgendes fest:
58-jähriger Mann in gutem AZ und adipösem EZ. Herr Schöneberg ist 1,79 m groß und wiegt 110 kg. Die Temperatur beträgt 36,7 °C, der RR ist mit 178/105 mmHg erhöht. Bei einer HF von 64/min sind die Herztöne rein und rhythmisch auskultierbar.
Das Atemgeräusch ist über allen Lungenabschnitten vesikulär, es finden sich keine Rasselgeräusche.
Das Hörvermögen des rechten Ohres ist im Seitenvergleich deutlich vermindert.

Welche Arbeitsdiagnose stellen Sie?

Die Symptome **Hörminderung, Ohrgeräusch** und **Schwindel** weisen auf eine Störung der Innenohrfunktion hin. Zusammen mit den kardiovaskulären Risikofaktoren des Patienten ist ein **Innenohrinfarkt (Hörsturz)** wahrscheinlich. Ebenso abgeklärt werden muss eine **Virusinfektion,** eine **Verletzung** des Ohres, eine **Autoimmunerkrankung** oder eine **Tumorerkrankung** (z.B. Akustikusneurinom).

Welche anatomischen Strukturen können betroffen sein?

Betroffen sind die für das Hören zuständigen Sinneszellen, die Haarzellen. Das bedeutet, dass die Störung im Innenohr zu lokalisieren ist.

Diagnostik

Welche diagnostischen Maßnahmen würden Sie vorschlagen?

Nach Legen eines intravenösen Zugangs entnehmen sie Blut für eine **laborchemische Untersuchung.** Sie interessieren sich hierbei v. a. für Hämoglobin, Hämatokrit, Elektrolyte und Cholesterin. Auch Entzündungsparameter wie die Leukozytenzahl und das CRP sind von Interesse.

Nach einer ausführlichen körperlichen Untersuchung führt der hinzugezogene Ohrenarzt bei dem Patienten zunächst eine **Otoskopie** durch, um eine Verlegung des äußeren Gehörganges auszuschließen. Anschließend unterzieht er Herrn Schöneberg einer **Audiometrie** und einer **Stimmgabelprüfung.** Hierdurch kann das Ausmaß des Hörverlustes und eine Unterscheidung zwischen einer Mittelohr- (Schallleitungsstörung) und einer Innenohrschädigung (Schallempfindungsstörung) erkannt werden.

Gegebenenfalls können bei unsicherer Diagnose weitergehende **neurologische Untersuchungen** (Hirnstammaudiometrie – BERA, otoakustische Emissionsmessung) durchgeführt werden, um eine Beteiligung des Hörnervs auszuschließen.

Ergebnisse

Die **Laborwerte** sind bis auf einen erhöhten Cholesterinwert im Normbereich. Die körperliche Untersuchung ergibt keine weiteren pathologischen Befunde.

Die **Otoskopie** zeigt keine Auffälligkeiten des äußeren Gehörgangs; in der **Audiometrie** bestätigt sich eine starke Hörminderung um 85% auf dem rechten Ohr. Bei der **Stimmgabelprüfung** zeigt sich der eindeutige Befund einer Schallempfindungsstörung.

Weitere **neurologische Untersuchungen** ergeben keinen Hinweis auf eine Störung des Hörnervs.

Welche Diagnose stellen Sie?

Die blande Otoskopie, die deutliche Hörminderung, eine Schallempfindungsstörung im Stimmgabeltest und die unauffällige Hörnervprüfung führen zur Diagnose eines **Innenohrinfarktes.**

Anatomie

Das Ohr gliedert sich in das äußere Ohr, das Mittelohr und das Innenohr.

Was ist der äußere Gehörgang?

Der äußere Gehörgang, **Meatus acusticus externus,** ist ca. 3,5 cm lang und hat einen Durchmesser von ca. 1 cm. Das erste äußere Drittel ist knorpelig, die inneren zwei Drittel sind knöchern angelegt. Im Knorpelteil befinden sich **Haare, Ohrschmalzdrüsen** und **Talgdrüsen.** Hier wird das Ohrschmalz gebildet, das zur Reinigung des Gehörganges dient. Die Wand des knöchernen Teiles wird von der Pars tympanica des Os temporale gebildet.

Die engste Stelle des äußeren Gehörgangs ist der Übergang zwischen knorpeligem und knöchernem Teil, der **Isthmus tubae auditoriae.** Am Ende des äußeren Gehörgangs wird das äußere Ohr durch das Trommelfell vom Mittelohr getrennt.

Beschreiben Sie Aufbau und Innervation des Trommelfells.

Die **Membrana tympanica** ist ca. 0,1 mm dünn und hat einen Durchmesser von ca. 10 mm. Sie ist durch den Anulus fibrocartilagineus am Sulcus tympanicus des Felsenbeins befestigt. Das Trommelfell wird in zwei Teile unterteilt:

- Die **Pars tensa** stellt den größten Teil des Trommelfells und ist straff gespannt.
- Die **Pars flaccida** liegt oberhalb der Prominentia mallearis.

Oberhalb des Trommelfells liegen die Gehörknöchelchen Amboss und Hammer. Von außen ist allerdings nur der Abdruck des Hammerhandgriffes als **Stria mallearis** auf dem Trommelfell zu sehen. Diese zieht vom Umbo membranae tympani im Zentrum des Trommelfells zur Prominentia mallearis, die an die Pars flaccida im oberen Teil grenzt.

Die Membrana tympanica wird sensibel durch den **N. tympanicus** (N. glossopharyngeus), den **R. auricularis** des N. vagus und den **N. auriculotemporalis** aus dem N. mandibularis versorgt. Blut erhält sie aus Ästen der **A. temporalis superficialis.**

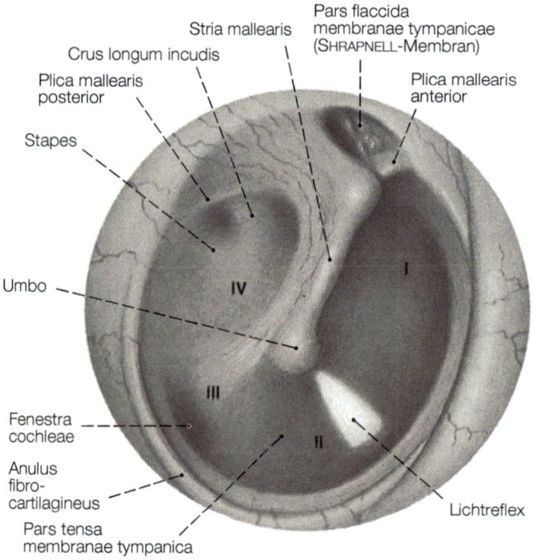

Abb. 13.1: Trommelfell in der Aufsicht. [3]

Woraus besteht das Mittelohr?

Das Mittelohr besteht aus der **Paukenhöhle** mit den **Gehörknöchelchen,** den pneumatischen **Nebenhöhlen** und der **Tuba auditiva.**

Was wissen Sie über den Aufbau der Paukenhöhle?

Das **Cavum tympanica** liegt zwischen dem Trommelfell und dem Innenohr. Es misst ca. 10 × 5 mm und lässt sich von oben nach unten in drei Etagen einteilen:

- Das **Epitympanon** liegt oberhalb des Trommelfells. In diesem Teil liegen der Kopf des Hammers und der Körper des Amboss. Er wird durch das Dach der Paukenhöhle von der mittleren Schädelgrube getrennt.

- Das **Mesotympanon** befindet sich auf Höhe des Trommelfells und grenzt lateral an das Trommelfell, medial an das Innenohr.
- Das **Hypotympanon** liegt unterhalb des Trommelfells. Es wird durch den Paukenhöhlenboden von der Fossa jugularis und vom Bulbus v. jugularis getrennt.

Was wissen Sie über die Gehörknöchelchen?

In der Paukenhöhle befinden sich die **drei** Gehörknöchelchen. Sie dienen der **Schallleitung** zwischen Trommelfell und Innenohr. Von außen nach innen finden sich der Amboss, der Hammer und der Steigbügel.

- Der **Hammer** (Malleolus) besitzt einen Kopf (Caput) einen Griff (Manubrium) und zwei Fortsätze (Procc. anterior und lateralis); das Manubrium grenzt an das Trommelfell.
- Der **Amboss** (Incus) grenzt mit seinem Kopf (Caput) an den Hammer. Er besitzt ebenfalls zwei Fortsätze, von denen das Crus breve an der Wand der Paukenhöhle fixiert ist und das Crus longus an den Steigbügel reicht.
- Der **Steigbügel** (Stapes) unterteilt sich ebenfalls in einen Kopf (Caput) und zwei Fortsätze (Crura anterius und posterius) und besitzt zusätzlich eine Fußplatte (Basis). Das Caput ist Teil des Amboss-Steigbügel-Gelenkes.

Am Hammergriff setzt der **M. tensor tympani** an. Er spannt das Trommelfell nach innen und verstärkt somit die Schallleitung.
Am Caput stapedis setzt der **M. stapedius** an. Er dämpft sehr laute Geräusche, indem er die Verbindung zwischen Stapes und dem ovalen Fenster teilweise unterbricht.

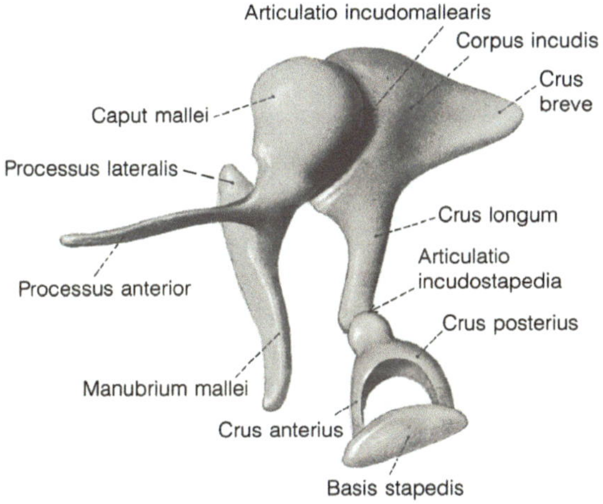

Abb. 13.2: Die Gehörknöchelchen der rechten Seite in der Aufsicht von medial. [20]

Was ist die Tuba auditiva?

Die Ohrtrompete ist eine ca. 3 cm lange Röhre und verbindet die Paukenhöhle mit dem Pharynx. Sie besteht aus einem lateral liegenden knöchernen Teil, der an die Paukenhöhle grenzt, und einem medialen knorpeligen Anteil. An der Grenze der beiden Teile liegt der Isthmus tubae.
Die Aufgabe der Tuba auditiva besteht darin, für die Belüftung zu sorgen und den Luftdruck im Mittelohr auszugleichen.

Wie ist das Innenohr aufgebaut?

Das Innenohr (Labyrinth) schließt sich medial dem Mittelohr an. Die Verbindung bilden das **ovale Fenster** (Fenestra vestibuli) und das **runde Fenster** (Fenestra cochleae), wobei im ovalen Fenster die Steigbügel-Fußplatte zu liegen kommt und das runde Fenster durch die Membrana tympani secundaria verschlossen ist.

Beim Labyrinth werden ein knöcherner Teil und ein häutiger Teil unterschieden.

Im **häutigen Teil,** der aus einem geschlossenen System von Röhren und Bläschen besteht und mit **Endolymphe** gefüllt ist, befinden sich das Gleichgewichtsorgan und das Hörorgan.

Der häutige Teil besteht aus dem **Sacculus** und dem **Utriculus,** sowie aus den drei **Bogengängen** (Ductus semicirculares), dem **Schneckengang** (Ductus cochlearis) und dem **Endolymphgang** (Ductus endolymphaticus).

Der **knöcherne Teil** stützt das häutige Labyrinth und ist durch das Spatium perilymphaticum von ihm getrennt. Er ist mit **Perilymphe** gefüllt und besteht aus dem **Vorhof** (Vestibulum), der **Schnecke** (Cochlea), den **knöchernen Bogengängen** und dem **inneren Gehörgang** (Meatus acusticus internus).

Wie ist das Gleichgewichtsorgan aufgebaut und welche Funktionen übt es aus?

Das Gleichgewichtsorgan hat die Aufgabe, das Gleichgewicht und die räumliche Orientierung aufrecht zu erhalten. Es besteht aus den beiden Vorhofsäckchen **Sacculus** und **Utriculus** sowie den **Bogengängen** und dem **Ductus endolymphaticus.**

Was wissen Sie über die Lage und den Aufbau des Hörorgans?

Das Hörorgan befindet sich in der **Cochlea.** Innerhalb der Schneckenwindung (Modiolus) befindet sich der **Schneckenkanal** (Canalis spiralis cochleae). In diesem Kanal verlaufen der **N. vestibulocochlearis** und Blutgefäße sowie die mit Perilymphe gefüllten **Scala vestibuli** und **Scala tympani** und der mit Endolymphe gefüllte **Ductus cochlearis.** Die Perilymphe der Scala vestibuli steht über die Basis des Steigbügels im ovalen Fenster mit dem Mittelohr in Verbindung. An der Spitze der Cochlea besteht durch einen kleinen Kanal (Helikotrema) eine Verbindung zur Perilymphe der Scala tympani. Diese endet am runden Fenster an der Membrana tympani secundaria.

Der Ductus cochlearis gehört zum häutigen Labyrinth und endet in der Cochleaspitze blind.

Schwingungen des Steigbügels werden über die Perilymphe in der Scala vestibularis und der Scala tympani fortgeleitet. Da der Ductus cochlearis von den Scalae nur durch eine dünne Membran getrennt ist, wird die Schwingung auch auf die Endolymphe im Ductus cochlearis übertragen. Im Ductus cochlearis liegt das **Cortische Organ,** das die **Hör-Sinneszellen (Haarzellen)** enthält. Diese besitzen an ihrer Oberfläche kleine Haare, die durch die Schwingung abgelenkt werden und so einen elektrischen Reiz verursachen, der über den Hörnerv zum Gehirn geleitet wird.

Das Labyrinth wird von den **Aa. labyrinthi** aus der A. basilaris und den **Vv. labyrinthi** (münden in den Sinus petrosus inferior) versorgt.

Therapie

Welche Therapie würden Sie vorschlagen?

Therapieziel ist es, die Durchblutung des Innenohres zu verbessern, um die Funktion der Sinneszellen wieder zu gewährleisten. Dazu wird der Patient stationär aufgenommen.
Ausgehend von der Annahme, dass ein Hörsturz durch eine Minderperfusion des Innenohres verursacht wird, muss primär die Reperfusion dieser Region im Mittelpunkt der Therapie stehen. Das Standardverfahren ist eine Infusionstherapie mit Plasmaexpandern (z.B. einmal täglich 6% HAES-Lösung) über 10 bis 14 Tage, da durch die Verdünnung des Blutes die Fließeigenschaften verbessert und die Durchblutung wieder hergestellt werden kann. Zusätzlich sollte sich der Patient körperlich schonen.

Quintessenz Der Hörsturz ist die häufigste Form der Innenohrschädigung und betrifft in Deutschland ca. 250 000 Menschen im Jahr. Der Altersgipfel findet sich zwischen dem 50. und 60. Lebensjahr, wobei zunehmend jüngere Patienten mit Hörsturz behandelt werden. Männer sind ebenso häufig betroffen wie Frauen.

In 50% der Fälle bessert sich die Symptomatik auch ohne Therapie in den ersten 24 Stunden. Ist dies nicht der Fall, wird ein schnelles Eingreifen notwendig, da es sonst zu bleibender Hörminderung bis hin zur Taubheit kommen kann. Bei rechtzeitiger Therapieeinleitung (innerhalb der ersten Stunden bis max. der ersten Woche) ist eine Besserung der Hörschwäche um 80 bis 90% möglich.

Gerade dieses kleine Zeitfenster macht deutlich, wie wichtig die genauen Kenntnisse der Anatomie und der Klinik in diesem Fall sind!

Fall 14

Anamnese

In Ihrer Ambulanz stellt sich Herr Reinhard Wissler vor. Er berichtet, seit mehreren Wochen unter einem hartnäckigen Husten mit Auswurf zu leiden, der auf die Einnahme von Hustensaft keine Besserung gezeigt habe. In der letzten Zeit sei der Patient zunehmend dyspnoisch geworden, zuerst nur bei Belastung, mittlerweile aber auch in Ruhe. Auf Ihr Nachfragen gibt er an, in den letzten Wochen ca. 10 kg Gewicht verloren zu haben. Nachts schwitze er stark und der Thorax schmerze nicht nur während der häufigen Hustattacken.
Herr Wissler erklärt, unter einem arteriellen Hypertonus zu leiden, der medikamentös jedoch gut eingestellt sei. Vor drei Jahren sei dem Patienten aufgrund einer symptomatischen Cholezystitis die Gallenblase entfernt worden. Mit 14 Jahren habe sich Herr Wissler den Radius rechts gebrochen.
Der Patient nimmt ACE-Hemmer gegen den hohen Blutdruck; darüber hinaus nimmt er keine Tabletten. Er raucht eine bis eineinhalb Schachteln Zigaretten am Tag und trinkt zum Abendessen eine Flasche Bier.

Aufnahmebefund

Bei der Aufnahmeuntersuchung stellen Sie folgende Befunde fest:
54-jähriger Mann in deutlich reduziertem AZ und EZ. Bei einer Größe von 1,87 m wiegt der Patient 75 kg.
Der RR liegt bei 159/86 mmHg, die Herztöne sind bei einer Frequenz von 69/min rein und rhythmisch. Das Atemgeräusch ist über beiden Lungen vesikulär, der Klopfschall über dem Oberlappen der linken Lunge ist etwas abgeschwächt.
Der Patient gibt beim Atmen einen Thoraxschmerz an, die Haut hat einen gelblichen Aspekt. Das Abdomen ist leicht gespannt, der Klopfschall ist dumpf.

Welche Arbeitsdiagnose stellen Sie?

Jeder Husten bei einem Patienten über 40 Jahre, der länger als drei Wochen anhält, muss abgeklärt werden. Es steht in einem solchen Fall immer der Verdacht eines **Bronchialkarzinoms** im Raum.
Differenzialdiagnostisch kann es sich auch um eine **chronische Pneumonie** oder eine **Lungentuberkulose** handeln.

Herr Wissler ist sehr beunruhigt. Er war bisher nie ernstlich krank gewesen. „Glauben Sie, es ist etwas Ernstes?“ fragt er Sie. „Welche meiner Organe sind denn kaputt?“

Welche anatomischen Strukturen können betroffen sein?

Betroffen scheint in diesem Fall die **Lunge** zu sein. Die Erkrankung kann von allen Strukturen, von den Hauptbronchien bis zu den Bronchioli, ausgehen.
Sollte bei Herrn Wissler ein bereits metastasierendes Bronchialkarzinom vorliegen, wären vor allem **Knochen, Leber, Gehirn** und **Peritoneum** betroffen.

Diagnostik

Welche diagnostischen Schritte unternehmen Sie?

Sie erklären dem Patienten, dass sie als erstes über einen venösen Zugang Blut für eine **laborchemische Untersuchung** entnehmen. Sie legen dabei besonderes Augenmerk auf die Werte des Blutbildes, Elektrolyte, Leberwerte wie GOT, GPT und γ-GT, sowie Entzündungsparameter wie das CRP. Sie veranlassen auch die Suche nach **Tumormarkern** für ein Bronchialkarzinom (NSE, NCAM, CEA und TPA).
Als erste apparative Untersuchungen werden eine **Röntgenaufnahme** des Thorax im Stehen und in zwei Ebenen und ein **CT** des Thorax durchgeführt. Anschließend kann das **Sputum** auf maligne Zellen untersucht werden und eine **Bronchoskopie** veranlasst werden. Zur Gewinnung von Material für eine **histopathologische Untersuchung** kann ein Tumor entweder mit einer Feinnadel punktiert werden, oder es kann intraoperativ eine Schnellschnittuntersuchung durchgeführt werden.
Bei Beweis eines Bronchialkarzinoms muss ein **Staging** durchgeführt werden. Dies erfolgt durch Abdomensonographie und Knochenszintigraphie, sowie HNO-Konsil, Lymphknotenbiopsie und Schädel-CT.

Ergebnisse
Die **Laborwerte** sind unauffällig, allerdings zeigt sich ein erhöhtes CEA und NSE im Serum.
In der **Röntgenaufnahme** des Thorax zeigt sich im linken Oberlappen ein solider Rundherd. Außerdem finden sich Atelektasen und ein Pleuraerguss.
Im **Thorax-CT** bestätigt sich der Tumorverdacht im Oberlappen. Auch können in dieser Untersuchung befallene Lymphknoten ausgemacht werden.
Die **Sputumuntersuchung** fällt unauffällig aus.
In der **Bronchoskopie** zeigt sich ein großer Tumor, der weit in den Oberlappenbronchus hineinreicht. Es gelingt, Biopsien für eine histopathologische Untersuchung zu entnehmen. So kann der Tumor später in der Pathologie genauer differenziert werden.
In der **Staginguntersuchung** zeigen sich in der Sonographie mehrere Lebermetastasen sowie der Verdacht auf eine Peritonealkarzinose.

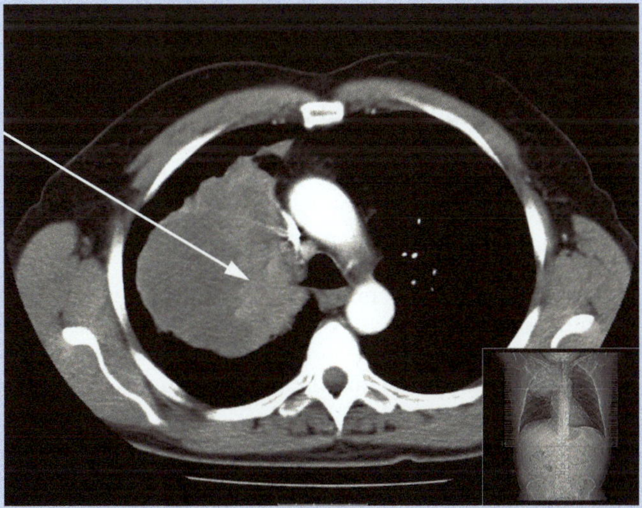

Abb. 14.1: Thorax-CT mit sichtbarem Bronchialkarzinom.

Welche Diagnose können Sie stellen?

Das Röntgenbild und die CT-Untersuchung des Thorax beweisen einen **Lungentumor.** Zusammen mit Gewichtsabnahme und Nachtschweiß des Patienten und dem Befund der histologischen Untersuchung steht die Diagnose eines zentralen, nicht kleinzelligen **Bronchialkarzinoms.**

Diese Form ist die häufigste Form eines Bronchialkarzinoms. Der Oberlappen ist häufiger betroffen als der Unterlappen oder der Mittellappen. Zentrale Tumoren treten in ca. 80% der Fälle auf, periphere machen die restlichen 20% aus. Nicht kleinzellige Bronchialtumoren können in Adenokarzinome (20%) und Plattenepithelkarzinome (45%) sowie großzellige Bronchialkarzinome (10%) eingeteilt werden.

Jetzt will es Herr Wissler aber genau erklärt haben, warum eigentlich Bronchialkarzinom. Wie ist denn die Lunge aufgebaut? Da stimmt doch irgendwas nicht ...

Anatomie

Sie erklären genau die anatomischen Verhältnisse.

Können Sie die Lage und Form der Lungen beschreiben?

Die Lungen liegen im Thorax von Pleura umgeben, sie sind in etwa pyramidenförmig. Eine Lunge wiegt etwa 400 g und hat ein Volumen von ca. zwei Litern. Die linke Lunge ist etwas kleiner, da in der linken Thoraxhälfte der Großteil des Herzens liegt.

Die Lungenspitze (Apex) liegt in der Pleurakuppel, die über den Thorax in den Hals hineinreicht.

Was wissen Sie über die Außenflächen der Lungen?

An der Lunge werden drei Außenflächen unterschieden.

Die **Facies diaphragmatica** liegt dem Zwerchfell auf. Die linke Lunge ist so vom Magen und der Milz getrennt, die rechte Lunge von der Leber.

Die **Facies costalis** liegt den Rippen an und wird von ihnen durch die Pleura parietalis getrennt.

Die **Facies medialis** grenzt an die Wirbelsäule und an das Mediastinum.

Was wird unter dem Lungenhilus verstanden?

Der Lungenhilus (Hilus pulmonis) befindet sich auf Höhe des 5. Brustwirbels. An ihm treten in die Lunge ein:

- der **Hauptbronchus** (dorsal liegend),
- die **A. pulmonalis** (ventral liegend) und die **Rr. bronchiales** aus der Aorta thoracica.

Die Lunge verlassen am Hilus:

- die **Vv. pulmonales** (kaudal liegend), die **Rr. bronchiales** (venöse Gefäße)
- die **Lymphgefäße.**

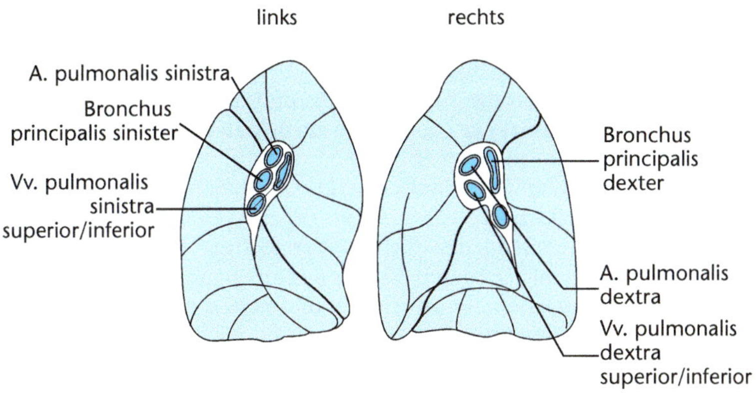

Abb. 14.2: Lungenhilus und Lungensegmente. [10]

Wie kommt es zu den Impressionen an der Lunge?

Man unterscheidet an der Lunge verschiedene **Abdrücke** anderer Organe. So hinterlassen der linke Ventrikel, der Ösophagus, das linke Herzohr, der Aortenbogen, der Truncus pulmonalis und die A. subcalvia sinistra Abdrücke auf der linken Lunge.

Auf der rechten Lunge zeigen sich Impressionen von Ösophagus, rechtem Atrium, V. cava superior, V. azygos und A. subclavia dextra.

Was wissen Sie über den Aufbau der Lungen und des Bronchialapparates?

Die Lunge wird in **Lungenlappen** eingeteilt, die durch **Fissuren** voneinander getrennt sind. Die linke Lunge wird von der **Fissura oliqua** in einen Ober- und einen Unterlappen geteilt. Die Fissur verläuft von der 4. Rippe nach ventral zur 6. Rippe. Die rechte Lunge wird von der **Fissura obliqua** in Mittel- und Unterlappen geteilt, von der **Fissura horizonalis** in Mittel- und Oberlappen.

Die Trachea teilt sich auf Höhe des 4. Brustwirbels in der **Bifurcatio tracheae** in zwei **Hauptbronchien.** Die beiden Hauptbronchien teilen sich in **Lappenbronchien** entsprechend der Lungenlappen. So teilt sich der rechte Hauptbronchus in drei Lappenbronchien, der linke in zwei Lappenbronchien. Der rechte Hauptbronchus ist kürzer, dicker und steiler als der linke.

Die Lappenbronchien teilen sich in **Segmentbronchien,** so entstehen in der rechten Lunge entsprechend den Lungensegmenten zehn solcher Bronchien, in der linken Lunge nur neun.

Die Segmentbronchien teilen sich in **Bronchioli,** eine weitere Teilung erfolgt in die **Bronchioli terminales** und anschließend in die **Bronchioli respiratorii.** Diese teilen sich in die **Ductus alveolares** und schließlich die **Sacculi alveolares.**

Wie würden Sie die Gefäßsysteme der Lunge beschreiben?

Man unterscheidet zwei Gefäßsysteme:
Zu den **Vasa publica** zählt die A. pulmonalis und die Vv. pulmonales. Ihre Aufgabe ist es das Blut vom Herzen zur Lunge und zurück zu transportieren.
Die A. pulmonalis zieht mit den Bronchien und teilt sich entsprechend auf, so dass sie den Alveolen als Kapillaren anliegen. Die Arterie transportiert sauerstoffarmes Blut vom Herzen zur Lunge.
Die Vv. pulmonales transportieren das sauerstoffreiche Blut zum Herzen zurück. Sie verlaufen im Gegensatz zu den Arterien intersegmental.
Zu den **Vasa privata** zählen die arteriellen und venösen Rr. bronchiales. Sie dienen der Eigenversorgung der Lunge.

Was wissen Sie über die Lymphgefäße der Lunge?

Die Lymphe aus der Lunge wird über den Lungenhilus drainiert und passiert auf dem Weg aus der Lunge die **Nll. pulmonales** an den Segmentbronchien, die **Nll. bronchopulmonales** am Lungenhilus, die **Nll. tracheobronchiales** an der Bifurcatio tracheae und die **Nll. paratracheales** entlang der Trachea.

Beschreiben Sie die Innervation der Lunge.

Die Lunge wird aus den **Plexus pulmonales anterior und posterior** innerviert. Diese Plexus enthalten parasympatische Fasern aus dem **N. vagus** und sympathische Fasern aus dem **oberen Brustganglion des Grenzstranges.**

Therapie

Die Lungenkrebsdiagnose ist für Herrn Wissler ein Schock. Seine Ehefrau, die ihn zu den Untersuchungen begleitet hat, möchte von Ihnen wissen, was man denn jetzt gegen den Krebs unternehmen kann.

Welche Art der Therapie würden Sie vorschlagen?

Therapeutisch kann im nicht metastasierten Stadium eine operative Entfernung des Tumors angedacht werden, wobei die Größe des Tumors die Form der Operation bestimmt. Es muss eine Entscheidung getroffen werden zwischen einer Lobektomie, einer Segmentresektion, einer extraanatomischen Lungenteilresektion, einer Manschettenresektion, einer erweitereten Lobektomie oder einer totalen Pneumektomie. Zusätzlich ist eine Lymphnodektomie durchzuführen, wenn Lymphknoten befallen sind.
Bei einer Metastasenaussaat kann nur eine palliative Therapie in Frage kommen. In diesem Fall wird eine Radiatio oder eine Polychemotherapie durchgeführt.

Verlauf

Das Bronchialkarzinom von Herrn Wissler ist bereits in Leber und Peritoneum metastasiert. Daher entscheiden Sie sich für eine konservative Therapie in Form einer Polychemotherapie.

Quintessenz Das Bronchialkarzinom ist der häufigste Tumor des Mannes. Der Altersgipfel liegt zwischen dem 55. und dem 75. Lebensjahr; es zeigt sich ein deutlicher Geschlechtsunterschied (Männer : Frauen = 4:1), wobei in den letzten Jahren ein deutlicher Zuwachs an betroffenen Frauen zu verzeichnen ist. Der größte Risikofaktor ist das Zigarettenrauchen, besonders im Hinblick auf das nicht kleinzellige Karzinom.

Bronchialkarzinome metastasieren sehr frühzeitig, was die Prognose relativ verschlechtert. Nur ca. 30% der Bronchialkarzinome sind resezierbar, über 50% sind bei Diagnosestellung schon metastasiert.

Gerade das häufige Auftreten und die frühzeitige Metastasierung machen eine genaue Kenntnis des Krankheitsbildes und der Anatomie der Lunge extrem wichtig!

Fall 15

Anamnese

Die 57-jährige Frau Kreit wird vom Notarzt in Ihre Ambulanz gebracht. Sie hatte zu Hause kurz nach dem Aufstehen einen Krampfanfall erlitten. Dabei sei sie vom Stuhl gestürzt und habe klonische Spasmen gezeigt. Der Anfall dauerte nach Angaben des Ehemanns ca. drei Minuten, danach sei Frau Kreit eingedämmert. Der Ehemann alarmierte den Notarzt. Aktuell ist Frau Kreit ansprechbar, aber deutlich benommen.

Sie erheben im Schockraum eine Fremdanamnese mit Hilfe des Ehemanns. Er gibt an, dass seine Frau schon seit mehreren Wochen über zunehmende Kopfschmerzen klagt. Sie habe bereits vor etwa zwei Wochen schon einmal einen leichten Krampfanfall erlitten, der allerdings weniger stark ausgefallen sei. Frau Kreit fühle sich seit Wochen müde und abgeschlagen, sie habe Probleme, sich zu konzentrieren, etwa beim Einkaufen oder den täglichen Arbeiten im Haushalt. Die Patientin führe das auf zunehmenden Stress im Beruf zurück. Zweimal sei sie im Büro kurz eingeschlafen.

Frau Kreit leidet an einer Penicillin-Allergie. Als Kind hatte sie eine Radiusfraktur erlitten. Mit 52 Jahren wurden ihr die Ovarien wegen multipler Ovarialzysten entfernt, und vor ca. einem Jahr hatte sie eine Nierenkolik, die medikamentös behandelt wurde.

Darüber hinaus hat Frau Kreit keine relevanten Erkrankungen.

Aufnahmebefund

Die Aufnahmeuntersuchung zeigt folgende Befunde:

57-jährige Frau in gutem EZ, Größe 1,63 m, Gewicht 68 kg. Die Patientin ist somnolent, reagiert aber auf Schmerzreiz und laute Ansprache. Die Reflexe sind lebhaft auslösbar, es zeigt sich aber eine leichte linksbetonte Seitendifferenz.

Blutdruckmessung und Auskultation von Herz und Lungen ergeben einen RR von 126/67 mmHg, beidseits vesikuläres Atemgeräusch, die Lungen sind seitengleich ventiliert. Die Herztöne sind rein und rhythmisch bei einer HF von 68/min. Alle peripheren Pulse sind seitengleich zu tasten.

Das Abdomen ist weich und nicht schmerzhaft, die Darmgeräusche sind über allen Quadranten lebhaft. Alle Extremitäten sind frei beweglich.

Welche Arbeitsdiagnose stellen Sie?

Die Krampfanfälle lassen auf ein neurologisches Krankheitsbild schließen. Eine neu aufgetretene Epilepsie ist bei dem Alter der Patientin eher unwahrscheinlich. Ein möglicher Grund für solche Anfälle kann ein fokales Geschehen im Gehirn sein. Die seit einiger Zeit zunehmende Symptomatik mit Kopfschmerz, Abgeschlagenheit und Konzentrationsschwäche deutet auf einen sich langsam entwickelnden Prozess hin, wie z. B. einen **Tumor.** Eine Hirnblutung würde eine akute Symptomatik verursachen, ebenso ein Insult. Daher ist die Arbeitsdiagnose eines **Gehirntumors** zu stellen.

Welche anatomischen Strukturen können bei einem Krampfanfall betroffen sein?

Tumoren des zentralen Nervensystems (ZNS) kommen in allen Bereichen des Gehirns vor.

In den Großhirnhemisphären kommen z. B. Glioblastome, Astrozytome, Oligodendroblastome vor, Medulloblastome finden sich in der Medulla oblongata, Pinealome im Corpus pinealis.

Die Symptomatik der Patientin mit Seitendifferenz der Reflexe und Hirndrucksymptomatik deutet auf eine Raumforderung in den Großhirnhemisphären hin. Häufig handelt es sich dabei um zentralnervöse Metastasen.

Diagnostik

Welche diagnostischen Maßnahmen veranlassen Sie?

Sie bitten einen neurologischen Konsiliararzt hinzu. Dieser fordert Sie auf, in seinem Beisein eine ausführliche **neurologische Untersuchung** durchzuführen, wobei Sie besonders auf die rechtsseitig verminderten Reflexe eingehen sollen. Da die Patientin Symptome einer Hirndrucksteigerung bietet, ist es wichtig, den **Augenhintergrund** zu spiegeln, um eine evtl. sichtbare Stauungspapille zu eruieren.
Zur genauen Lokalisation und zur Sicherung Ihrer Arbeitsdiagnose lassen Sie anschließend eine **CT** des Kopfes (kraniale CT, CCT) mit Kontrastmittel durchführen. Dieses Verfahren ist sehr gut geeignet fokale Prozesse, Ödeme und pathologische Kontrastmittelverteilungen sichtbar zu machen.
Bei der Bildgebung kann auch eine **MRT** erwogen werden. Auch hier kann man fokale Prozesse, Ödeme etc. gut abgrenzen. Oft ist diese Methode sogar besser geeignet, da sie sensitiver ist als die CT.
Auch eine **Angiographie** kann bei der Diagnosefindung sinnvoll sein, da Gehirntumoren oftmals zu ausgeprägten Gefäßneubildungen neigen.
Für ein Staging (Tumorstadieneinteilung) muss dem Tumor eine diagnostische **Biopsie** entnommen werden.

Ergebnisse
Die **neurologische Untersuchung** bestätigt den ersten Eindruck: Alle Reflexe sind auslösbar, allerdings links lebhafter als rechts. Die passive und aktive Beweglichkeit ist ohne pathologischen Befund, die Sensibilität ist ebenfalls nicht gestört.
Bei der **Augenspiegelung** ist die Papille nicht gestaut.
Die **MRT- Untersuchung** zeigt eine rechts des Corpus callosum liegende Raumforderung mit ausgeprägtem Randödem und zentraler Nekrose. Der Durchmesser beträgt etwa 2,5 cm. Das Kontrastmittel reichert sich ringförmig um die Struktur an.
In der **angiographischen Darstellung** zeigen sich Gefäßkurzschlüsse, die pathologischen Gefäßneubildungen entsprechen.

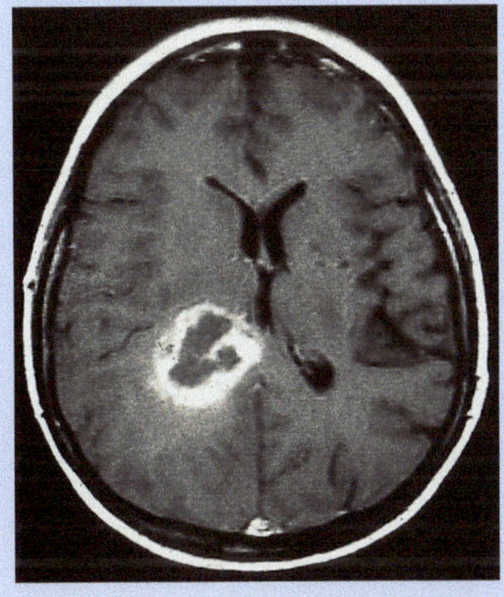

Abb. 15.1: MRT-Aufnahme, Gliom im Bereich der dorsalen Stammganglien mit Einwachsen in das Corpus callosum. [11]

Wie gehen Sie weiter vor?

Vorrangig in der akuten Situation ist die Sicherung der Vitalfunktionen. Die Patientin wird sediert (z.B. mit Benzodiazepinen: Dormicum®) und erhält eine analgetische Therapie (z.B. Paracetamol, Perfalgan®).
Darüber hinaus muss versucht werden, den Hirndruck zu senken. Dazu wird Frau Kreit mit dem Oberkörper in 30°-Stellung gebracht, ihr Kopf wird mit einer Eiskrawatte lokal gekühlt, die Vitalwerte wie Blutdruck und der Blutzucker sollten im oberen Bereich stabil gehalten werden. Vorhandene Elektrolytschwankungen müssen langsam ausgeglichen werden. Nach Ausschöpfen der konservativen Maßnahmen kann eine medikamentöse Hirndrucktherapie eingeleitet werden, z.B. mittels einer Mannit-Lösung.
Bei starker Einschränkung der Atemfunktion müsste die Patientin gegebenenfalls intubiert werden. Die Patientin wird auf die Intensivstation gelegt und dort beobachtet.

Am nächsten Tag wird eine Biopsie aus dem Areal genommen. Dazu wird der Schädel über eine kleine Bohrung geöffnet und anschließend wird mit einer Biopsienadel unter CT-Kontrolle bis zum Tumor vorgegangen und etwas Material entnommen. Dieses wird zur histopatholgischen Untersuchung eingeschickt.

Ergebnisse
In der entnommenen **Biopsie** zeigt sich ein vielgestaltiges Bild mit Zellpolymorphie, mehrkernigen Riesenzellen, Nekrosen, Blutungen und Zysten.

Zu welcher Diagnose kommen Sie?

In der Zusammenschau aller Ergebnisse bietet sich das typische Bild eines **Astrozytoms IV°** oder **Glioblastoms,** mit der für einen Tumor relativ raschen Zunahme der Symptomatik, einer Raumforderung beidseits des Corpus callosum, dem sog. Schmetterlingsgliom, Gefäßneubildungen, Randödem, zentrale Zysten und Nekrosen.

Anatomie

Wie groß ist das menschliche Gehirn und welche Gehirnteile kennen Sie?

Das Gehirn eines Erwachsenen wiegt ca. 1400 g, wobei ca. 87% auf das Großhirn entfallen. Das Gehirn von Frauen ist ca. 9% leichter als das von Männern.
Das menschliche Gehirn gliedert sich in fünf Bereiche:
- **Rhombenzephalon** (Rautenhirn),
- **Mesenzephalon** (Mittelhirn),
- **Zerebellum** (Kleinhirn),
- **Dienzephalon** (Zwischenhirn) und
- **Telenzephalon** (Endhirn).

Was wissen Sie über das Großhirn?

Das Großhirn wird auch Zerebrum genannt. Es besteht aus zwei Hemisphären und zeigt eine Einteilung in **Großhirnrinde** (Kortex) und **Großhirnmark.** Letzteres besteht aus weißer Substanz und enthält die **Basalganglien** sowie das **Corpus callosum (Balken),** das die Verbindung zwischen beiden Hemisphären darstellt. Ebenfalls Teil des Großhirns sind das Riechhirn mit **Tractus und Bulbus olfactorius,** die **Fornix** und das **Septum pellucidum.**
Die beiden Großhirnhemisphären werden durch die **Fissura longitudinalis cerbri** voneinander getrennt, die bis hinunter zum Balken reicht. In jeder Hemisphäre befindet sich ein **Seitenventrikel.**
Die Hemisphären können in **Lappen** eingeteilt werden:
- **Lobus frontalis,**
- **Lobus parietalis,**
- **Lobus temporalis** und
- **Lobus occipitalis** sowie die
- **Insula.**

Bei der Aufsicht auf das Großhirn erkennt man viele Furchen. Diese werden **Sulci** genannt, die Windungen zwischen den Furchen heißen **Gyri**. Diese Fältelung vergrößert die Oberfläche des Gehirns um den Faktor drei. Die Furchen, die die Großhirnlappen voneinander trennen, werden **Primärfurchen** genannt.

Kennen Sie die Lage und Aufgabe des Lobus frontalis?

Der Lobus frontalis ist begrenzt durch den **Sulcus centralis** und den **Sulcus lateralis.** In ihm finden sich auch der **Sulcus praecentralis** sowie die **Sulci frontales superior und inferior.**
Der **Sulcus praecentralis** ist somatotopisch gegliedert und steuert die Willkürmotorik der Gegenseite. Er erhält afferente Fasern aus den Basalganglien und dem Kleinhirn über den Thalamus, vom Gyrus frontalis und vom Gyrus postcentralis. Er gibt Efferenzen an die Pyramidenbahn ab.
Die **Gyri frontales** enthalten das Blickzentrum, das Broca-Sprachzentrum (motorisches Sprachzentrum) und das frontale Assoziationszentrum. Sie erhalten Afferenzen aus dem primären und sekundären Sprachzentrum, aus dem Gyrus angularis und aus dem limbischen System. Efferenzen geben sie an den Gyrus praecentralis ab.

Wo liegt der Scheitellappen und was sind seine Aufgaben?

Er zieht sich vom **Sulcus centralis** zum **Sulcus lateralis** und **Sulcus parietooccipitalis.** Der Scheitellappen beinhaltet die Sucli postcentralis, intraparietalis, parietooccipitalis und die Gyri postcentralis, supramarginalis, und angularis.

Im **Gyrus postcentralis** liegt das primäre somatosensible Rindenfeld. Dieser Bereich ist zuständig für das Empfinden von Schmerz und Temperatur sowie für den Tastsinn.

Die Afferenzen kommen v. a. vom Thalamus, von den Fasciculi gracilis und cuneatus und aus dem Tractus spinothalamicus. Efferent ist der Gyrus postcentralis mit dem Tractus corticospinalis verbunden.

Der **Gyrus angularis** verknüpft Informationen aus der sekundären Seh- und Hörrinde.

Was wissen Sie über Lage und Funktion des Lobus temporalis?

Der Lobus temporalis grenzt an den Sulcus lateralis und den Sulcus parietooccipitalis und enthält die Sulci temporales inferior und superior, hippocampi und collateralis sowie die Gyri temporales superior, medius und inferior, hippocampi und occipitotemporales.

Der **Gyrus temporalis superior** bedeckt unter anderem die Insula. Dieser Teil ist das Operculum temporale.

Die **Gyri temporales transversi** enthalten die primäre Hörrinde. Dieser Bereich ist die Heschl-Querwindung. Dorsal davon liegt das Wernike-Sprachzentrum (sensorisches Sprachzentrum).

Im **Gyrus hippocampi** befindet sich das Geschmacks- und Geruchszentrum. Er ist mit dem Gyrus cinguli über einen Isthmus verbunden.

Wo befindet sich der Lobus occipitalis?

Der Lobus occipitalis grenzt an den **Sulcus parietooccipitalis.** Der Hinterhauptslappen enthält die Sulci occipitales sowie den Suclus calcarinus. Das primäre Sehzentrum, die Area striata, liegt im Sulcus calcarinus.

Was ist die Insula?

Die Insula liegt in der Tiefe des Sulcus lateralis und wird von der **Opercula** bedeckt. Sie besteht aus Teilen der Ll. frontalis, parietalis und temporalis. Begrenzt wird die Insula vom **Sulcus circularis insulae.**

Beschreiben Sie kurz die Primärfurchen des Gehirns.

Sulcus centralis: Er trennt den Lobus parietalis vom Lobus frontalis.
Sulcus lateralis: Er trennt den Lobus parietalis, den Lobus frontalis und den Lobus temporalis sowie die Insula voneinander.
Sulcus parietooccipitalis: Er trennt dem Namen nach den Lobus parietalis vom Lobus occipitalis und erstreckt sich von der Mantelkante bis zum Sulcus calcarinus.
Sulcus calcarinus: Er wird vom Gyrus calcarinus umgeben und liegt unter dem Okzipitallappen.
Sulcus cinguli: Er zieht bogenförmig um den Balken.

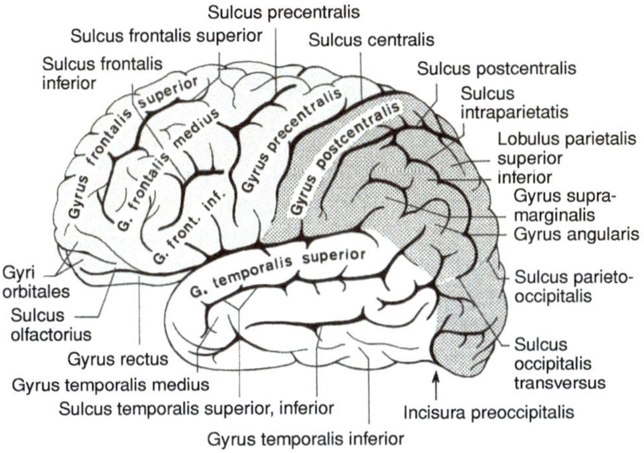

Abb. 15.2: Übersicht über die wichtigsten Gyri und Sulci des Großhirns. [19]

Was sind die Basalganglien?

Die Basalganglien sind **subkortikale Kerngebiete,** die als Teile der grauen Hirnsubstanz im weißen Großhirn liegen. Die einzelnen Kerne werden durch Markfasern voneinander getrennt.
Die Basalganglien werden gebildet durch
- den **Nucleus caudatus,**
- das **Putamen,**
- den **Globus pallidus,**
- das **Claustrum** und
- das **Corpus amygdaloideum.**

Wie wird der Nucleus caudatus unterteilt?

Der Nucleus caudatus wird in einen Körper, einen Kopf und einen Schwanz eingeteilt und bildet einen Halbkreis. Er liegt in seinem Verlauf der lateralen Seitenventrikelwand an. Zwischen Nucleus caudatus und Thalamus, sowie zwischen Nucleus caudatus und Putamen erstreckt sich die Capsula interna.

Wo liegt das Putamen?

Das Putamen wird lateral von der Capsual externa und medial vom Globus pallidus begrenzt.

Was enthält der Globus pallidus?

Der Globus pallidus ist eng mit dem medial daneben liegenden Putamen verbunden. Er erhält Afferenzen vom Striatum, vom Nucleus subthalamicus und vom Thalamus und gibt Efferenzen an die prämotorische und die motorische Rinde sowie den Nucleus subthalamicus ab.

Woraus setzt sich das Corpus striatum zusammen?

Das **Putamen** stellt zusammen mit dem **Nucleus caudatus** das Corpus striatum dar. Es erhält Afferenzen vom Motokortex, Assoziationskortex, dem sensorischen Kortex, der Substantia nigra und dem Thalamus. Informationen gibt das Corpus striatum an den Globus pallidus und die Substantia nigra ab. Damit ist es das zentrale Steuerelement des extrapyramidalen Systems, auf das es vor allem inhibitorisch einwirkt. Die Substantia nigra wirkt ihrerseits hemmend auf das Corpus striatum und hebt damit diese Inhibitation wieder auf.

Können Sie Lage und Aufgabe des Corpus amygdaloideum beschreiben?

Das Corpus amygdaloideum liegt im **Lobus temporalis** und ist Teil des limbischen Systems. Große Bedeutung hat die Area olfactoria, die eng mit dem Riechzentrum verbunden ist, und so Informationen aus der Rinde mit dem limbischen System austauscht. Außerdem spielt es eine entscheidende Rolle bei der Generierung von Affekten und steuert die vegetativen und sexuellen Funktionen.
Die Afferenzen erhält das Corpus amygdaloidem besonders vom Thalamus, aber auch aus fast allen anderen Großhirnarealen. Es gibt efferente Fasern an den Hypothalamus und den Temporallappen ab.

Zwischen welchen Strukturen liegt das Claustrum?

Das Claustrum liegt zwischen **Insel** und dem **Putamen.** Es wird von der Capsula interna lateral und durch die Capsual externa medial umgeben. Die Funktionen des Claustrums sind nicht bekannt.

Therapie

Welche Therapie schlagen Sie vor?

Zur Therapie des Glioblastoms ist grundsätzlich eine operative Entfernung mittels Neuronavigation (d.h. der Tumor wird computerassistiert mikrochirurgisch entfernt), indiziert. Allerdings ist eine Tumorexstripation meist wegen der Tumorlokalisation an wichtigen Zentren des Gehirns nicht durchführbar. Konservativ kann eine Chemotherapie oder eine Radiatio mit Hochvoltbestrahlung versucht werden.

Verlauf

Bei Frau Kreit wird eine operative Entfernung erfolgreich versucht, der Tumor kann entfernt werden. Zusätzlich erhält Frau Kreit eine Chemotherapie.
Die Patientin stellt sich nach sechs Monaten erneut vor. Es zeigt sich ein Tumorrezidiv. Diesmal ist der Tumor jedoch inoperabel. Es wird eine weitere Chemotherapie zusammen mit einer Radiatio versucht. Diese sprechen jedoch nicht wie gewünscht an. Frau Kreit verstirbt neun Monate nach der Diagnosestellung des Tumorrezidivs.

Quintessenz Das Glioblastoma multiforme entspricht histologisch dem Astrozytom Grad IV. Es gehört zu den sehr schnell wachsenden, hoch malignen Tumoren. Die Prognose ist sehr schlecht, die Fünf-Jahres-Überlebensrate beträgt 0%! Daher ist eine möglichst frühzeitige Diagnose überlebensverlängernd. Das Glioblastom zeigt eine Häufung zwischen dem 40. und dem 60. Lebensjahr, Frauen sind häufiger betroffen als Männer. Etwa 15% aller primären Hirntumoren sind Glioblastome.

Diese Zahlen machen deutlich, wie wichtig die Kenntnis über die Gehirnanatomie ist, denn nur bei frühzeitiger Diagnosestellung besteht für den Patienten eine nennenswerte Chance für eine Lebensverlängerung bei noch guter Lebensqualität. Die Chance auf eine vollständige Heilung ist bei hochgradigen Astrozytomen sehr unwahrscheinlich.

Fall 16

Anamnese

Die 68-jährige Frau Hahn sucht Sie in der Sprechstunde auf. Ihr waren beim Stuhlgang Blutauflagerungen aufgefallen. Deshalb ist die Patientin sehr besorgt.
In den Wochen vor ihrem Arztbesuch war ihr vor allem nachts starkes Schwitzen aufgefallen. Sie musste in manchen Nächten mehrfach das Nachthemd wechseln. Frau Hahn führt dies auf gelegentliches Fieber zurück, obwohl sie nie Schnupfen oder Husten hatte. Außerdem hat sie in letzter Zeit kaum noch Appetit, weshalb sie in den letzten Monaten stark an Gewicht abgenommen hat. Frau Hahn habe vor drei Monaten noch etwa 76 kg gewogen, mittlerweile seien es nur noch 64 kg. Auch ihre Leistungsfähigkeit ist mittlerweile stark gesunken. Frau Hahn gibt an, dass in den letzten Wochen harte Stühle und Durchfälle abgewechselt hätten.
Frau Hahn war eigentlich noch nie richtig krank, im Krankenhaus war sie nur zur Geburt ihrer fünf Kinder. Außer einer Gicht sind keine Vorerkrankungen bekannt. Medikamente nimmt die Patientin nicht regelmäßig ein. Der Hausarzt habe vor acht Monaten eine EKG-Untersuchung durchgeführt und dabei festgestellt, dass ihr Herz „ganz gesund" sei.
Nach ihren Eltern befragt, gibt Frau Hahn an, dass ihr Vater mit 60 Jahren an Darmkrebs gestorben sei.

Aufnahmebefund

Bei der Inspektion fällt Ihnen die fahle Hautfarbe der Patientin auf. Ihr AZ ist reduziert und der EZ ist auch sichtbar reduziert, was Sie an überschüssigen Hautfalten im Bereich des Abdomen erkennen können. Bei der Auskultation von Herz und Lunge fallen Ihnen keine pathologischen Befunde auf. Die peripheren Pulse sind gut tastbar. Das Abdomen ist weich, jedoch ist ein leichter Druckschmerz im rechten Mittelbauch auslösbar. Bei der Palpation der Leber fühlen Sie eine fragliche Resistenz. Die Darmgeräusche sind lebhaft und über allen vier Quadranten auskultierbar. Bei der digital-rektalen Untersuchung zeigen sich keine Hämorrhoiden oder frische Blutauflagerungen. Die Ampulla recti ist leer.

Welche Arbeitsdiagnose stellen Sie?

?

Die Patientin hat eine positive Familienanamnese für ein Kolonkarzinom und gibt zusätzlich Blut im Stuhl an. Diese Konstellation allein reicht aus, um den Verdacht eines **Kolonkarzinoms** abzuklären.
Nebenbei fallen in der Anamnese auch Zeichen für die sog. **B-Symptomatik** auf: Nachtschweiß, Fieber, Inappetenz, Gewichtsverlust und Leistungsknick. Diese Symptome finden sich in einer derartigen Häufung v. a. bei Patienten mit einem malignen Tumor. Typisch dafür ist auch der Wechsel von Obstipation und Durchfällen als Zeichen für ein Passagehindernis.
Angesichts des Alters der Patientin kommen chronisch entzündliche Darmerkrankungen (CED) wie der Morbus Crohn oder die Colitis ulcerosa nur bedingt in Frage.
Eine Blutung aus den Hämorrhoiden, ebenfalls eine wichtige Differenzialdiagnose von Blut im Stuhl, scheidet wegen der körperlichen Untersuchung (kein Nachweis von Hämorrhoiden) aus.

!

Die sog. **B-Symptomatik** mit Nachtschweiß, Fieber, Inappetenz, Gewichtsverlust und Leistungsknick findet sich häufig bei malignen Erkrankungen.

Diagnostik

Welche diagnostischen Schritte leiten Sie ein?

Frau Hahn wird stationär aufgenommen. Zuerst wird ihr Blut für einige **Laboruntersuchungen** abgenommen. Dabei sollten folgende Parameter gemessen werden: Kleines Blutbild, Kreatinin, Harnstoff, Transaminasen, LDH, Gerinnung und Elektrolyte, Entzündungsparameter.
Zusätzlich sollte eine **Sonographie** des Abdomens durchgeführt werden. Auch eine **Koloskopie** (Dickdarmspiegelung) muss durchgeführt werden.

Ergebnisse
Labor: In den laborchemischen Untersuchungen zeigen sich folgende pathologischen Ergebnisse: Das Hämoglobin ist mit einem Wert von 9,4 g/dl zu niedrig, es liegt eine Anämie vor. Die Transaminasen sind erhöht; GOT 234 U/l; GPT 245 U/l; γ-GT 122 U/l als Zeichen einer Erkrankung der Leber. Die weiteren Parameter liegen innerhalb der Norm.
Ultraschall: Bei der Sonographie des Abdomens zeigen sich im Bereich der Leber Raumforderungen in allen Abschnitten, die Sie noch nicht richtig zuordnen können.
Koloskopie: Die Koloskopie kann erst am nächsten Tag nach einer entsprechenden Vorbereitung mit Abführmitteln durchgeführt werden. Es zeigt sich ein großer Tumor im Bereich des Colon sigmoideum, der stark karzinomverdächtig ist. Deshalb werden Biopsien entnommen.

Anatomie

Aus welchen Abschnitten besteht das Kolon?

Das Kolon besteht aus folgenden Abschnitten:
- **Zäkum** (Blinddarm)
- **Colon ascendens** (aufsteigender Teil)
- **Colon transversum** (quer verlaufender Teil)
- **Colon descendens** (absteigender Teil)
- **Colon sigmoideum** (s-förmiger Teil)

Was wissen Sie über die Lage der einzelnen Kolonabschnitte?

Das **Zäkum** liegt **intraperitoneal** im Bereich der rechten Fossa iliaca meist dem M. iliacus auf. In diesem Bereich mündet das Ileum an der Valva ileocaecalis in den Dickdarm.
Das **Colon ascendens** liegt **retroperitoneal** und verläuft auf der rechten Körperseite nach kranial unter den rechten Leberlappen. An der Flexura coli dextra, etwa in Höhe des 12. Brustwirbels bis zum 3. Lendenwirbel geht es in das quer verlaufende Kolon über. Dorsal ist das Colon ascendens vom M. quadratus lumborum und dem M. psoas major begrenzt.
Das **Colon transversum** verläuft von der Flexura coli dextra zur Flexura coli sinistra quer über die Körpermitte. Es liegt **intraperitoneal** und hängt an seinem Mesokolon, weswegen es sehr beweglich ist. Bei starker Füllung kann es bis ins Becken reichen. Am Colon transversum, bzw. der Taenia omentalis ist das Omentum majus be-

festigt. Das Transversum zieht über die Leber und die große Kurvatur des Magens bis zur Milz. Unter dem Transversum liegen das Duodenum, das Pankreas und die Gallenblase.
Das **Colon descendens** liegt **retroperitoneal** und verläuft analog zum Colon ascendens an der linken Körperseite. In Höhe der Crista iliaca geht es direkt in das Colon sigmoideum über.
Das **Colon sigmoideum** liegt wieder **intraperitoneal.** In Höhe der Crista iliaca geht das absteigende Kolon in das Sigmoid über. Dieses reicht wiederum bis zum 2. Kreuzwirbel bevor es ins Rektum übergeht.

! **Peritonealverhältnisse: Intraperitoneal** liegen das **Zäkum,** das Colon transversum und das Colon sigmoideum. **Retroperitoneal** liegen das Colon ascendes und descendes.

! Die intraperitonealen Anteile des Kolons sind jeweils an einem Mesokolon befestigt. Die retroperitonealen Abschnitte sind fest mit der dorsalen Bauchwand verwachsen.

Welche Funktion hat der Dickdarm?

Der Dickdarm hat folgende Aufgaben:
- Eindickung des verbliebenen Nahrungsbreis um Wasserverluste zu vermeiden,
- Rückresorption von Elektrolyten,
- Ausscheidung von Abbauprodukten ins Darmlumen,
- Spaltung von Proteinen und Kohlenhydraten durch die Bakterien → Gärung.

Wie erfolgt die arterielle Gefäßversorgung des Kolons?

Das Kolon wird über die **A. mesenterica superior** und **inferior** direkt aus der Aorta versorgt.
Die beiden Gefäße geben wiederum Äste ab:
- Äste der A. mesenterica superior:
  - **A. ileocolica:** Sie versorgt das Zäkum und den unteren Abschnitt des Colon ascendens.
  - **A. colica dextra:** Sie versorgt das Colon ascendens und die Flexura coli dextra.
  - **A. colica media:** Sie versorgt ⅔ des Colon transversum und hat über eine Anastomose Verbindung zur A. colica sinistra aus dem Stromgebiet der A. mesenterica inferior.
- Äste der A. mesenterica inferior:
  - **A. colica sinistra:** Sie versorgt das linke ⅓ des Colon transversum und das gesamte Colon descendens.
  - **Aa. sigmoideae:** Sie versorgen das gesamte Colon sigmoideum.
  - **A. rectalis superior:** Sie versorgt das Rektum.

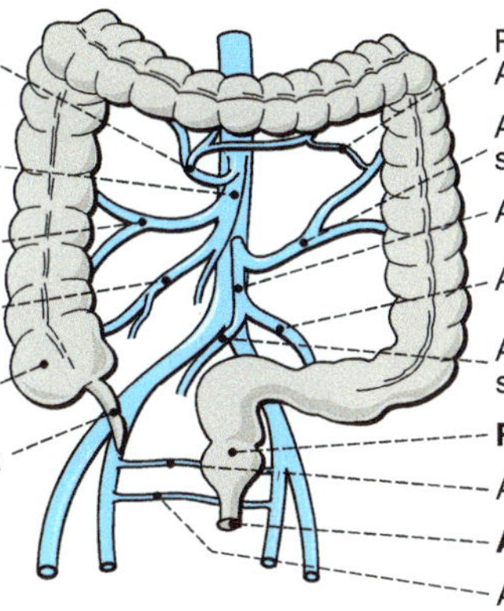

Abb. 16.1: Darmabschnitte und Blutversorgung des Kolons. [5]

Was wissen Sie über die Lymphabflusswege des Darms?

Die Kenntnis der Lymphabflussbahnen ist bei der onkologischen Chirurgie von besonderer Bedeutung. Bei Malignomen im Bereich des Kolons müssen diese aufgesucht und unter Umständen mitentfernt werden. Die Lymphgefäße des Kolons ziehen zu den regionalen Lymphknoten. Diese befinden sich immer in unmittelbarer Nähe zu den jeweils drainierten Kolonabschnitten. Von diesen Lymphknoten aus gelangt die Lymphe über die Lymphknoten des Mesenteriums (nächste Lymphknotenstation) entlang der V. mesenterica inferior in die Trunci intestinales und von dort in die V. cava.

Es kann nötig sein, im Rahmen einer Operation die A. mesenterica inferior abzusetzen. Dies ist insofern nicht gefährlich, als die Gefäße des Kolons miteinander über vielfältige Anastomosen in Verbindung stehen und somit eine Versorgung sichergestellt ist.

Was unterscheidet das Kolon von anderen Darmabschnitten?

Das Kolon unterscheidet sich vom Dünndarm durch drei Merkmale:

- **Tänien:**
  Bei den Tänien handelt es sich um etwa 1 cm breite Längsmuskelstreifen. Diese Streifen stellen das **Stratum longitudinale** dar, das zu drei Strängen zusammengefasst wurde. Man unterscheidet drei Tänien:
  - **Taenia omentalis:** Sie ist fest mit dem Omentum majus verwachsen.
  - **Taenia libera:** Sie liegt frei und ist am gesamten Kolon zu finden.
  - **Taenia mesocolica:** Sie kommt am ausgeprägtesten am Colon transversum vor und ist dort mit dem Mesokolon verwachsen.

  Die Tänien laufen an der Appendix vermiformis zusammen. Bei einer Kontraktion der Tänien erweitert sich das Darmlumen.
- **Appendices epiploicae:** Dabei handelt es sich um zipfelige fettgefüllte Serosaläppchen. Sie finden sich hauptsächlich entlang der Taenia libera.
- **Haustren:** dabei handelt es sich um bauchige Aussackungen zwischen Tänien. Die einzelnen Haustren sind durch Einschnürungen voneinander getrennt, die durch die Kontraktion der Ringmuskulatur entstehen.

! Die makroskopischen Merkmale des Kolons sind Tänien, Haustren und Appendices epiploicae!

Diagnose

Am nächsten Tag erhalten Sie den Bericht des Pathologen. Dieser hat die Biopsien befundet. Es handelt sich bei Frau Hahns Dickdarmtumor wie erwartet um ein Kolonkarzinom. Damit erklären sich auch die Raumforderungen im Bereich der Leber. Es handelt sich dabei mit hoher Wahrscheinlichkeit um Metastasen im Bereich der Leber (häufigste Metastasierungsform beim Kolonkarzinom).
Es handelt sich demnach bei der Patientin um ein **metastasierendes Kolonkarzinom.** Eine nachfolgende CT-Untersuchung des Abdomens bestätigt diese Diagnose zusätzlich.

Therapie

Welche Therapie empfehlen Sie?

? Bei einem metastasierenden Kolonkarzinom wird eine **palliative Chemotherapie,** d.h. eine Chemotherapie, bei der wenig Aussicht auf Heilung, sondern eher auf Lebensverlängerung und Schmerzfreiheit besteht, durchgeführt. Eine operative Therapie ist dann nur sinnvoll, wenn die Darmpassage beeinträchtig ist und ein Darmverschluss (Ileus) droht.

Verlauf

Frau Hahn wird auf die onkologische Abteilung verlegt. Sie spricht hervorragend auf die Chemotherapie an und kann nach einigen Wochen nach Hause entlassen werden.

Quintessenz Die Aufgabe des Kolons ist unter anderem der Wasserentzug des Stuhls. Das Kolon besteht aus fünf Abschnitten, dem Zäkum dem Colon ascendens, transversum, descendens und sigmoideum.

Es unterscheidet sich durch drei Besonderheiten von anderen Darmabschnitten: Die Haustren, die Tänien und die Appendices epiploicae. Besonders ist auch die Gefäßversorgung des Dickdarms, die sich aus der A. mesenterica superior und inferior speist, welche jeweils mehrere Äste abgeben und miteinander über Anastomosen kommunizieren.

Im Kolon kann es, bedingt durch genetische Disposition, Kanzerogene, falsche Ernährung oder hohes Alter, zu Karzinomen kommen. Diese werden häufig erst sehr spät bemerkt. Liegt noch keine Fernmetastasierung oder Stenosierung vor, sollte der betroffene Darmabschnitt operativ entfernt werden. Anschließen kann je nach Tumorstadium eine Chemotherapie erfolgen.

Wenn bereits Fernmetastasen vorliegen, ist oftmals eine kurative (mit der Chance auf Heilung) Operation nicht mehr möglich. Bei diesen Patienten wird dann eine palliative (leidenslindernde und lebensverlängernde) Chemotherapie durchgeführt.

Fall 17

Anamnese

Als Hausarzt werden Sie abends zur 6-jährigen Jasmina gerufen. Die Mutter berichtet Ihnen am Telefon, dass Jasmina seit zwei Tagen über starke Halsschmerzen mit Schnupfen und Husten und seit einigen Stunden über zusätzliche Schluckbeschwerden klagt. Da die kleine Jasmina zu Ihren Patientinnen zählt, wissen Sie, dass es sich um ein sehr aufgewecktes Kind handelt. Sie war bisher nur wegen Erkältungen und immer wiederkehrender Halsschmerzen in Behandlung, außerdem wegen der üblichen Kindervorsorgeuntersuchungen und Impfungen. Chronische Erkrankungen und die Einnahme von Medikamenten sind Ihnen nicht bekannt.
Die Mutter berichtet Ihnen, dass im Kindergarten auch andere Kinder an Halsschmerzen erkrankt seien.

Aufnahmebefund

Bei der Familie angekommen finden Sie Jasmina im Bett liegend vor. Normalerweise ist sie ein sehr munteres Kind, das gerne zum Arzt geht. Heute ist sie sehr müde. Die Mutter hat gerade in der Achsel die Temperatur gemessen, sie beträgt 38,6 °C.
Bei der körperlichen Untersuchung fällt Ihnen als erstes die heisere Stimme von Jasmina auf. Sie schwitzt sehr stark und wirkt hochfebril. Zur Inspektion des Rachens bitten Sie Jasmina den Mund zu öffnen, was ihr problemlos gelingt. Der Rachen ist stark gerötet, die Tonsillen weisen keine Beläge auf. Jasmina hustet bei der Inspektion des Rachens stark.
Die Lymphknoten im Bereich des Halses sind gut tastbar, aber nicht schmerzhaft und gut verschieblich. Die Trommelfelle sind bei der Inspektion der Gehörgänge unauffällig. Jasmina hat keinen Hautausschlag. Im Weiteren finden sich nur unauffällige Befunde.

Welche Arbeitsdiagnose können Sie stellen?

?

Das Leitsymptom der Patientin sind Halsschmerzen. Die wichtigsten Differenzialdiagnosen bei Halsschmerzen sind eine bakterielle oder virale **Pharyngitis.** Für eine Infektion sprechen auch das Fieber, der Husten und der gerötete Rachen. Folgende Erreger können für eine Pharyngitis verantwortlich sein:

- **Bakterielle Pharyngitis:** Z.B. Streptokokken, Staphylokokken oder Gonokokken.
- **Virale Pharyngitis:** Z.B. das Zytomegalievirus, das Epstein-Barr-Virus und Rhino- oder Adenoviren.

Weitere Erkrankungen in deren Folge Halsschmerzen auftreten können sind Infektionen im Bereich des Kopfes, die nicht vom Pharynx ausgehen. Hier sind zu nennen:

- Die **Otitis;** im Untersuchungsbefund besteht kein Anzeichen für eine Otitis, da beide Trommelfelle unauffällig sind.
- Eine **Sinusitis**
- Infektionen im Bereich der **Zähne**
- Die **Epiglottitis.**

!

Bei Verdacht auf eine Epiglottitis sollte eine Rachenuntersuchung, wenn überhaupt, nur sehr vorsichtig durchgeführt werden. Bei zu starker Manipulation kann es zu einer Zunahme der Schwellung mit Stenosierung der Atemwege kommen.

Auch systemische Erkrankungen können zu Halsschmerzen führen, wie etwa die
- Leukämie
- Eine **Röteln-Infektion.**

Weitere Erkrankungen die in seltenen Fällen mit Halsschmerzen einhergehen sind
- **Herzerkrankungen** (Angina pectoris und der Myokardinfakt), sowie
- Entzündungen des **Mediastinums** oder des **Ösophagus.**

Bei Jasmina ist am ehesten von einer Infektion auszugehen. Dafür spricht neben dem Untersuchungsbefund auch die Tatsache, dass andere Kinder im Kindergarten ebenfalls erkrankt sind.

! Die wichtigsten Differenzialdiagnosen bei Halsschmerzen sind eine bakterielle oder virale Pharyngitis. Weitere Erkrankungen in deren Folge Halsschmerzen auftreten können sind Infektionen im Bereich des Kopfes, die nicht vom Pharynx ausgehen. Auch systemische Erkrankungen, Herzerkrankungen (Angina pectoris und der Myokardinfakt), sowie Entzündungen des **Mediastinums** oder des **Ösophagus** können Halsschmerzen verursachen.

Nach der körperlichen Untersuchung erklären Sie der Mutter Ihren Verdacht, dass eine Pharyngitis vorliegt. Die Mutter möchte es jetzt aber genau wissen. Sie wundert sich, dass ihr Kind so oft Pharyngitiden hat. Außerdem ist ihr nicht klar, wofür man Mandeln braucht. Und was sind eigentlich Polypen?

Anatomie

Was wissen Sie über den lymphatischen Rachenring, seine Bestandteile und Aufgaben?

? Der lymphatische Rachenring (nach seinem Erstbeschreiber auch Waldeyer-Rachenring genannt) besteht aus folgenden lymphatischen Organen:
- **Tonsilla palatina** (Gaumenmandel)
- **Tonsilla pharyngea** (Rachenmandel)
- **Tonsilla tubaria** (Tubenmandel)
- **Tonsilla lingualis** (Zungenmandel)
- **Seitensträngen,** d.h. Ansammlungen von nicht benannten lymphoepithelialen Organen im Bereich der lateralen hinteren Rachenwände.

Alle diese Organe liegen am Übergang von Nasen- und Mundraum zum Pharynx und stellen damit für Keime eine Barriere dar.
Die Aufgabe dieser „Mandeln“ besteht in der Identifikation von eindringenden Keimen und dem Auslösen einer Immunantwort des gesamten Körpers.

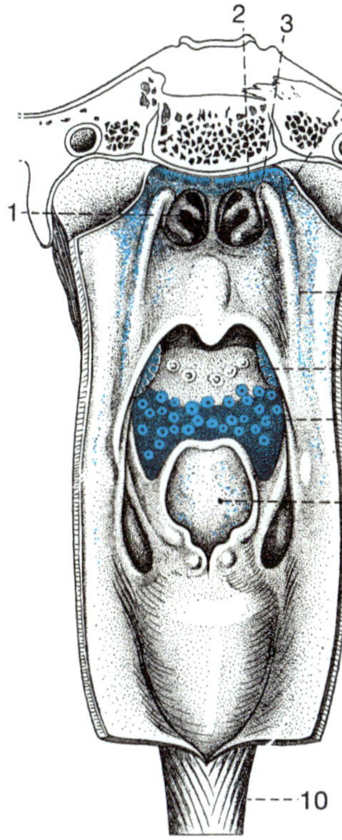

1 Choana (Apertura nasalis posterior)
2 Tonsilla pharyngea (pharynealis)
3 Ostium pharyngeum tubae auditivae (auditoriae)
4 Recessus pharyngeus
5 Plica salpingopharyngea
6 Tonsilla palatina
7 Tonsilla lingualis
8 Epiglottis
9 Pharynx
10 Ösophagus

Abb. 17.1: Lymphatischer Rachenring in der schematischen Ansicht von dorsal. [3]

Jasminas Mutter ist von Ihrer Erklärung nicht sehr überzeugt und fragt nach den Mandeln.

Welche der Tonsillen ist eigentlich mit dem umgangssprachlichen „Mandeln" gemeint?

Mit dem umgangssprachlichen Ausdruck „Mandel" wird die Tonsilla palatina bezeichnet.

Was wissen Sie über die Lage der Tonsilla palatina?

Die Tonsilla palatina liegt in der **Fossa tonsillaris.** Diese wird nach ventral vom Arcus palatoglossus und nach dorsal vom Arcus palatopharyngeus eingefasst. Die Tonsilla palatina liegt der Muskulatur (M. constrictor pharyngis superior, M. styloglossus und M. stylopharyngeus), getrennt durch eine bindegewebige Kapsel, direkt auf.
Es gibt jeweils eine Tonsilla palatina rechts und links.

Bei der Tonsillektomie wird die Tonsilla palatina innerhalb ihrer Kapsel von den Muskeln „heruntergeschält".

Wie ist die Tonsilla palatina mikroskopisch aufgebaut?

Die Tonsille besteht aus einer bindegewebigen Kapsel, die sie umgibt und gegen das umliegende Gewebe abgrenzt.
An der Oberfläche des zum Racheninnenraum zeigenden Teils der Tonsille findet sich mehrschichtiges unverhorntes Plattenepithel. Im Inneren besteht die Tonsille aus retikulärem Bindegewebe, das viele Folliculi lymphatici enthält. Dabei handelt es sich um Ansammlungen von Lymphoyzten im Gewebe.
Die Oberfläche der „Mandel" weist tiefe Furchen auf, die mit Epithel ausgekleidet sind. Diese Furchen werden als **Cryptae tonsillares** bezeichnet. Sie sind von **Lymphfollikeln (Folliculi lymphatici)** umgeben. So wird eine möglichst große Kontaktfläche zwischen den Anteilen des lymphatischen Systems und den potenziellen Pathogenen erreicht.

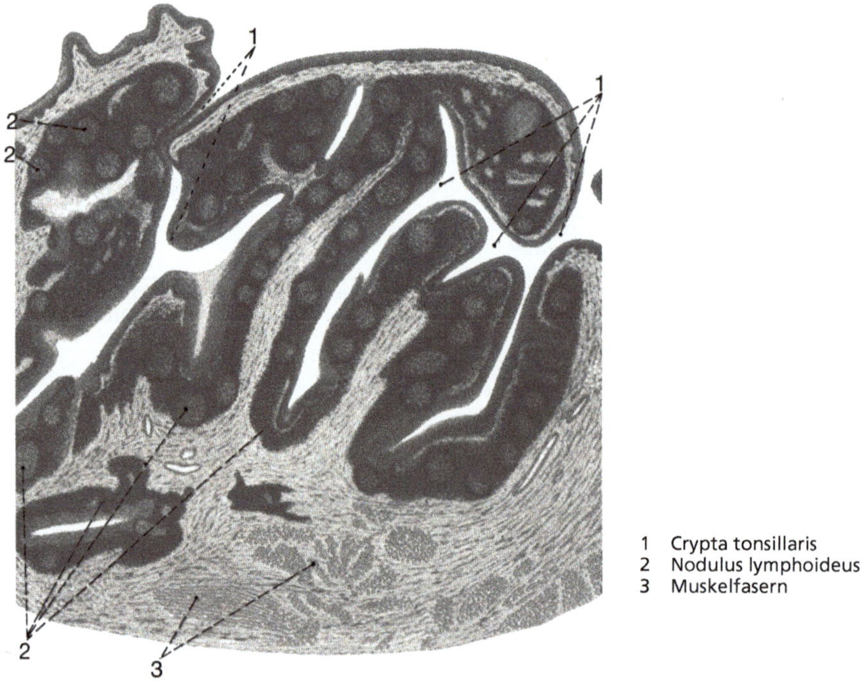

Abb. 17.2: Schnittbild einer Gaumenmandel. [20]

Verlauf

Jasminas Mutter hat den Aufbau der „Mandel" verstanden. Sie erklären ihr, dass bei einer Infektion des Rachenrings und damit auch der Tonsilla palatina eine Rötung auftritt. Bei Fortschreiten der Infektion kommt es zu den typischen Entzündungszeichen (Schwellung/Tumor, Rötung/Rubor, Schmerz/Dolor, Überwärmung/Calor, etc.). Gelegentlich finden sich auch Stippchen auf den Tonsillen. Diese sind ein Zeichen für eine bakterielle Infektion.
Bei einer Infektion im Halsbereich schwellen die Lymphknoten stark an. Bei Einbruch der Entzündung ins Gefäßsystem kann es sogar zu einer Sepsis (Blutvergiftung) kommen. Deshalb sollte man auch die Gefäßversorgung der Tonsillen kennen.

Was wissen Sie über die Innervation und die Gefäßversorgung der Tonsilla palatina?

Eine Infektion im Bereich des Rachens verursacht Halsschmerzen. Die sensible Innervation der Tonsilla palatina erfolgt über Fasern des **N. glossopharyngeus** (IX. Hirnnerv).
Die Blutversorgung der Tonsilla palatina wird über die **A. carotis externa** gespeist. Diese gibt mehrere Äste ab, aus denen die „Mandel" versorgt wird. Es handelt sich dabei um die A. lingualis, die A. pharyngea ascendens und die A. palatina ascendens (Ast der A. facialis).

Nachdem Sie die Anatomie ausgiebig erklärt haben, wenden Sie sich wieder Ihrer kleinen Patientin zu. Diese hat nach wie vor Schmerzen und Fieber.

Diagnose

Als Erstes stellen Sie eine Diagnose. Angesichts des Alters der Patientin und ihrer bisherigen Krankengeschichte halten Sie eine systemische Erkrankung wie z.B. eine Virushepatitis oder eine Leukämie für eher unwahrscheinlich. Eine Otitis, Ösophagitis oder weitere Infektion im Bereich des Kopfes scheint ebenfalls nicht die Ursache für die Schmerzen zu sein.
Am häufigsten findet sich in der Praxis die infektiöse Pharyngitis, verursacht durch Bakterien oder Viren.

> **!** Das Häufige ist in der Medizin häufig. Das Seltene selten. Auch wenn bei Examina immer das Seltene gefragt wird!

Sie entscheiden sich also in Anbetracht der körperlichen Untersuchung und der Anamnese, eine Pharyngitis aufgrund eines viralen Infektes zu diagnostizieren.

Therapie

Wie würden Sie vorgehen?

Bei der Therapie ist zu erwägen ob ein Antibiotikum, z.B. Penicillin G verabreicht werden soll. Da keine Stippchen bei der Racheninspektion zu sehen sind, kann mit einer Antibiose gewartet werden. Auf jeden Fall sollte eine fiebersenkende Therapie (z.B. mit Paracetamol-Zäpfchen) und eine lokale Schmerztherapie (z.B. mittels Lutschtabletten Dobendan®) eingeleitet werden.

Verlauf

Sie bitten die Mutter, sich am nächsten Tag mit Jasmina in Ihrer Praxis zur nochmaligen Untersuchung vorzustellen. Bei Befundverschlechterung wollen Sie ein Antibiotikum verabreichen.

Quintessenz Gerade im Kindesalter sind Halsschmerzen aufgrund von Infekten mit Bakterien oder Viren sehr häufig. Als Symptome finden sich dabei neben den Halsschmerzen häufig auch Fieber, Husten, Heiserkeit und Schwellung der Lymphknoten. Bei der Inspektion des Rachenraumes fällt dann ein geröteter lymphatischer Rachenring auf. Dieser besteht aus den Tonsillae palatinae und weiteren kleineren Tonsillen, also lymphatischem Gewebe. Der Rachenring dient als Barriere, an der sich von Mund und Nase kommende Keime „fangen" sollen. Die Pathogene werden in den Krypten der Tonsilla palatina nahe an Lymphfollikel herangebracht. Die hier ansässigen Abwehrzellen eliminieren dann das Pathogen.

Bei einer Infektion des Rachenraums kann die Gabe von Antibiotika sinnvoll sein, um primäre bakterielle Infektionen oder Superinfektionen bei viralen Entzündungen zu therapieren.

Fall 18

Anamnese

In der gynäkologischen Ambulanz stellt sich Frau Jodlbauer vor. Sie wurde vor drei Wochen von einem gesunden Jungen entbunden, den sie bisher problemlos gestillt hat. Seit drei Tagen klagt sie nun über starke Schmerzen in der linken Brust. Diese sei gerötet und überwärmt.

Aufnahmebefund

Frau Jodlbauer wirkt krank und leicht fiebrig. Sie hat offensichtlich Schmerzen im Bereich der Brust, was Sie an einer gewissen Schonhaltung erkennen können.
Bei der körperlichen Untersuchung stellen Sie eine überwärmte, stark druckschmerzhafte, gerötete und geschwollene linke Brust fest. Bei Druck auf die Brust entleert sich dickflüssige Milch. Die Lymphknoten in der Achselregion sind geschwollen und ebenfalls druckschmerzhaft. Die Patientin hat eine Körpertemperatur von 38,2 °C.

Wie lautet Ihre Verdachtsdiagnose?

?

Es scheint sich bei Frau Jodlbauer um eine **Entzündung der Brustdrüse** zu handeln. Es finden sich die typischen Anzeichen einer Entzündung: **Tumor** (Schwellung), **Calor** (Überwärmung), **Dolor** (Schmerz), **Rubor** (Rötung) und **Functio laesa** (Einschränkung der Funktion).

!

Die typischen Entzündungszeichen sind: Schwellung, Überwärmung, Schmerz, Rötung und Funktionseinschränkung.

Diagnostik

Wie gehen Sie weiter vor?

?

Zum Nachweis einer Entzündung im Bereich der weiblichen Brust sollten folgende Untersuchungen durchgeführt werden:

- **Laborchemische Untersuchungen:** Abnahme von Blut zur Feststellung erhöhter Entzündungszeichen. Dabei handelt es sich insbesondere um die Leukozytenzahl und den Wert CRP.
- **Mammasonographie:** Feststellung eines umschriebenen Areals in dem sich Eiter (= Abszess) sammelt. Bei einem umschriebenen Areal ist zeitgleich eine sonographisch gesteuerte Punktion möglich.
- **Mikrobiologische Untersuchungen:** Von der Milch werden Abstriche genommen und in ein mikrobiologisches Labor eingeschickt, um sie auf pathogene Keime untersuchen zu lassen.

Anatomie

Vor der Durchführung der Sonographie sollten Sie jedoch nochmals die Anatomie durchgehen.

Welches sind die Aufgaben der Brustdrüse?

Die Brustdrüse ist die größte Hautdrüse des Menschen. Sie dient der Milchproduktion nach einer Schwangerschaft und damit der Ernährung des Säuglings.

Wie ist die Brust aufgebaut?

Die Brust besteht aus drei Geweben: Dem **Drüsenkörper,** dem **Fettgewebe** und dem **Bindegewebe.**
Man unterteilt den Drüsenkörper in ca. **15–20 Lappen** (Lobi), die durch Bindegewebe voneinander getrennt sind. Jeder Lappen verfügt über einen eigenen **Milchgang** (Ductus lactiferus) und wird wiederum in **Läppchen** (Lobuli) unterteilt. Die Anzahl der Läppchen in der Brust variiert interindividuell stark. Ein Läppchen wird nochmals aufgeteilt in sog. **Milchbläschen** (Alveolen). Dabei handelt es sich um beerenförmige Endstücke in denen die Milch schließlich abgepresst wird.
Ein Milchgang mündet mit den Milchgängen der anderen Lobi in den **Sinus lactiferus,** ein gemeinsames Becken unterhalb der **Mamille.** Die Mamille stellt den **Ausführungsgang des gesamten Milchgangsystems** dar und verfügt über **glatte Muskulatur.** Diese ermöglicht eine Erektion der Mamille, wodurch das Stillen erleichtert wird.
Die Mamille ist vom sog. **Warzenvorhof** (Areola) umgeben. Dieser ist wie die Mamille pigmentiert und von der Umgebung scharf begrenzt. Hier münden die **Glandulae areolae,** die ein apokrines Sekret sezernieren.

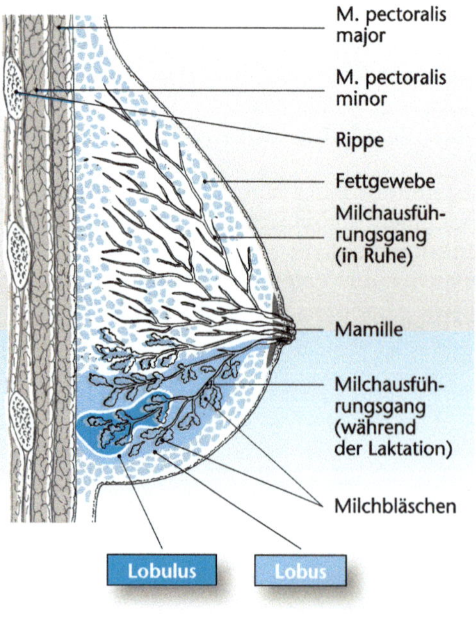

Abb. 18.1: Aufbau der Brustdrüse im Querschnitt. [8]

Das Fettgewebe umhüllt die Bestandteile des Drüsenkörpers und dient als Reservoir für das Fett, das schließlich mit der Milch abgeben wird.
Das Bindegewebe **umhüllt** den Drüsenkörper und das umgebende Fettgewebe. Es bildet **Septen,** welche die jeweiligen Lappen voneinander trennen. Im Bindegewebe und den Septen befinden sich **zahlreiche Nerven.**
Die Brust ist über straffes Bindegewebe, die sog. **Retinaculae,** mit der Fascia pectoralis des M. pectoralis major fest verbunden.

! Im Rahmen von hormonellen Umstellungen (z.B. Schwangerschaft) kann es zu einer Größenzunahme des Drüsenkörpers kommen. Dies macht sich als ziehender Schmerz im Bereich der Mammae bemerkbar, da die nervenfaserreichen Septen gedehnt werden.

Was wissen Sie über die Topographie der Brust?

Die weibliche Brust ist **paarig angelegt** und befindet sich in der Regel verschieblich verbunden mit der **Faszie des M. pectoralis major** im Bereich **zwischen der dritten bis sechsten Rippe.** Die Brust beginnt erst mit dem Anfang der Pubertät zu wachsen und ihre postpubertäre Größe ist interindividuell sehr verschieden.
Nach medial wird jede Brust von der Parasternallinie, nach lateral von der vorderen Axiallinie begrenzt.

Wie ist die arterielle Versorgung der Brust?

- **Rr. mammarii mediales** versorgen den **medialen Anteil** der Brust und stammen aus der A. thoracica interna, einem Ast der A. subclavia.
- **Rr. mammarii laterales** versorgen den **lateralen Anteil** der Brust und stammen aus der A. thoracica lateralis, einem Abgang aus der A. axillaris. Bei etwa der Hälfte der Frauen werden die Rr. mammarii laterales zusätzlich aus den jeweiligen **Aa. intercostales** gespeist.

Wie erfolgt die venöse Versorgung der Brust?

Die venöse Versorgung entspricht im Wesentlichen der arteriellen Versorgung.

Was wissen Sie über das Lymphabflusssystem der Brust?

Im Bereich der Mammae besteht ein zwischen den Lappen **stark vernetztes Lymphabflusssystem (Rete lymphaticum interlobulare).** Man unterscheidet vier regionäre Lymphknotenbereiche:

- **Nll. paramammarii:** Sie sind um die Brustdrüse herum angeordnet.
- **Nll. parasternales:** Sie finden sich neben dem Sternum auf der Innenseite des Brustkorbes, entlang der A. und V. thoracica interna.
- **Nll. axillares:** Sie liegen in der Tiefe der Achselhöhle und entlang des lateralen Randes des M. pectoralis major.
- **Nll. supraclaviculares:** Diese Gruppe liegt kranial der Klavikula.

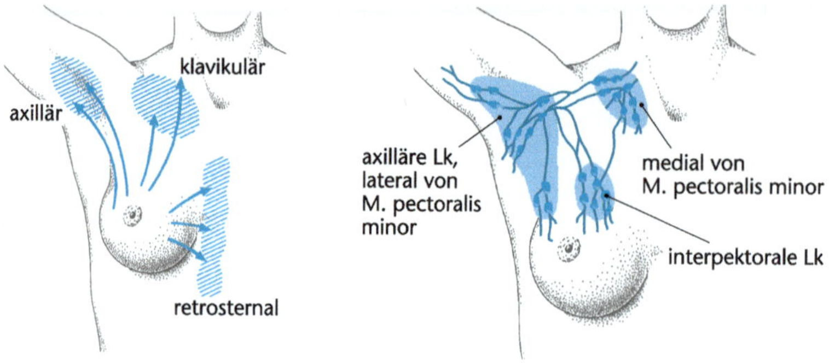

Abb. 18.2: Lymphabflussgebiete und Lymphknotenstationen der Mamma. [8]

> **!** Die genaue Kenntnis der Lymphabflusswege ist v.a. beim Mamma-Karzinom von großer Bedeutung. Man kann je nach der vom Karzinom befallenen Region in etwa die regionalen Lymphknotenmetastasen vermuten und operativ entfernen.

Je nach Lebensalter oder Fortpflanzungssituation ändert sich die Beschaffenheit des Mammagewebes. In der ruhenden Mamma wird keine Milch produziert, die Mamma der Frau in der Menopause enthält kaum noch Alveolen, etc.

Wie ist die Beschaffenheit der ruhenden Mamma?

Außerhalb der Stillzeit sind die Milchbläschen nur angedeutet ausgebildet, da sie kein Sekret bilden müssen. Die Milchgänge, die mit hochprismatischem bis kubischem Epithel ausgekleidet sind, verändern sich in Abhängigkeit vom Menstruationszyklus. In der zweiten Hälfte des Zyklus, bedingt durch eine steigende Östrogenkonzentration, weiten sich die Milchgänge. Das umgebende Gewebe lockert sich, die Brust wird weicher. Nach der Menstruation strafft sich das Bindegewebe und die Milchgänge verkleinern sich wieder.

Wie verändert sich die Brust im Klimakterium?

Durch einen langsamen Abfall der weiblichen Sexualhormone (Progesteron und Östrogen) kommt es zu einer Rückbildung des Parenchyms bis auf einige wenige Reste. Dieser Vorgang nimmt in der Regel Monate in Anspruch und setzt sich durch das gesamte Klimakterium fort.

Wie verändert sich die Brust während der Gravidität?

Bedingt durch die Schwangerschaft findet sich ein Anstieg der Sexualhormone Progesteron und Östrogen, die in der Plazenta gebildet werden.
In der Brust vergrößern sich durch den Einfluss dieser Hormone die Alveolen und die Milchgänge stark. Die Milchgänge verzweigen sich stärker als in der ruhenden Mamma. Es bilden sich neue Alveolen aus. Das Epithel der Alveolen ist isoprismatisch und einschichtig.
Im Laufe der Schwangerschaft nehmen die Brüste stark an Volumen zu. In den ersten Monaten sind sie deshalb sehr schmerzempfindlich. Das Epithel ändert sich von isoprismatisch nach hochprismatisch. Um die Alveolen ordnen sich Myoepithelzellen an, die später durch ihre Kontraktionen die Milch in den Milchgang pressen werden.
Die Laktation unterliegt einem hypothalamisch-hypophysären Regelkreis. In der Adenohypophyse wird das Hormon Prolaktin gebildet. Dieses Hormon ist für die Milchausschüttung verantwortlich. Kurz vor der Geburt ist die Prolaktin-Konzentration so hoch, dass Vormilch (Kolostrum) abgegeben wird. Ab diesem Zeitpunkt wird die Mamma zur Mamma lactans.

Die Muttermilch enthält Kohlenhydrate, Fette, Proteine und Abwehrfaktoren in einer solchen Zusammenstellung, dass sie die ideale Ernährung für den Säugling darstellt. Deshalb sollte mindestens sechs Monate gestillt werden.

Wie kommt es zum Abstillen?

Wird nicht mehr gestillt, staut sich die Milch in den Alveolen, diese reißen irgendwann durch den hohen Druck und bilden sich dann zurück. Die Stillperiode ist abgeschlossen, wenn sich neben der Brustdrüse auch die hormonelle Situation umstellt.

Diagnose

Ergebnisse
Labor: Bei Frau Jodlbauer findet sich im Blut eine starke Erhöhung der Entzündungsparameter: Leukozyten $18{,}2 \times 10^3/\mu l$ und CRP 6,70 mg/dl.
Ultraschall: In der Sonographie lassen sich keine umschriebenen Entzündungsherde nachweisen.
Mikrobiologie: Bei der Untersuchung der Abstriche durch den Mikrobiologen finden sich Bakterien (Staphylokokken).

Welche Diagnose stellen Sie?

Zusammenfassend stellen Sie die Diagnose einer **Mastitis puerperalis,** d.h. einer durch das Stillen bedingten bakteriellen Entzündung der Brüstdrüse.

Therapie

Was wäre Ihr Therapievorschlag?

?

Durch die bakterielle Entzündung sind Mutter und Kind gefährdet, die Mutter durch ein Fortschreiten der Entzündung, das Kind durch die Keime. Deshalb sollte vorübergehend mit dem Stillen aufgehört werden.
Bei Frau Jodlbauer wird die linke Brust mit kühlen Umschlägen ruhig gestellt, zudem wird ein Antibiotikum verabreicht (z.B. Cefuroxim i.v.).
Damit Frau Jodlbauer nach der Entzündung weiter stillen kann, wird die Milch abgepumpt und verworfen. Dadurch kann ein Abstillen vermieden werden.

Quintessenz Die Brustdrüse ist das Organ, das nach der Schwangerschaft zur Ernährung des Säuglings nötig ist. Dazu verfügt die Brust über ein Parenchymgewebe, welches Milch produziert. Auch bei der ruhenden Mamma ändert sich je nach Hormonstatus der Frau das Parenchym durch Erweiterung der Milchgänge oder deren Rückbildung.

In der Stillzeit kann es zu Entzündungen der Brustdrüse kommen. Diese sind in der Regel nicht lebensbedrohlich, sollten aber im Interesse von Mutter und Kind sofort behandelt werden. Da viele Antibiotika milchgängig sind, und um das durch die Entzündung gereizte Gewebe nicht zusätzlich zu belasten, sollte während einer Mastitis puerperalis auf das Stillen verzichtet werden. Die Milch sollte mittels mechanischer Vorrichtungen abgepumpt und bis zur Ausheilung der Mastitis verworfen werden.

Fall 19

Anamnese

Herr Hampel ist ein 33-jähriger Fußballspieler, der sich bereits mehrmals bei seinem Hausarzt wegen Schmerzen im Bereich des rechten Knies vorgestellt hatte. Beim gestrigen Spiel für die 2. Mannschaft des SV Wacker Burghausen (Zweitligist Fußball Bundesliga) hat er sich sein Knie verdreht. Seither klagt er über Schmerzen im Knie und schmerzhafte Bewegungseinschränkung.
Herr Hampel war eigentlich immer gesund, mit 15 Jahren hatte er eine Appendektomie, mit 18 Jahren eine Fraktur des linken oberen Sprunggelenks, die operativ versorgt werden musste, und mit 22 Jahren eine Fraktur von zwei Rippen. Medikamente nimmt er keine.

Aufnahmebefund

Bei der körperlichen Untersuchung zeigt sich ein 33-jähriger in gutem AZ und athletischem EZ (1,81 m; 80 kg). Der Patient hinkt rechts und hält das Knie leicht gebeugt.
Das rechte Knie ist im Vergleich zur Gegenseite leicht geschwollen. Es liegt ein diskreter Kniegelenkserguss vor.

> **!** Ein Kniegelenkserguss wird festgestellt, indem mit einer Hand der obere Rezessus des Knies nach distal ausgestrichen wird, mit der anderen Hand wird vorsichtig auf die Patella gedrückt. Bei einem ausgedehnten Erguss bemerkt man das sog. „Tanzen der Patella".

Bei stärkerer Beugung (= Flexion) gibt der Patient Schmerzen im Bereich des Kniegelenks an. Bei der Streckung (= Extension) fällt Ihnen auf, dass der Patient das Knie nicht vollständig ausstrecken kann; man nennt dies ein Streckdefizit. Bei der Untersuchung des Bandapparates des Knies durch Vagus- und Valgusstress (Druck auf das Knie von lateral bzw. medial) zeigen sich keine wesentlichen Beschwerden. Die Prüfung der Menisken ist für den Patienten schmerzhaft (sog. Steinmann-Test). Die Kreuzbänder werden mit dem so genannten Schubladenzeichen geprüft, d.h. der Patient hat das Knie 90° gebeugt und das Bein fest auf den Boden gestellt, worauf der Unterschenkel gegen den Oberschenkel verschoben wird. Eine Verschieblichkeit kann sowohl nach vorn als auch nach hinten vorliegen; man nennt dies „vordere und hintere Schublade". Bei einer vorderen Schublade besteht der Verdacht auf eine vordere Kreuzbandruptur, bei einer hinteren Schublade auf eine hintere Kreuzbandruptur. Herr Hampel zeigt kein Schubladenzeichen.

> **!** Manche Patienten haben sehr starke Schmerzen bei der körperlichen Untersuchung des Knies. Man sollte die Untersuchung trotzdem versuchen, bei zu starken Schmerzen aber nicht erzwingen.

Diagnostik

Welche diagnostischen Maßnahmen veranlassen Sie?

Bei Verdrehtraumen des Knies sollte neben einer genauen körperlichen Untersuchung auch eine apparative Diagnostik erfolgen. Zum Ausschluss größerer knöcherner Verletzungen sollte eine **Röntgen-Aufnahme** des Knies in zwei Ebenen erfolgen.

Ergebnis

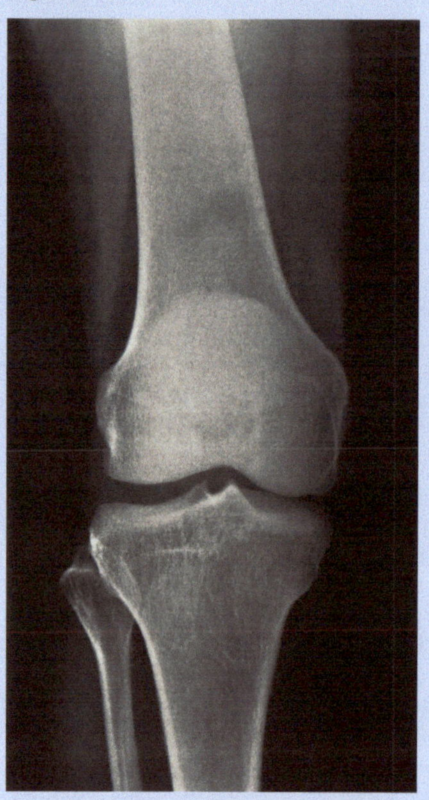

AAbb. 19.1: Röntgen-Aufnahme des Knies von Herrn Hampel, a.p. [23]

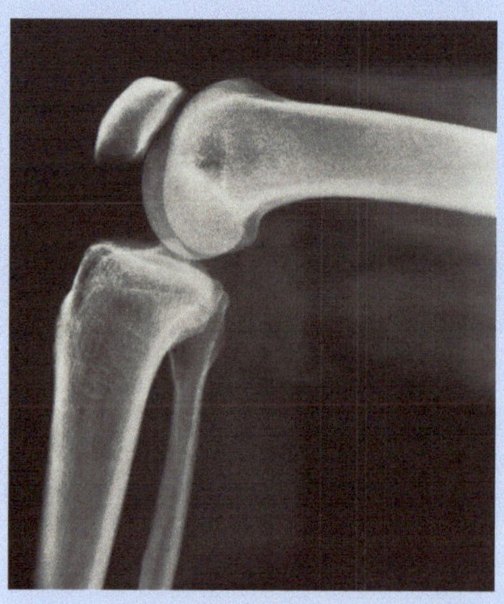

Abb. 19.2: Röntgen-Aufnahme des Knies von Herrn Hampel, seitlich. [23]

Können Sie eine knöcherne Verletzung erkennen?

Es liegt keine knöcherne Verletzung vor.

Zum Ausschluss einer Fraktur müssen immer zwei Ebenen geröntgt werden. Eine Ebene ist nicht ausreichend!

Welches weitere Vorgehen empfehlen Sie?

Da auf der konventionellen Aufnahme nichts zu erkennen ist, wird bei Herrn Hampel eine **MRT** (Magnetresonanztomographie) des rechten Knies durchgeführt.

Ergebnis
Bei der MRT ergibt sich der Verdacht auf eine Innenmeniskusläsion am rechten Knie.

Anatomie

Welche Aufgaben hat das Kniegelenk (Genu)?

Das Kniegelenk ist das größte Gelenk am menschlichen Körper. Es verbindet den Ober- mit dem Unterschenkel und ermöglicht so das Gehen.
Es kann in zwei Hauptachsen bewegt werden. Daher ergeben sich folgende Bewegungsmaße:
- **Extension** bis 10°, **Flexion** bis 130°
- **Innenrotation** bis 10°, **Außenrotation** bis 40°

Welche knöchernen Strukturen sind beteiligt?

Das Kniegelenk wird von folgenden Knochen gebildet:
- **Femur** (Oberschenkelknochen)
- **Patella** (Kniescheibe)
- **Tibia** (Schienbein).

Diese Knochen bilden eigentlich zwei Gelenke:
- **Femorotibialgelenk** zwischen Femur und Tibia
- **Femoropatellargelenk** zwischen Femur und Patella.

Die Fibula (Wadenbein) ist am Kniegelenk **nicht** beteiligt.

Das Kniegelenk ist also funktionell in zwei Teilgelenke unterteilt.

Wie ist das Femorotibialgelenk aufgebaut?

Das Gelenk zwischen Femur und Tibia besteht aus:
- **Femuranteil:**
  - **Kondylen:** Das Femur bildet den Gelenkkopf des Kniegelenks durch zwei Femurkondylen (Condylus medialis und lateralis). Dabei handelt es sich um spiralig gekrümmte Knochenausziehungen, die an ihren runden Anteilen mit Knorpel überzogen sind.
  - **Fossa intercondylaris:** Zwischen den Kondylen liegt ein Teil der Gelenkhöhle, die Fossa intercondylaris. Hier befinden sich die Kreuzbänder.

- **Tibiaanteil:**
  - **Kondylen:** An der Tibia finden sich ebenfalls zwei Kondylen (Condylus medialis und lateralis). Die tibialen Kondylen bilden die Gelenkpfanne. Dabei handelt es sich um zwei flache Gelenkflächen. Beide Kondylen sind wie auch die des Femurs mit Knorpel überzogen.
  - **Eminentia intercondylaris** und **Tuberculum intercondylare laterale** und **mediale:** Zwischen den Tibiakondylen befinden sich die Befestigungsstellen für die beiden Kreuzbänder. Dabei handelt es sich um knöcherne Vorsprünge der Tibia welche nicht von Knorpel überzogen sind.

Wo liegen die Menisken und was sind die Aufgaben dieser Strukturen?

Das Kniegelenk ist durch das Femorotibialgelenk streck- und beugbar. Damit auch Drehbewegungen im Kniegelenk möglich sind, hat sich die Natur sozusagen noch die Menisken einfallen lassen. Es handelt sich dabei um im Querschnitt keilförmig imponierende Scheiben. Die höhere Seite des Keils liegt immer zur Gelenkaußenfläche hin. Diese keilfömigen Knorpelscheiben liegen auf den Gelenkflächen der Tibia und sind dort beweglich und verformbar und können so den Drehbewegungen der Femurkondylen folgen. Man unterscheidet zwei Menisken:

- **Meniscus medialis:** Der größere der beiden Menisken. Er ist C-förmig und hat, da er mit der Gelenkkapsel des Knies und dem medialen Seitenband (Lig. collaterale tibiale) fest verwachsen ist, nur wenig Spielraum im Hinblick auf Drehung.
- **Meniscus laterale:** Der kleinere der beiden Menisken. Er ist nahezu kreisförmig und ist deutlich besser verschiebbar als der mediale Meniskus. Er ist über das Lig meniscofemorale posterius mit dem hinteren Kreuzband (Lig. cruciatum posterius) verbunden. Eine direkte Befestigung an der Gelenkkapsel fehlt jedoch.

Neben der Verbindung zu den o.g. Binnenstrukturen sind die Menisken über das Lig. transversum genus miteinander verbunden. Weitere kurze Fasern sind für die Verbindung zur Tibia verantwortlich und halten die Menisken an Ihrem Platz.
Bewegungen der Menisci: Der Meniscus medialis wird am stärksten durch eine Außenrotation des Knies belastet und bei einer Innenrotation entlastet. Der laterale Meniskus dementsprechend bei Innenrotation belastet und bei Außenrotation entlastet. Bei im Kniegelenk gestrecktem Bein sitzen die Kondylen des Femurs breitflächig auf den Menisken auf. Wird das Knie langsam gebeugt, verschieben sich die Menisken nach hinten und der Kontakt zu den Femurkondylen wird geringer.

Bei Verletzungen des Knies ist der mediale Meniskus aufgrund seiner festen Verbindung zur Gelenkkapsel und die daraus resultierende schlechtere Beweglichkeit deutlich häufiger betroffen. Eine Innenmeniskusläsion ist somit häufiger als eine Außenmeniskusläsion.

Was wissen Sie über die Gelenkhöhle und die Gelenkkapsel?

- **Gelenkhöhle:** In der großen Gelenkhöhle des Kniegelenks ist der vordere Teil von einem Fettpfropfen ausgefüllt. Dieses Fettpolster wird **Corpus adiposum infrapatellare** genannt; es liegt unter der Patella und buchtet sich über zwei Auswüchse, die **Plicae alares** in die Gelenkhöhle aus.
- **Gelenkkapsel:** Die Gelenkkapsel umgibt das Gelenk und besteht aus straffem Bindegewebe. Es schützt das Gelenk zusätzlich vor Luxation und gibt ihm bei Bewegungen Halt. Die Gelenkkapsel setzt am Femur etwa 1,5–2 cm oberhalb

des Beginns der Knorpelgrenze der Kondylen an. An der Tibia setzt die Gelenkkapsel am Knorpelrand der Gelenkfläche an. Verstärkt wird die Kapsel durch verschiedene Bänder, z.B. das Lig. patellae ventral, lateral und medial durch die Ligg. collaterale fibulare und tibiale.

Woraus besteht das Femoropatellargelenk?

Das Gelenk besteht aus dem Femur und der Patella:

- **Femuranteil:** Der Femuranteil besteht im Wesentlichen aus der Facies patellaris, einer mit Knorpel überzogenen Knochenfläche zwischen den beiden Femurkondylen.
- **Patella:** Die Kniescheibe (Patella) ist das größte Sesambein des menschlichen Körpers. Sie liegt in der Sehne des M. quadriceps femoris, die in diesem Bereich Lig. patellae genannt wird. Nach dorsal ist die Patella mit Gelenkknorpel überzogen und bildet hier mit ihrer so genannten Facies articularis die Gelenkfläche zum Femur hin. Die Patella bewegt sich bei Flexion und Extension des Kniegelenks, innerhalb der Facies patellaris, am Femur auf bzw. ab. Durch zwei Schleimbeutel, die **Bursa suprapatellaris** (oberhalb der Patella) und die **Bursa subcutanea prepatellaris** (unterhalb der Patella), einer Art Verschiebepolster, wird diese Patellabewegung zusätzlich unterstützt und gepolstert.

Was wissen Sie über den Bandapparat des Knies?

Das Knie verfügt über eine Vielzahl von Bändern, die zur Stützung des Knies und einer Erhöhung der Beweglichkeit beitragen. Man unterscheidet zwischen äußeren und inneren Bändern.

Welches sind die äußeren Bänder des Kniegelenks?

Die wichtigsten äußeren Bänder des Kniegelenks sind:

- **Lig. patellae:** Es zieht als Sehne des M. quadriceps femoris zur Tuberositas tibiae und enthält die Patella.
- **Lig. collaterale tibiale** (mediales Seitenband): Vom Ursprungsort, dem Epicondylus medialis femoris, zieht das Band unter Verstärkung der Gelenkkapsel zum Condylus medialis tibiae. Es ist fest mit der Gelenkkapsel und dem medialen Meniskus verwachsen.
- **Lig. collaterale fibulare** (laterales Seitenband): Vom Ursprungsort, dem Epicondylus lateralis femoris, zieht das Band unter Verstärkung der Gelenkkapsel, ohne mit dieser fest verwachsen zu sein, zum Caput fibulae.

Weitere Bänder sind:

- **Lig. popliteum obliquum:** Es verstärkt die hintere Wand der Gelenkkapsel.
- **Lig. popliteum arcuatum:** Es verstärkt die hintere Wand der Gelenkkapsel.
- **Retinacula patellare mediale und laterale:** Diese straffen Bänder verstärken die Gelenkkapsel nach vorne hin und halten die Patella nach den Seiten hin fest im Lig. patellae.

Welches sind die inneren Bänder des Kniegelenks?

Die inneren Bänder werden Kreuzbänder (Lig. cruciatum) genannt. Man unterscheidet:

- **Lig. cruciatum anterius:** Sein Ursprung liegt in der Fossa intercondylaris femoris, der Ansatz in der Tuberositas tibiae.
- **Lig. cruciatum posterius:** Sein Ursprung liegt in der Fossa intercondylaris femoris und der Ansatz in der Area intecondylaris anterior tibiae..

Aufgaben der Kreuzbänder sind die Stabilisierung des Knies bei gebeugtem Gelenk sowie der Schutz vor Überstreckung.

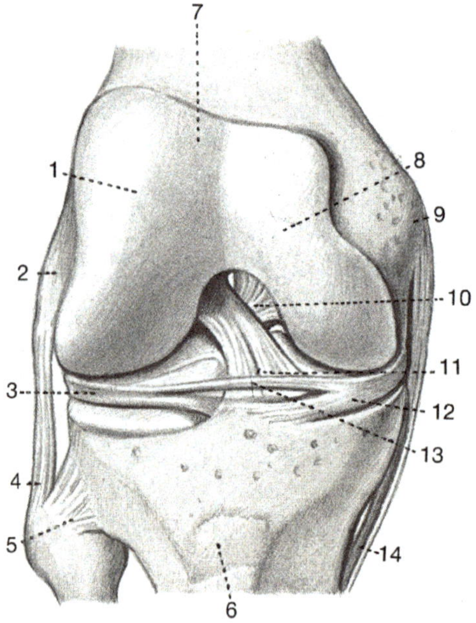

1 Condylus lateralis (femoris)
2 Epicondylus lateralis (femoris)
3 Meniscus lateralis
4 Lig. collaterale fibulare
5 Articulatio tibiofibularis
6 Tuberositas tibias
7 Facies patellaris
8 Condylus medialis (femoris)
9 Epicondylus medialis (femoris)
10 Lig. cruciatum posterius
11 Lig. cruciatum posterius
12 Meniscus medialis
13 Lig. transversum genus
14 Lig. collaterale tibiale

Abb. 19.3: Kniegelenk in der Ansicht von vorne ohne die Patella. [14]

Diagnose

Wie ist Ihr weiteres Vorgehen bei Herrn Hampel zur Sicherung der Diagnose?

Zur Sicherung der MRT-Diagnose wird eine **Arthroskopie** (ASK) durchgeführt. Man unterscheidet zwischen einer bilanzierenden oder diagnostischen und einer therapeutischen ASK. Bei der bilanzierenden oder diagnostischen ASK werden die Kniebinnenstrukturen untersucht, ohne dass dabei eine Therapie stattfindet.
Bei einer Arthroskopie wird über zwei kleine Schnitte im Bereich des Kniegelenks eine Kamera eingeführt. Über diese Kamera können die Binnenstrukturen des Kniegelenks begutachtet werden.

Ergebnis
Bei Herrn Hampel liegt eine Läsion des Innenmeniskus vor. Eine solche Verletzung findet sich bei Fußballspielern häufig.

Therapie

Welche therapeutischen Maßnahmen schlagen Sie vor?

Im Rahmen der ASK können neben einer Diagnose auch sofort therapeutische Maßnahmen begonnen werden. Über den zweiten Schnitt im Bereich des Kniegelenks kann ein Instrument eingebracht werden, mit dem nun unter Sicht der Meniskus luxiert und in anatomisch korrekter Position replatziert wird. Um die anatomisch korrekte Position zu sichern, wird mit einer speziellen Nahttechnik und kleinen Metallankern der Meniskus an der Tibia und dem Femur fixiert. Anschließend sollte das Knie für einige Wochen ruhiggestellt werden und zeitnah mit Krankengymnastik begonnen werden.

Quintessenz Das Kniegelenk ist das größte Gelenk des menschlichen Körpers und stellt die Verbindung zwischen Ober- und Unterschenkel dar. Es wird von Femur, Tibia und Patella gebildet. Die Bewegungsmöglichkeiten sind vielfältig, neben Beugung und Streckung sind auch Rotationsbewegungen möglich. Diese werden durch die Menisken ermöglicht. Dabei handelt es sich um „Beilagscheiben“ aus Fasernknorpel die zwischen den Kondylen von Femur und Tibia angebracht sind. Die Mensiken werden bei Binnentraumen häufig verletzt.

Umgeben werden die knöchernen Bestandteile des Kniegelenks von einer straffen Gelenkkapsel, die das Kniegelenk stabilisiert. Zudem wird das Gelenk durch eine Vielzahl von Bändern stabilisiert. Man unterscheidet dabei innere und äußere Bänder. Die wichtigsten inneren Bänder sind die Kreuzbänder (Lig. cruciatum anterius und posterius), die das Kniegelenk im Inneren stabilisieren. Die wichtigsten äußeren Bänder sind die Seitenbänder (Lig. collaterale laterale und mediale), welche die Kapsel von außen stabilisieren. Das mediale Seitenband ist fest mit Kapsel und medialem Meniskus verwachsen, weshalb der innere Meniskus deutlich häufiger verletzt wird.

Bei Verletzungen des Kniegelenks sollten neben konventionellen Röntgenaufnahmen auch MRT-Aufnahmen gemacht werden. Neben Ruhigstellung wird als therapeutische Maßnahme häufig eine Arthroskopie durchgeführt. Hier kann über minimalinvasive Maßnahmen eine Wiederherstellung verletzter Binnenstrukturen erreicht werden.

Fall 20

Anamnese

Die 32-jährige Frau Jakobs, die sich in Ihrer Praxis vorstellt, klagt seit zwei Tagen über Dysurie (schmerzhafte Blasenentleerung) und Pollakisurie (häufige Entleerung kleinerer Harnmengen). Das sei zwar sehr lästig, aber nicht weiter schlimm. In den letzten Stunden sei jedoch neben krampfartigen Unterbauchschmerzen auch blutiger Urin (Hämaturie) dazugekommen. Das Ganze sei doppelt unschön, zum einen wegen der Schmerzen, zum anderen, da sie mit Ihrem neuen Freund in zwei Tagen in den Urlaub fahren wolle.
In Ihrer Jugend habe Sie häufiger Blasenentzündungen gehabt. Ansonsten sei sie nie ernsthaft krank gewesen. Frau Jakobs nimmt keine Medikamente ein.

Aufnahmebefund

Bei der körperlichen Untersuchung stellen Sie eine erhöhte Temperatur von 38,3 °C fest. Ansonsten weist die Patientin einen guten AZ und EZ auf.
Bei der Palpation des Abdomens findet sich ein diffuser Druckschmerz im gesamten Unterbauch mit punctum maximum suprapubisch. Keine Abwehrspannung, Darmgeräusche sind regelrecht, keine Resistenzen im Bereich des Abdomens. Starke Schmerzen beim Wasserlassen. Ansonsten sind keine auffälligen Befunde zu erheben.

Welche Arbeitsdiagnose stellen Sie?

Angesichts der Anamnese (Dysurie, Pollakisurie, Hämaturie) und dem Untersuchungsbefund scheint eine **Blasenentzündung** (Urozystitis) vorzuliegen.

Diagnostik

Sie besprechen Ihre Verdachtsdiagnose mit Frau Jakobs.

Welche diagnostischen Schritte leiten Sie ein?

Bei Verdacht auf eine Blasenentzündung sollte als Erstes eine Untersuchung des Urins durchgeführt werden. Dazu bitten Sie die Patientin, ein wenig **Mittelstrahlurin** in einen Probenbecher zu geben. Die Probe geben sie anschließend ins Labor, wo die Auswertung stattfindet.
Unter Mittelstrahlurin wird der Urin verstanden, der nach Verwerfen der ersten Milliliter des Urins aufgefangen wird. Sinn dieser Maßnahme ist die Sicherstellung, dass der Urin nicht mit Bakterien aus der Urethra oder den Geschlechtsorganen verunreinigt ist.
Ein **Urinstatus** ist eine orientierende Untersuchung, bei der der Urin im Hinblick auf Bakterien, Leukozyten, Nitrit und Erythrozyten, etc. untersucht wird.
Bei Verdacht auf eine **bakterielle Verunreinigung** des Urins durch eine Entzündung sollte eine Kultur angelegt werden. Dabei werden die nachweisbaren Bakterien genau untersucht und ein Antibiogramm erstellt.

Ergebnis
Bei der Betrachtung des Urins fällt Ihnen eine etwas rötliche Verfärbung auf. Im Urin scheinen „Flocken" zu schwimmen.

Während Sie auf das Ergebnis des Urinstatus warten, erzählt Ihnen Frau Jakobs, dass Sie gehört habe, Frauen bekämen leichter eine Blasenentzündung als Männer. Sie möchte wissen, warum das der Fall ist, und ob diese Aussage überhaupt richtig sei. Dazu müssen Sie erst die Anatomie der weiblichen Harnröhre erklären. Sie setzen also zu einer längeren anatomischen Erklärung an.

Anatomie

Beschreiben Sie die Lage und den Verlauf der weiblichen Harnröhre.

Die weibliche **Harnröhre** (Urethra feminina) beginnt an der Unterseite der Harnblase. Hier liegt der **innere Harnröhrenmund** (Ostium urethrae internum). Sie zieht dann auf einer Strecke von etwa 3–5 cm zwischen der Symphyse und der Vorderwand der Vagina, mit der sie über ein bindegewebiges Septum (Septum urethrovaginale) verwachsen ist, zum **äußeren Harnröhrenmund** (Ostium urethrae externum), der hinter der Klitoris im Bereich des **Scheidenvorhofs** (Vestibulum vaginae) liegt.

Der Durchmesser der weiblichen Urethra beträgt etwa 7–12 mm. Die engste Stelle findet sich im Bereich des Ostium urethrae externum.

Was wissen Sie über die Verschlussmechanismen im Bereich der Harnröhre?

Die Harnröhre muss, um keinen stetigen Durchfluss zu haben, über Verschlussmechanismen verfügen, die willkürlich geöffnet werden können. Man unterscheidet hier zwei Verschlusssysteme:

- Verschluss des Ostium urethrae internum durch den **M. sphincter vesicae,** einem glatten Muskel, der keiner willkürlichen Steuerung unterliegt.
- Verschluss der Urethra im Bereich des Diaphragma urogenitale (gebildet durch die vordere Beckenbodenmuskulatur) durch einen Teil des M. transversus perinei profundus, den **M. sphincter urethrae.** Dieser Teil des Verschlussapparates kann willkürlich geöffnet werden.

Skizzieren sie kurz den histologischen Aufbau der Harnröhre.

Die Urethra ist aus drei Schichten aufgebaut.

Die äußerste Schicht bildet die **Tunica muscularis,** welche aus einer äußeren Ringmuskelschicht und einer inneren Längsmuskulatur besteht. Die Muskulatur umfasst die Harnröhre schraubenförmig. Nach kranial hin steht sie mit der Blasenmuskulatur in Kontakt.

Bei der **Tunica propria** handelt es sich um die Zwischenschicht, die Muskelschicht und Schleimhaut miteinander verbindet. In dieser Schicht findet sich ein Venenplexus, der Corpus spongiosum urethrae. Außerdem liegen hier die tubulären Schleimdrüsen (Glandulae urethrales).

Als innerste Schicht findet sich schließlich die **Tunica mucosa,** die Schleimhaut. Sie ist im Bereich der Urethra in Längsfalten angeordnet. Im oberen Teil der Urethra (Pars intramuralis) findet sich überwiegend Übergangsepithel, ähnlich dem der Blase. Im mittleren Abschnitt (Pars cavernosa) besteht die Schleimhaut hauptsächlich aus mehrreihigem hochprismatischen Plattenepithel, um schließlich im unteren Abschnitt, am Ostium urethrae externum, in mehrschichtig unverhorntes Plattenepithel überzugehen.

Bekommen Frauen leichter Blasenentzündungen?

? Im Vergleich zu Männern bekommen Frauen, aufgrund der anatomischen Gegebenheiten, wesentlich leichter Blasenentzündungen. Die weibliche Harnröhre erreicht nämlich nur etwa eine Länge von 3–5 cm, bis sie die Blase erreicht (☞ Abb 20.1). Die männliche Harnröhre dagegen ist 22–28 cm lang. Durch die geringere Länge der weiblichen Harnröhre, können Bakterien schneller in die Blase gelangen und dort eine Entzündung verursachen. Prädisponierende Faktoren für Blasenentzündungen bei Frauen sind unter anderem auch sexuelle Aktivität und das Halten des Urins bei Harndrang.

! Frauen ist nach dem Geschlechtsverkehr eine Miktion zu empfehlen. So können die Bakterien in der Harnröhre, die durch den Akt „hineinmassiert" wurden, sofort wieder ausgeschwemmt werden.

Frau Jakobs ist von Ihrem profunden Wissen sehr beeindruckt und möchte gleich die Gunst der Stunde nutzen, um noch einige Fragen an Sie zu richten, bis die Ergebnisse des Urinstatus vorliegen. Ihre Mutter, erzählt Frau Jakobs, leide ebenfalls unter Blasenproblemen. Da wäre schon auch interessant, wie die Blase aufgebaut ist.

Was wissen Sie über Lage und Aufbau der Blase?

? Die Harnblase liegt **retroperitoneal** im kleinen Becken, d.h., sie ist oben und seitlich mit Peritoneum bedeckt. Kranial der Harnblase liegen intraperitoneal Darmabschnitte des Dünn- und Dickdarms (hauptsächlich Colon sigmoideum) und bei der Frau der Uterus. Kaudal schließt der Beckenboden das Becken ab, bei Männern liegt hier auch die Prostata. Jeweils lateral finden sich bei der Frau die **Excavationes paravesicales,** und bei Männern der **Ductus deferens,** die Samenblasen und die Ampulla recti. Dorsal der Harnblase liegen bei der Frau die **Excavatio vesicouterina** sowie die Vorderwände von Vagina und Cervix uteri, beim Mann lediglich die **Excavatio rectovesicalis.** Ventral der Harnblase liegt bei beiden Geschlechtern das Spatium retropubicum.

! Die genaue Lage der Blase und ihrer Nachbarschaft ist bei einer Punktion der Blase von großer Bedeutung. Die Blase kann nur bei ausreichender Füllung (Kontrolle mittels Sonographie) punktiert werden, da sich nur in diesem Fall das Peritoneum mit den intraperitonealen Darmteilen weit genug hebt, um sicher die Blase und keine Darmbestandteile zu treffen.

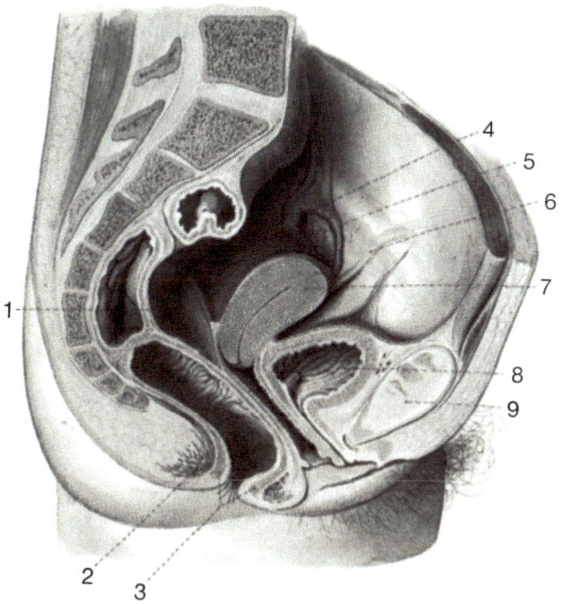

1 Plica rectouterina
2 M. sphincter ani externus
3 M. sphincter ani internus
4 Tuba uterina (Salpinx)
5 Ovarium
6 Lig. teres uteri
7 Uterus
8 Vesica urinaria
9 Symphysis pubica

Abb. 20.1: Medianschnitt durch das weibliche Becken: Organe in unmittelbarer Nachbarschaft zur Harnblase. Gut zu erkennen ist die kurze Urethra. [16]

Bei der Harnblase handelt es sich um ein muskuläres Hohlorgan, dessen Größe, je nach Füllungszustand, starken Schwankungen unterliegt.
Man unterscheidet an der Harnblase:

- Die **Blasenspitze (Apex vesicae),** an der die Plica umbilicalis mediana befestigt ist.
- Den **Blasenkörper (Corpus vesicae),** der den Hauptteil der Blase bildet.
- Den **Blasengrund (Fundus vesicae),** der den Boden der Blase bildet. In diesem Bereich fällt als besondere Struktur das **Triginum vesicae** auf der Innenseite des Fundus auf. Das Dreieck wird an den Ecken von den beiden Harnleitern (Ureteren) und der Harnröhre (Urethra) gebildet. Das Übergangsepithel ist in diesem Bereich gestrafft und faltenlos.

Die Muskulatur der Harnblase besteht aus einer inneren Schicht von längs verlaufender glatter Muskulatur (Stratum longitudinale internum) und einer mittleren Schicht aus zirkulär angeordneten Fasern (Stratum circulare) sowie einer weiteren Längsschicht glatter Muskulatur (Stratum longitudinale externum). Die Muskelfaserschichten gehen ineinander über, und bilden als Gesamtes den **M. detrusor vesicae.**

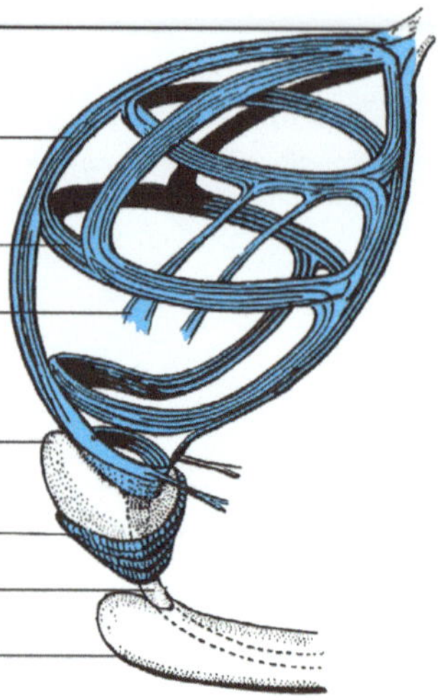

Abb. 20.2: Übersicht über die Harnblasenmuskulatur beim Mann. [10]

Können Sie den Befestigungsapparat der Blase beschreiben?

Die Harnblase wird über eine Vielzahl von Bändern in ihrer anatomisch korrekten Position gehalten. Man unterscheidet dabei zwischen:

- **Lig. pubovesicale,** das den Fundus vesicae mit der Symphyse verbindet

Bei der **Frau** zusätzlich:

- **Septa rectovesicalia,** Fasern die vom Os sacrum und vom Rektum zur Harnblase ziehen.

Beim **Mann** zusätzlich:

- **Ligg. puboprostatica:** Sie verbinden die Symphyse mit der Prostata
- **Septa rectoprostatica:** Sie verbinden die Prostata mit Os sacrum und Rektum.

Beim Mann ist die Prostata fest mit dem Fundus vesicae verbunden, weswegen der Bandapparat der Harnblase an der Prostata ansetzt.

Im Alter oder durch Geburten können sich insbesondere bei der Frau, bedingt durch eine Erschlaffung der Bänder und der Beckenbodenmuskulatur, Inkontinenzsymptome entwickeln. Der Harn kann dann nicht mehr richtig gehalten werden und es kommt zu ungewolltem Harnabgang.

Diagnose

Ergebnis

Endlich ist der Urinstatus da. Das Ergebnis sieht folgendermaßen aus:
Leukozyten +++; Erythrozyten +; Bakterien +++, Nitrit positiv.

Wie interpretieren Sie das Ergebnis?

Genau wie vermutet, liegt eine **Blasenentzündung** vor. Die Hämaturie kann dabei begleitend auftreten und ist nicht als schwerwiegende Komplikation zu werten.

Therapie

Welche Therapie schlagen Sie vor?

Die Therapie der Harnwegsinfektion besteht in der sofortige Gabe von **Antibiotika.** Vorher kann noch Urin für eine Probe für eine mikrobiologische Kultur entnommen werden. Mittel der Wahl sind Antibiotika der Trimethoprim-Sulfamethoxazol-Gruppe (z.B. Cotrim forte®) über drei bis fünf Tage. Zusätzlich sollte die Patientin viel Flüssigkeit zu sich nehmen, z.B. Blasentee, um einen Spüleffekt zu erzielen.

Quintessenz Bedingt durch die kurze Urethra (3–5 cm) kommt es bei Frauen häufiger als bei Männern zu Harnwegsinfekten. Diese äußern sich in Schmerzen beim Wasserlassen (Dysurie), häufigem Harndrang (Pollakisurie) und ggf. leichtem Fieber, Hämaturie und Unterbauchschmerzen. Die Diagnose wird klinisch und über einen Urinstatus gestellt. Zur Therapie werden sofort Antibiotika verabreicht.

Die Urethra besteht aus drei Teilen, der Pars intramuralis aus Übergangsepithel, der Pars cavernosum aus mehrreihig hochprismatischem Epithel und dem Ostium urethrae externum, dem Ausgang aus der Urethra im Bereich des Scheidenvorhofes, aus mehrschichtig unverhorntem Plattenepithel.

Die Harnblase liegt retroperitoneal; sie ist ein muskuläres Hohlorgan, dessen Größe vom Füllungsstand abhängig ist. Bei der Frau steht sie in enger Beziehung zu den weiblichen Geschlechtsorganen, weswegen Sie bei Tumorerkrankungen dieser Organe häufig mit betroffen ist. Die Blase ist mit Schleimhaut, dem sog. Übergangsepithel, ausgekleidet, in ihrer Wand finden sich als Tunica muscularis drei Muskelschichten, die zusammen den M. detrusor vesicae bilden. Die Blase ist an einem Bandapparat aufgehängt und behält dadurch ihre Form und Lage innerhalb des kleinen Beckens. Ist der Bandapparat defekt oder bedingt durch degenerative Erkrankungen lax, kann es zu einem Absinken der Blase mit Blasenentleerungsstörungen kommen.

Fall 21

Anamnese

In Ihre Ambulanz wird Herr Matthias Kneus mit dem Krankenwagen eingeliefert. Der Patient leidet unter Atemnot, ist kaltschweißig und hypoton. Die mitgefahrene Freundin des Patienten, Frau Rippler, gibt an, dass Herr Kneus am Abend plötzlich über starke Oberbauchschmerzen geklagt habe, die in die linke Schulter ausstrahlen würden. Anschließend sei relativ rasch die aktuelle Symptomatik aufgetreten.
Auf Nachfragen gibt Frau Rippler an, dass der Patient vor vier Tagen bei einem Motorcross-Rennen mit dem Motorrad gestürzt sei und den Lenker in den Bauch gestoßen bekommen habe.
Herr Kneus ist ein junger gesunder Mann. Als Kind wurden dem Patienten der Blinddarm und die Mandeln entfernt. Mit 18 Jahren zog sich Herr Kneus eine Kreuzbandruptur des rechten Knies zu. Er nimmt keine Medikamente ein, raucht nicht und trinkt nur gelegentlich Alkohol.

Aufnahmebefund

In der Aufnahmeuntersuchung zeigt sich ein 28-jähriger Mann in gutem EZ und schlechtem AZ. Anamnestisch ist Herr Kneus 1,86 m groß und wiegt 90 kg. Der Patient ist sehr blass, kaltschweißig, der Blutdruck liegt bei 80/45 mmHg, die HF beträgt 136/min. Die Herztöne sind rein und rhythmisch, das Atemgeräusch ist über beiden Lungen vesikulär. Die Atembewegungen sind schmerzbedingt stark eingeschränkt.
Das Abdomen ist gespannt und schmerzhaft, der Klopfschall ist dumpf.
„Wir haben nach dem Sturz einen Arzt aufgesucht. Er hat Matthias untersucht und gesagt, dass ihm nichts fehlt. Was ist denn jetzt passiert?“ fragt Frau Rippler.

Welche Arbeitsdiagnose stellen Sie?

Die Schocksymptomatik des Patienten zusammen mit dem stumpfen Bauchtrauma in der Anamnese macht eine **zweizeitige Milzruptur** wahrscheinlich. Im Gegensatz zu einer einzeitigen Milzruptur wird bei einer hierbei primär nur das Parenchym verletzt, es entsteht ein zentrales oder subkapsuläres Hämatom. Nach einem symptomfreien Intervall von bis zu mehreren Tagen tritt eine Kapselruptur ein.

Welche anatomischen Strukturen können betroffen sein?

Das betroffene Organ ist in diesem Fall die Milz. Abgeklärt werden muss aber auch eine eventuelle Leberruptur.
Frau Rippler ist sehr besorgt. „Ist es denn nun die Leber oder die Milz?“

Diagnostik

Welche diagnostischen Maßnahmen schlagen Sie vor?

Sie erklären der Freundin des Patienten, dass sie als erstes über einen venösen Zugang Blut für eine **laborchemische Untersuchung** entnehmen. Sie legen dabei besonderes Augenmerk auf die Werte des Blutbildes, Elektrolyte, Leberwerte wie GOT, GPT und γ-GT sowie auf Entzündungsparameter wie das CRP.

Die wichtigste Untersuchung ist jedoch eine **Abdomensonographie,** mit der ein Milzhämatom und freie Flüssigkeit in der Bauchhöhle nachgewiesen werden kann. Zielführend sind auch eine **Abdomen-Röntgenaufnahme** im Stehen und eine **Peritoneallavage.**

Die Peritoneallavage ist eine veraltete Methode. Dabei wird über einen kleinen Schnitt im Bereich des Abdomens ein Katheter eingeführt. Anschließend wird 1 Liter physiologische Kochsalzlösung infundiert und wieder abgelassen. Ist die Kochsalzlösung dann rot oder stuhlig, liegt eine Verletzung innerer Organe vor. Allerdings ist dieses Verfahren im CT-Zeitalter kaum noch gebräuchlich.

Ergebnisse

Laborchemische Untersuchung: Die Laborwerte zeigen einen starken Hämoglobin-Abfall sowie eine Leukozytose und eine Thrombozytose.

Ultraschall: Die Abdomensonographie zeigt ein großes subkapsuläres Hämatom der Milz sowie freie Flüssigkeit im Douglas-Raum.

Aufgrund der eindeutigen Sonographiebefunde unternehmen sie keine weiteren Untersuchungen, um nicht unnötig Zeit zu verlieren.

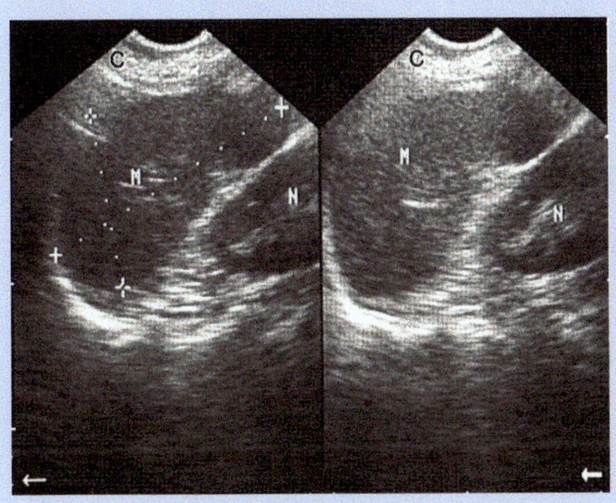

C kranial
M Milz
N Niere

Abb. 21.1: Normale Milz in der sonographischen Ansicht. [22]

Welche Diagnose stellen Sie?

Die Laborwerte und die Abdomensonographie beweisen eine Milzruptur. Das Hämatom und die Anamnese stehen für eine zweizeitige Ruptur.

Anatomie

Können Sie kurz die Aufgabe und Größe der Milz beschreiben?

Die Milz ist Teil der lymphatischen Organe. Sie dient der **Filterung** von alten oder zerstörten Erythrozyten sowie die Reinigung des Blutes von Antigenen. Darüber hinaus bildet die Milz Lymphozyten und dient so der **Immunabwehr.** Beim Fetus werden in der Milz zudem Erythrozyten gebildet.

Etwa 30% der Thrombozyten werden in der Milz gespeichert und durch Adrenalin wieder freigesetzt. Die Milz ist ca. 4 cm dick, 7 cm breit und 11 cm lang, sie wiegt ca. 170 g.

Sie liegt im linken Oberbauch unterhalb der unteren Rippen.

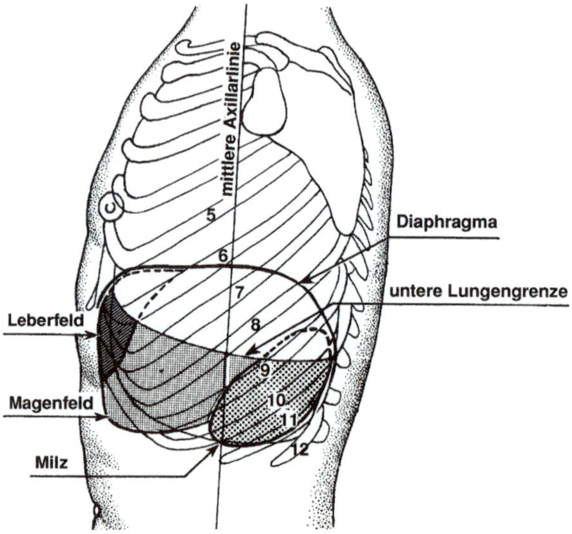

Abb. 21.2: Lage der Milz in Projektion auf die Brustwand. [19]

Was wissen Sie über die Oberfläche der Milz?

Man unterscheidet zwei Flächen:

- **Facies diaphragmatica:** Sie liegt unter der Zwerchfellkuppel
- **Facies visceralis:** Sie liegt den anderen Eingeweiden an, die Facies gastrica dem Magen, die Facies colica der linken Kolonflexur und die Facies renalis der linken Niere.

Am Milzhilus treten die Gefäße in die Milz ein. Er liegt zwischen der Facies gastrica und der Facies renalis. Der Hilus ist der einzige Teil der Milz, der nicht vom Peritoneum überzogen ist – die Milz liegt intraperitoneal.

Wie ist die Milz im Bauchraum fixiert?

Die Milz ist durch verschiedene Bänder im Bauchraum fixiert:

Lig. gastrosplenicum (Lig. gastrolienale): Es zieht vom Milzhilus zur großen Kurvatur des Magens und enthält die A. und V. gastrica brevis sowie die A. gastroomentalis sinistra.

Lig. splenorenale (Lig. lienorenale): Es zieht vom Milzhilus zur Bauchwand, zum Zwerchfell und zum Pankreasschwanz. Dieses Band enthält die A. und V. splenica.

Zwischen beiden Bändern liegt die Bursa omentalis, eine bis zum Milzhilus reichende Tasche.

Wie erfolgt die Gefäßversorgung der Milz?

Die Milz erhält sauerstoffreiches Blut aus der **A. splenica,** die als stärkster Ast aus dem Truncus coeliacus abzweigt. Vor dem **Milzhilus** teilt sie sich in zwei Hauptäste, die sich innerhalb der Milz wiederum in fünf bis zehn **Balkenarterien** teilen. Diese verzweigen sich weiter zu **Pulpaarterien,** die in der roten Milzpulpa verlaufen und von einer periarteriellen Lymphscheide umgeben sind. Die Lymphscheide verdickt sich zunehmend, es entsteht ein **Milzfollikel.** Das im Milzfollikel verlaufende Gefäß heißt **Zentralarterie**. Sie teilt sich noch innerhalb des Milzfollikels in die **Pinselarteriolen.** Diese Arteriolen ziehen in das retikuläre Bindegewebe und münden dort in die **Kapillaren.** Von dort fließt das Blut weiter in den **Milzsinus** oder das Retikulum der **roten Pulpa.**

Das venöse Blut wird über die **V. splenica** in die **V. portae** drainiert und gelangt so zur Leber.

Können Sie grob den histologischen Aufbau der Milz beschreiben?

Die Milz wird von einer Tunica serosa und einer bindegewebige Kapsel umgeben. Vom Milzhilus ausgehende Milztrabekel (Trabeculae splenici) ziehen ins Innere der Milz. Dort zweigen sie sich auf und verschmelzen untereinander. Das retikuläre Bindegewebe, das zwischen den Trabekeln liegt, wird Milzpulpa genannt. Man unterscheidet zwischen roter und weißer Milzpulpa.

Was ist die rote Milzpulpa?

Sie besteht aus Retikulumzellen und -fasern, die die Pulpastränge (Chordae splenicae) bilden, sowie aus dem Milzsinus und Blutzellen, die in dem Netz aus Pulpasträngen liegen.

Durch die Netzstruktur wird die Fließgeschwindigkeit des Blutes vermindert. Durch Poren zwischen den Endothelzellen des Milzsinus gelangt das Blut in die Pulpastränge, wo alte und verformte Erythrozyten hängen bleiben und so herausgefiltert werden.

Was ist die weiße Milzpulpa?

Sie liegt in der roten Pulpa verstreut und besteht aus den Milzfollikeln und Arterien, die von Lymphscheiden umgeben sind. In diesen Lymphscheiden kommt es zum Antigenkontakt und so zur Proliferation von Immunoblasten. Die Milzfollikel sind kleine Lymphknoten, die aus Retikulumzellen und Bindegewebsfasern bestehen. Zwischen diesen Fasern liegen B-Lymphozyten und T-Lymphozyten sowie Makrophagen.

Therapie

„Was kann man denn jetzt tun?“ möchte Frau Rippler wissen, die sieht, dass sich der Zustand ihres Freundes zunehmend verschlechtert.

Welche Therapie schlagen Sie vor?

Bei einer Milzruptur ist eine schnelle Therapie angezeigt, da es sonst zu großen Blutverlusten aus der Milz kommt. Herr Kneus wird zügig in den Operationssaal gebracht. Es wird eine mediane Laparotomie durchgeführt. Primäres Ziel, besonders bei peripheren Rupturen, ist immer, die Milz zu erhalten, z.B. durch eine Übernähung, Koagulation oder Fibrinklebung. Gelingt dies nicht, muss die Milz entfernt werden.

Verlauf

Herr Kneus Milz kann nicht erhalten werden. Es wird daher eine Splenektomie durchgeführt. Außerdem erhält Herr Kneus Volumenersatz und Erythrozytenkonzentrate, um den Kreislauf zu stabilisieren.

Es sollte auf jeden Fall versucht werden, die Milz zu erhalten. Ohne die Milz fehlt ein wichtiges Organ des Immunsystems, und der Körper kann leichter erkranken. Ist die Milzexstirpation trotzdem unumgänglich, sollte nach der Rekonvaleszenz eine Impfung gegen Pneumokokken erfolgen. Damit wird eine gefährliche Komplikation bei Zustand nach Milzexstirpation, nämlich die Pneumokokkensepsis, verhindert.

Quintessenz Eine Milzruptur ist eine nicht zu unterschätzende Komplikation beim stumpfen Bauchtrauma. Sie liegt im Bereich des linken Oberbauches unmittelbar dem Zwerchfell, den Rippen und der linken Niere an. Umgeben ist die Milz von einer Kapsel. Darunter ist das Milzgewebe relativ leicht verletzbar.

Aufgabe der Milz ist als Teil der Organe des Immunsystems die Herstellung von Immunoblasten und das Erkennen von pathologischen Strukturen sowie deren Eliminierung in der weißen Pulpa. Zudem sorgt die Milz in der roten Pulpa für den Abbau der „älteren“, verbrauchten Erythrozyten.

Selten kommt eine spontane Milzruptur vor. Die Prognose wird maßgeblich von der Zeitspanne zwischen Ruptur und Therapie bestimmt. Die Letalität beträgt 5–15%. Diese Zahlen zeigen, wie wichtig die Kenntnis über Krankheitsbild und Anatomie dieser Bereiche ist.

Fall 22

Anamnese

Ihre 16-jährige Nichte Barbara stellt sich um 18.00 Uhr abends bei Ihnen in der Klinik vor. Sie ist beim Leichtathletikfest ihrer Schule umgeknickt und klagt nun über starke Schmerzen im Bereich des linken Sprunggelenks.
Sie wissen von Ihrer Nichte, dass sie keine wesentlichen Vorerkrankungen hat. Vor vier Jahren war eine Appendektomie durchgeführt worden. Als Hochleistungssportlerin raucht sie nicht. An Medikamenten nimmt Sie lediglich die Antibaby-Pille ein.

Aufnahmebefund

Bei der körperlichen Untersuchung beschränken Sie sich auf die beiden Fußgelenke. Als Sie Barbara in einen Behandlungsraum bitten, fällt Ihnen ein starkes Hinken links auf.
Sie bitten sie, beide Schuhe und Socken auszuziehen und sich auf die Untersuchungsliege zu legen.

> **!** Bei Verletzungen im Bereich eines Gelenks immer die gesunde Seite zum Vergleich untersuchen!

Bereits bei der Inspektion fällt Ihnen eine Schwellung im Bereich des linken Außenknöchels auf. Die Beweglichkeit im Fußgelenk ist stark eingeschränkt. Es zeigt sich bereits ein diskretes Hämatom. Bei der Palpation fällt Ihnen eine Überwärmung im Bereich des oberen Sprunggelenks auf. Ihre Nichte gibt bei Berührung und Palpation des Außenknöchels Schmerzen an. Zur Prüfung des Bandapparates wird der sog. Talusvorschub getestet, dazu umfassen Sie mit einer Hand den Talus von vorn und von hinten den Unterschenkel. Anschließend verschieben Sie beide Strukturen gegeneinander. Bei Barbara zeigt sich kein Talusvorschub, d.h. die Strukturen können nicht stark gegeneinander verschoben werden. Es liegt daher mit großer Wahrscheinlichkeit keine Verletzung des Bandapparates (i.S. einer Ruptur) vor.

Welche Arbeitsdiagnose können Sie stellen?

? Es handelt sich um eine Verletzung im Bereich des Fußgelenks. Diese entstehen häufig durch „Umknicken“, d.h. einer übermäßigen Supination oder Pronation im Fußgelenk.
Am häufigsten ist bei diesem Unfallmechanismus eine **Zerrung des Bandapparates** bzw. ein **Bänderriss**. Seltener sind Frakturen im Bereich des Außenknöchels.

Diagnostik

Welche diagnostischen Maßnahmen schlagen Sie vor?

? Da Sie keine sicheren Frakturzeichen nachweisen können, sollte eine **Röntgenaufnahme** des Knöchels bzw. des Fußgelenkes in zwei Ebenen durchgeführt werden. Sie schicken Barbara also zum Röntgen.

Ergebnis

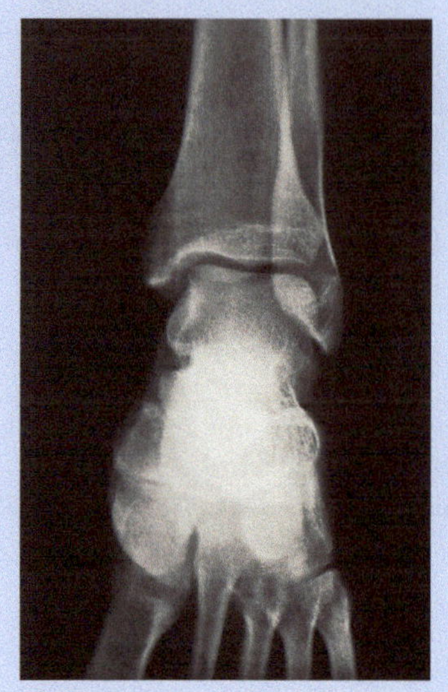

Abb. 22.1: Sprunggelenk links a.p. [23]

Abb. 22.2: Sprunggelenk links seitlich. [23]

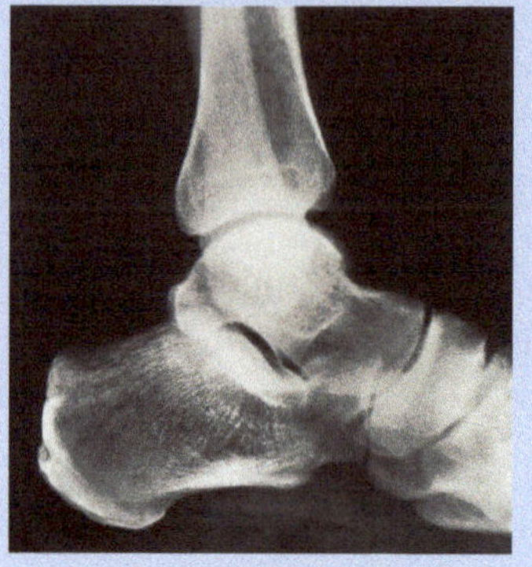

Was erkennen Sie auf den Röntgenbildern?

Sie erkennen auf keinem der beiden Röntgenbilder eine Fraktur im Bereich des Sprunggelenks.

Anatomie

Da es sich um Ihre Nichte handelt, bitten Sie Ihren Chefarzt, noch einen Blick auf das Röntgenbild zu werfen. Er findet ebenfalls keine Fraktur. Im Gespräch möchte er aber von Ihnen wissen, wie das Fußgelenk aufgebaut ist.

Was ist das Fußgelenk?

Das Fußgelenk ist das Gelenk, das eine Bewegung des Fußes gegenüber dem Unterschenkel ermöglicht. Es besteht aus mehreren Teilgelenken. Man unterscheidet zwischen dem:

- **Oberen Sprunggelenk:** Oberhalb des Talus
- **Unteren Sprunggelenk:** Unterhalb des Talus, wobei hier nochmals unterschieden wird zwischen dem
  - vorderen unteren Sprunggelenk
  - hinteren unteren Sprunggelenk.

Was wissen Sie über den Aufbau des oberen Sprunggelenks?

Das obere Sprunggelenk wird von der **Malleolengabel** und dem **Talus** gebildet. Die Malleolengabel besteht aus den jeweils distalen Enden von Tibia und Fibula. Sie stellt die Gelenkpfanne im oberen Sprunggelenk dar. Der Gelenkkopf wird von der Trochlea tali (= Sprungbeinrolle) gebildet.

Welche Bewegungsmöglichkeiten finden sich beim oberen Sprunggelenk?

Beim oberen Sprunggelenk handelt es sich um ein Scharniergelenk, d.h. das Gelenk verfügt nur über einen Freiheitsgrad. An Bewegungen sind das Heben des Fußes **(Dorsalflexion)** und das Senken **(Plantarextension)** möglich. Die Dorsalflexion ist normalerweise bis etwa 20°, die Plantarextension bis 30° möglich.

Wie ist der Bandapparat im oberen Sprunggelenk aufgebaut?

Im Bereich des oberen Sprunggelenks liegt nur eine sehr dünne Gelenkkapsel vor. Diese setzt an der Knochen-Knorpelgrenze von Tibia und Fibula an und reicht dann bis zum Talushals.

Die sehr dünne Gelenkkapsel wird durch Bänder verstärkt, die sich zu beiden Seiten von den Malleolen zum Talus und zum Kalkaneus ziehen. Man unterscheidet zwischen lateralem und medialem Bandapparat:

Lateral finden sich folgende Bänder:

- Das **Lig. calcaneofibulare** → vom Malleolus lateralis (distaler Teil der Fibula) zum lateralen Teil des Kalkaneus.
- Das **Lig. talofibulare anterius** und **posterius.**

> Die Bänder des oberen Sprunggelenks sind klinisch wichtig. Gerade bei einer Supinationsverletzung sind die lateralen Bänder, insbesondere das Lig. talofibulare anterius, durch Zerrung oder Ruptur betroffen.

Medial liegt das **Lig. mediale,** das stärkste Band des oberen Sprunggelenks. Dieses Band, das im Wesentlichen eine Abduktion des Fußes verhindern soll, ist in vier Teile unterteilt und reicht vom Malleolus medialis (distaler Teil der Tibia) bis zu den proximalen Fußwurzelknochen.

Aus welchen Teilen ist das untere Sprunggelenk aufgebaut?

Beim unteren Sprunggelenk wird funktionell zwischen dem vorderen und dem hinteren unterschieden. Getrennt werden diese zwei Teilgelenke durch das im Sinus tarsi liegende Lig. talocalcaneum interosseum. Dieses Band teilt nicht nur das untere Sprunggelenk in zwei Teile, sondern hemmt auch übermäßige Supinationsbewegungen.

- **Vorderes unteres Sprunggelenk:** Der Gelenkkopf wird vom Talus gebildet, die Pfanne vom Kalkaneus, dem Os naviculare und dem Lig. calcaneonaviculare plantare.
- **Hinteres unteres Sprunggelenk:** Das hintere Sprunggelenk wird nur vom Talus und dem Kalkaneus gebildet.

Was wissen Sie über den Bandapparat des unteren Sprunggelenks?

Am unteren vorderen Sprunggelenk lassen sich folgende Bänder identifizieren:

- **Lig. calcaneonaviculare plantare** (Pfannenband): Dabei handelt es sich um ein verknorpeltes Band, welches vom Kalkaneus zum Os naviculare reicht. Es ist an der Bildung der Gelenkfläche beteiligt.

- **Lig. plantare longum:** Es hält die Fußwurzelknochen durch einen breiten, fächerförmigen Bau in der richtigen Stellung und sichert dadurch die Stabilität des Gelenks. Es reicht vom Kalkaneus bis zu den Mittelfußknochen und verläuft an der Fußsohle.
- **Lig. talonaviculare:** Es reicht vom Talus zum Os naviculare und verstärkt nach dorsal die Gelenkkapsel.

Welche Bewegungen können im unteren Sprunggelenk ausgeführt werden?

Es können zwei Bewegungen ausgeführt werden. Zum einen die **Pronation,** d.h. das Heben des lateralen Fußrandes mit gleichzeitiger Abduktion und Dorsalflexion. Dabei können bis knapp 30° erreicht werden. Die andere Bewegung ist die **Supination,** das Gegenteil der Pronation, d.h. das Heben des medialen Fußrandes bei gleichzeitiger Adduktion und Plantarflexion bis maximal 50°.

Diagnose

Sie erklären Barbara die Diagnose. Es handelt sich mit großer Wahrscheinlichkeit um eine **Zerrung des Bandapparates.**

Therapie

Welche therapeutischen Optionen gibt es?

Bei einer Zerrung des Bandapparates kann eine spezielle Schiene, z.B. die Aircast®-Schiene angelegt werden. Diese schient das Sprunggelenk und verhindert schmerzhafte Seitbewegungen.
Ist eine Schiene nicht vorhanden, sollte ein Salbenverband (z.B. Voltaren®-Salbe) angelegt werden. Bei starken Schmerzen kann ein Schmerzmittel (z.B. Voltaren® disp. oder Arcoxia®) verabreicht werden. Das Sprunggelenk kann mit Unterarmgehstützen entlastet werden.

Verlauf

Sie sehen Barbara erst nach zwei Wochen wieder. Sie kann bereits wieder Sport treiben und erzählt Ihnen, dass sie bereits nach einer Woche keine Schmerzen mehr gehabt hätte.

Quintessenz Das Fußgelenk besteht aus einem oberen und einem unteren Sprunggelenk. Beide sind im Prinzip Scharniergelenke und verfügen somit nur über jeweils einen Freiheitsgrad. In ihrer Kombination ist jedoch eine Beweglichkeit in alle Richtungen möglich. Dies ermöglicht eine maximale Beweglichkeit des Fußes, wodurch das Gehen in schwierigem Gelände problemlos durchgeführt werden kann.

Gerade wegen der hohen Beweglichkeit kommt es häufig zu Verletzungen im Bereich dieser Gelenke. Am häufigsten werden dabei die Bänder der betroffenen Gelenke verletzt.

Fall 23

Anamnese

Der 16-jährige Martin Schwarberg stellt sich in der Notaufnahme vor. Beim Radfahren hatte er vor gut einer Stunde einen plötzlichen Schmerz auf der rechten Thoraxseite verspürt. Danach sei sofort Atemnot aufgetreten, die bis jetzt angehalten habe.
Der junge Patient ist tief besorgt und sehr aufgeregt. An Vorerkrankungen ist ihm nichts bekannt. Er war vor vier Jahren wegen einer Phimosenoperation im Krankenhaus, davor und danach nicht mehr.

Aufnahmebefund

Sie haben einen hageren Patienten mit deutlicher Dyspnoe (Atemnot) und Tachypnoe (schnelle Atmung; Atemfrequenz schneller als 20/min) vor sich. Im Rahmen der Auskultation findet sich ein normales Herzgeräusch, über den Lungen bemerken Sie ein abgeschwächtes Atemgeräusch rechts.
Die peripheren Pulse sind gut tastbar, es finden sich keine Ödeme an Beinen oder Armen. Der Puls beträgt 115/min, der RR 150/90 mmHg. Der Patient hat kein Fieber.

Welche Arbeitsdiagnose können Sie stellen?

Bei Herrn Schwarberg ist das **Leitsymptom** die **akute Atemnot.** Diese ist plötzlich ohne vorangegangenes Trauma aufgetreten. Eine Herzerkrankung ist bei Herrn Schwarberg nicht bekannt.
Im Rahmen der körperlichen Untersuchung fällt Ihnen ein abgeschwächtes Atemgeräusch auf. Es können folgende Differenzialdiagnosen in Betracht gezogen werden:

- Atemnot aufgrund einer **kardialen Erkrankung,** z.B. angeborener **Herzfehler** oder **Herzinfarkt.** Beides ist jedoch in Anbetracht des Alters des Patienten unwahrscheinlich. Ein Herzfehler hätte bereits früher zu Symptomen führen müssen, und ein Infarkt wäre bei einem 16-Jährigen sehr ungewöhnlich.
- Atemnot aufgrund einer **pulmonalen Ursache,** z.B. aufgrund von **Asthma bronchiale** oder einer **Allergie.** Für beides gibt es jedoch keinen Anhalt. Es liegt kein Husten vor, der Patient weist keine asthmatypischen Atemstörungen (verlängertes Exspirium oder Rasseln über den Bronchien) auf. Eine weitere pulmonale Ursache für die Atemnot könnte ein **Pneumothorax** sein. Dafür würde das deutlich abgeschwächte Atemgeräusch über der rechten Lunge sprechen. Weitere Indizes für einen Pneumothorax wären das plötzliche Auftreten (Spontanpneumothorax) und das Alter des Patienten (Prädispositionsalter: Junger männlicher Erwachsener).

Welche anatomischen Strukturen können betroffen sein?

In jedem Fall sind die **Thoraxorgane** betroffen, also entweder die Lungen, das Herz, oder der Thorax.
Herr Schwarberg möchte von Ihnen wissen, ob die Schmerzen mit dem Rauchen zusammenhängen. Er habe gestern sehr exzessiv geraucht und auch ein wenig Cannabis konsumiert.
Sie beruhigen den Patienten und erklären ihm, dass Sie einige Tests durchführen.

Diagnostik

Welche diagnostischen Möglichkeiten ziehen Sie in Betracht?

Als erstes sollten Sie eine **Röntgenaufnahme** des Thorax durchführen. Damit können Sie eine Vielzahl pulmonaler Erkrankungen ausschließen, wie z.B. Pneumonie, Pneumothorax.

Des Weiteren sollten sie ein **EKG** veranlassen, um eine Vielzahl von kardiologischen Erkrankungen ausschließen zu können, wie z.B. Herzrhythmusstörungen, Herzinfakt, etc.

Außerdem sollten Sie **Blut abnehmen,** um eine etwaige Veränderung der Laborwerte feststellen zu können, z.B. eine Erhöhung der Entzündungszeichen.

Ergebnisse

EKG: Sinustachykardie, HF 120/min, sonst keine Auffälligkeiten.

Laborchemische Untersuchungen: Blutbild unauffällig; Gerinnung unauffällig; Elektrolyte und Nierenwerte unauffällig.

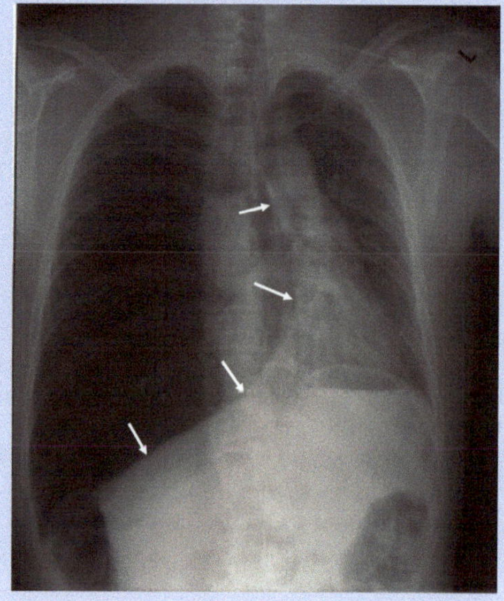

Abb. 23.1 Röntgen-Thorax. [5]

Was erkennen Sie auf dem Röntgenbild?

Sie erkennen einen Spannungspneumothorax, die rechte Lunge ist kollabiert, die Mediastinalorgane nach links verdrängt. Ein Gasaustausch kann nicht mehr stattfinden.

Anatomie

Sie erklären Herrn Schwarberg, dass er einen Pneumothorax hat. Er will unbedingt wissen, was das sein soll.

Was ist ein Pneumothorax und was wissen Sie über seine Entstehung?

Ein **Pneumothorax** ist eine Luftansammlung im normalerweise luftfreien Pleuraspalt. Die Lunge kollabiert, da der Unterdruck im Pleuraspalt, der die Lunge entfaltet hält, fehlt.
Man unterscheidet:

- **Spannungspneumothorax:** Während der Inspiration kommt es durch eine Öffnung des Pleuraspaltes nach außen hin zum Einstrom von Luft in die Pleurahöhle, bei der Exspiration kann die Luft jedoch nicht mehr aus dem Pleuraspalt entweichen. Im Brustkorb kommt es zur Erhöhung des Drucks und zur Verschiebung des Mediastinums zur gesunden Seite hin.
- **Offener Pneumothorax:** Hierbei besteht eine Verbindung zur Außenwelt, z.B. im Rahmen eines Traumas mit Penetration der Pleura.
- **Geschlossener Pneumothorax:** Es besteht dabei keine Verbindung zur Außenwelt. Die Ursache kann das Platzen von Aussackungen im Bereich der Lunge (sog. Bullae) sein. Dadurch gerät Luft aus der Lunge in den luftfreien Pleuraspalt. Ein Beispiel ist der Spontanpneumothorax.

Können Sie die Lage und den Aufbau der Pleura beschreiben?

Die Pleurahöhle ist eine **seröse Höhle,** d.h. ein präformierter Hohlraum im Körper, der mit Serosa ausgekleidet ist. Es gibt zwei Pleurahöhlen, eine für die linke und eine für die rechte Lunge, getrennt durch das Mediastinum.
Die Serosa, im Fall der Pleurahöhle die Pleura, besteht immer aus zwei Blättern, wobei über eine Umschlagfalte das eine Blatt in das andere übergeht. Die beiden Blätter der Serosa heißen:

- **Viszerales Blatt:** Dies ist der Teil der Serosa, der den Organen zugewandt ist. Das viszerale Blatt der Pleura wird **Pleura visceralis** (Lungenfell) genannt.
- **Parietales Blatt:** Dieser Teil kleidet die von den Organen abgewandte Seite der Höhle aus. Das parietale Blatt der Pleura wird **Pleura parietalis** (= Rippenfell) genannt.
- Die **Umschlagfalte** befindet sich am Lungenhilus.

Die Pleura umhüllt die gesamte Lunge. Die Grenzen der Pleura weichen nur etwa eine Rippenbreite von denen der Lunge ab (☞ Abb. 23.2).

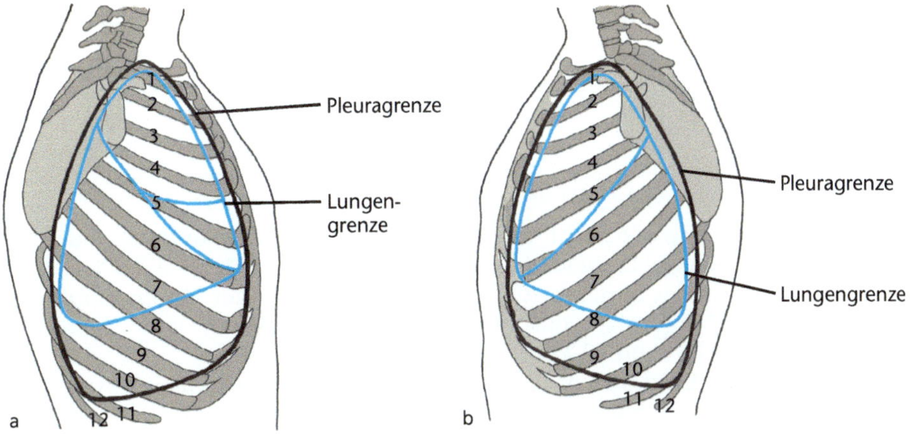

Abb. 23.2: Ansicht der Lungen- und Pleuragrenzen von (a) lateral rechts und (b) und lateral links. [17]

Was ist der Unterschied zwischen der viszeralen und der parietalen Pleura?

Die **Pleura visceralis** überzieht die gesamte Lunge. Sie ist feiner gebaut als die Pleura parietalis und kann leicht vom Lungengewebe abgezogen werden.
Die **Pleura parietalis** überzieht die Innenseite des Thorax und liegt der Pleura visceralis gegenüber. Sie wird je nach Lage unterteilt in:
- **Pleura mediastinalis:** Sie überzieht das gesamte Mediastinum mit Ausnahme der Hili pulmonales.
- **Pleura diaphragmatica:** Sie überzieht, mit Ausnahme des Mediastinums, das gesamte Zwerchfell und ist mit diesem fest verwachsen.
- **Pleura costalis:** Sie überzieht neben den Rippen auch das hintere Sternum und die vorderen Anteile der Wirbelkörper. Sie ist fest mit der Fascia endothoracia verwachsen.

Was ist der Pleuraspalt?

Der **Pleuraspalt** (Cavitas pleuralis) liegt zwischen den beiden Pleurablättern. Er enthält ca. 5–10 ml Flüssigkeit. Dabei handelt es sich um ein **Transsudat** aus der Serosa. Ein Transsudat (Transsudation = Austritt von Flüssigkeit aus den Blutgefäßen) entspricht in seiner Zusammensetzung dem Blutserum. Dieser Flüssigkeitsfilm verbindet die beiden Pleurablätter durch **Adhäsionskräfte** miteinander. Sie sind gegeneinander verschieblich, können aber nicht leicht voneinander abgezogen werden.
Im Pleuraspalt herrscht ein **Unterdruck.** Dieser Unterdruck ist für die Ausdehnung des Lungegewebes verantwortlich, da elastische Fasern versuchen, die Lunge kollabieren zu lassen.

Was wissen Sie über den mikroskopischen Aufbau der Pleura?

Seröse Häute wie die Pleura bestehen aus zwei Schichten:
- **Lamina epithelialis:** Die Lamina epithelialis wird auch **Mesothel** genannt, weil sie vom Mesoderm abstammt. Es handelt sich dabei um einschichtiges **Plattenepithel** mit einer großen Anzahl Mikrovili auf der Oberfläche. Diese sind maßgeblich an der Resorption und Transsudation beteiligt. Die Epithelzellen können bei Entzündungen zu Makrophagen differenzieren. Die Lamina epithelialis der Pleura parietalis ist der Lamina epithelialis der Pleura visceralis zugewandt.
- **Lamina propria:** Diese Schicht aus kollagenem und elastischem Bindegewebe enthält die Blutgefäße und Nerven der Pleura. Ebenso sind viele Abwehrzellen wie Lymphozyten enthalten.

Therapie

Welche Therapie schlagen Sie vor?

Die Therapie besteht in der Anlage einer **Thoraxdrainage** oder einer **Pleurasaugdrainage.** Dazu wird eine Lokalanästhesie im Bereich des 4. Interkostalraumes (ICR) in der hinteren Axillarlinie (Anlagestelle der Drainage nach Buelau) oder des 2. ICR (Anlagestelle der Drainage nach Monaldi) in der Medioklavikularlinie injiziert (☞ Abb. 23.3).
Anschließend wird nach Hautdesinfektion eine Stichinzision zwei ICR tiefer angelegt. Mit dem Finger wird dann stumpf bis zum richtigen ICR hinaufpräpariert. Hier wird nun an der Oberseite der Rippen die Interkostalmuskulatur verdrängt und die Pleura stumpf durchstoßen. Anschließend wird an dieser Stelle die Drainage einge-

führt und die Haut darüber um die Drainage verschlossen. Schließlich wird mittels einer Pumpe ein Sog im Pleuraspalt angelegt. Die Drainage wird für drei bis sechs Tage unter Sog belassen.

! Immer an der Oberseite der Rippen entlang präparieren, da an der Unterseite die Gefäße und Nerven verlaufen.

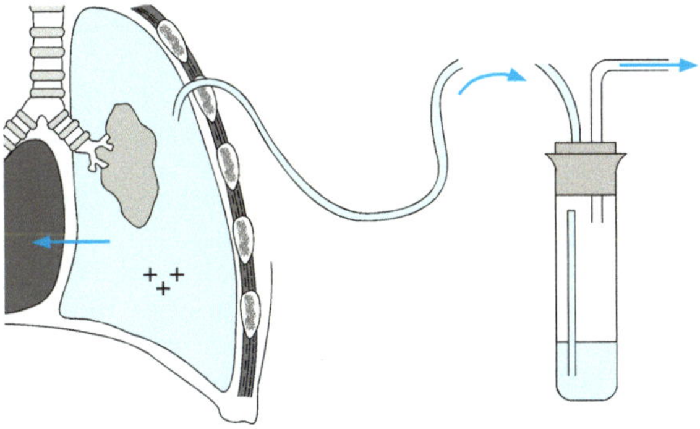

Abb 23.3: Einlage einer Thoraxdrainage in den 2. bzw 3. ICR in der Medioklavikularlinie und das Prinzip des Sogsystems. [12] modifiziert nach [5]

Verlauf

Nach der Einlage der Thoraxdrainage bessert sich die Atemnot des Patienten rasch wieder. Die Drainage muss für drei Tage unter Sog verbleiben. Anschließend wird nach dem Abklemmen der Drainage eine Röntgenkontrolle durchgeführt. Dabei zeigt sich die linke Lunge wieder vollständig entfaltet. Die Drainage kann am nächsten Tag gezogen werden. Herrn Schwarberg wird geraten, ein CT des Thorax anfertigen zu lassen, um etwaige Bullae auszuschließen. Würden sich Bullae finden, sollte man die Operation des Befundes empfehlen, da sich ansonsten immer wieder spontane Pneumothoraces ausbilden.

Quintessenz Die Pleurahöhle ist eine seröse Höhle, die mit Pleura ausgekleidet ist. Bei der Pleura handelt es sich um eine seröse Haut, die aus zwei Schichten besteht, der Lamina epithelialis und der Lamina propria. Die gesamte Pleura selbst besteht aus zwei Blättern. Die Pleura visceralis bedeckt als Lungenfell die gesamte Lunge bis auf den Hilusbereich, und die Pleura parietalis bedeckt als Rippenfell die Rippen, die vorderen Abschnitte der Wirbelkörper und die Rückseite des Sternums. Die Pleura visceralis geht an der Umschlagfalte im Bereich der Lungenhili in die Pleura parietalis über.

Ist die Pleura verletzt, d.h. besteht Kontakt zur Umwelt entweder nach außen oder im Bereich der Lungen, kann der Unterdruck im Bereich der Pleura nicht gehalten werden. Genau dieser Unterdruck ist aber für die Entfaltung der Lunge während der Inspiration von entscheidender Bedeutung. Ohne den pleuralen Unterdruck kollabiert die Lunge, es kommt zum Pneumothorax. Dieser kann gerade bei jungen Männern spontan, ohne Trauma auftreten. Patienten mit einem Pneumothorax klagen über Schmerzen im Thoraxbereich und Atemnot. Die Therapie besteht in der Anlage einer Thoraxdrainage. Dadurch wird der Unterdruck wiederhergestellt.

Fall 24

Anamnese

In der Notaufnahme stellt sich Ihnen die 24-jährige Frau Schneider vor. Sie war gestern als angeschnallte Fahrerin eines Pkw in einen Auffahrunfall verwickelt. Unmittelbar nach dem Unfall habe sie keine Beschwerden gehabt, aber in der darauf folgenden Nacht sei sie gegen 3 Uhr morgens wegen starker Nacken- und Kopfschmerzen aufgewacht. Die Schmerzen seien im Laufe der restlichen Nacht deutlich schlimmer geworden, weshalb sie heute das Krankenhaus aufsucht.
Frau Schneider ist noch nie ernstlich krank gewesen. Sie war erst einmal im Krankenhaus zur Geburt ihres Sohnes vor eineinhalb Jahren. An Medikamenten nimmt sie Johanniskraut gegen Nervosität und die Antibabypille.

Aufnahmebefund

Körperliche Untersuchung: Die Patientin hält den Kopf in Schonstellung, d.h. der Kopf wird gerade gehalten (als hätte die Patientin einen „Besenstiel" verschluckt).
Die Beweglichkeit des Kopfes ist wegen der Schmerzen im Bereich der HWS stark eingeschränkt. Bei der Reklination des Kopfes erreicht die Patientin nur etwa 10°, bei der Flexion 20°. Bei der Rotation ist nach links eine Drehung des Kopfes bis 45° und nach rechts von nur 30° möglich. Im Bereich der gesamten HWS und oberen BWS besteht erheblicher Klopf- und Druckschmerz. Die Muskulatur im Bereich des Halses und des Schultergürtels ist schmerzhaft verdickt.
Bei der **neurologischen Untersuchung** fallen Ihnen keine pathologischen Befunde auf. Die peripheren Reflexe sind normal auslösbar. Frau Schneider hat keine motorischen oder sensiblen Ausfälle im Bereich der Extremitäten.

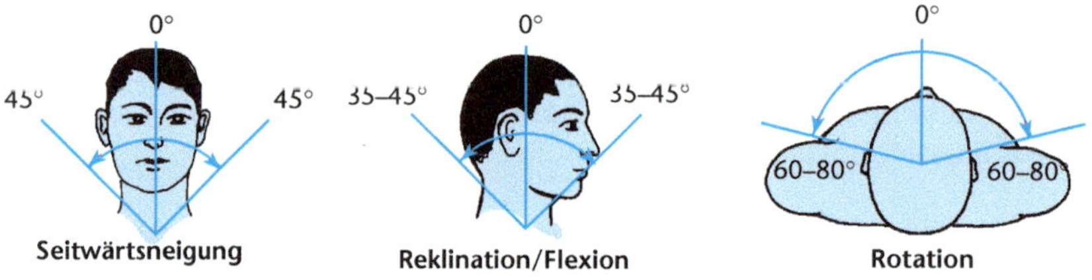

Abb. 24.1: Normales Bewegungsausmaß der HWS. [13]

Welche Arbeitsdiagnose stellen Sie?

Die Patientin klagt über Schmerzen im Bereich der HWS, nachdem sie gestern in einen Auffahrunfall verwickelt war. Es zeigt sich eine Schonhaltung und eine verspannte Muskulatur im HWS-Bereich mit einer schmerzbedingten Einschränkung der Beweglichkeit. Es finden sich keine neurologischen Auffälligkeiten.
Diese Symptome lassen an eine **HWS-Distorsion** denken. Es fehlt jedoch eine genaue Darstellung des Unfallmechanismus. Sie fragen genau, wie der Unfall passiert ist.

! Die Symptome einer HWS-Distorsion sind Schonhaltung und eine verspannte Muskulatur im HWS-Bereich mit einer schmerzbedingten Einschränkung der Beweglichkeit.

Welcher Unfallmechanismus führt zu einer HWS-Distorsion?

? Die Patientin schildert den Unfallhergang folgendermaßen: Sie habe in ihrem Pkw an einer roten Ampel gestanden und habe auf Grün gewartet. Plötzlich habe es geknallt und sie sei nach vorn geschleudert worden, als ihr ein anderer Pkw ungebremst aufgefahren sei.

Es ereignete sich also ein Auffahrunfall von hinten. Der Körper der Patientin wird dabei unterhalb des Kopfes nach vorn geschoben. Der Kopf wird durch die Trägheit dabei in eine starke Reflexionsstellung gebracht. Da der Kopf aber am Körper befestigt ist, hat er durch den Körpervorschub das Bestreben diesem zu folgen, d.h. er schnellt aus der Reflexion nach vorn und erfährt dabei eine starke Flexion. Durch diese „Peitschenbewegung“ werden Muskulatur und Skelett im HWS-Bereich stark beansprucht.

Diagnostik

Welche Untersuchungen würden Sie durchführen, um Ihre Verdachtsdiagnose zu bestätigen?

? Die Diagnose HWS-Distorsion (früher Schleudertrauma) wird über die Anamnese (Unfallmechanismus) und **klinisch** gestellt. Zusätzlich sollte aber eine **Röntgenaufnahme** der **HWS in 2 Ebenen** mit einer **Dens-Aufnahme** zum Ausschluss einer Fraktur durchgeführt werden.

! Bei einer Verletzung der HWS muss eine knöcherne Beteiligung immer ausgeschlossen werden.

Ergebnisse

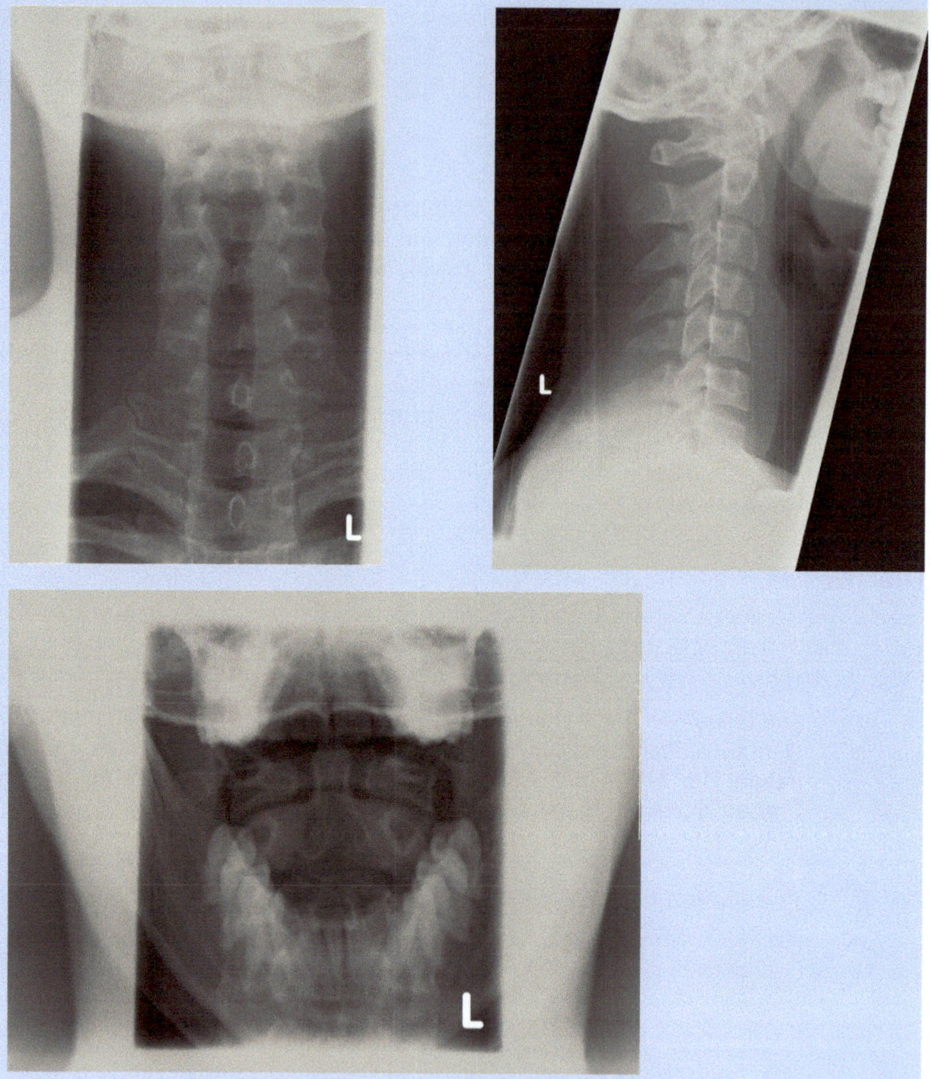

Abb. 24.2: Röntgenbild der HWS in 2 Ebenen und Dens-Aufnahme.

Was erkennen Sie auf dem Röntgenbild der HWS in 2 Ebenen?

Im **Röntgenbild** zeigt sich eine deutliche Steilstellung der HWS als Korrelat der verspannten Muskulatur. Kein sicherer Hinweis auf knöcherne Verletzung oder Luxation. Der Dens ist mittelständig ohne Hinweis auf Luxation oder Fraktur.

Frau Schneider möchte genau wissen, wie die HWS aufgebaut ist und wünscht, dass Sie ihr das Röntgenbild genauer erklären.

Anatomie

Wie ist die HWS aufgebaut?

Die HWS besteht aus **sieben Halswirbeln** (HWK 1–7); diese Wirbel werden auch **Vertebrae cervicales** genannt.
Einen Halswirbel erkennt man an seinem aufgegabelten **Proc. spinosus** und vor allem an den **Foramina transversarium.** Dabei handelt es sich um Löcher auf den Seiten der Wirbelkörper. Die Gesamtheit dieser Löcher der HWS bildet einen knöchernen Kanal durch den jeweils beidseits die **A.** und **V. vertebralis** verlaufen. Diese Aa. vertebralia sind zusammen mit den Karotiden verantwortlich für die arterielle Versorgung des Gehirns. Deshalb werden die Gefäße in einem Knochenkanal geschützt.
Eine weitere Besonderheit der HWS sind außerdem die beiden oberen Wirbelkörper. Sie sind besonders geformt und tragen Eigennamen, nämlich **Atlas** und **Axis.**
Die Wirbel der restlichen HWS weisen kleine, rechteckige Wirbelkörper auf. Das Foramen intervertebrale ist annähernd dreieckig und im Vergleich zu unteren Abschnitten der Wirbelsäule sehr groß.

Können Sie den besonderen Aufbau der oberen beiden Halswirbel beschreiben?

Die beiden oberen HWK sind besonders geformt und bedürfen deshalb einer besonderen Erwähnung.
Der oberste Wirbel der gesamten Wirbelsäule, der **Atlas,** besitzt keinen Wirbelkörper. Er besteht vielmehr aus einem knöcherner Ring mit zwei lateralen Verdickungen, den rechten und linken **Massa lateralis,** jeweils einem **Proc. transversus** und zwei Gelenkflächen.
Diese beiden Gelenkflächen sind die:

- **Fovea articularis superior** (obere Gelenkfläche), auf der Oberseite des Atlas, die zusammen mit den Kondylen des Os occipitale ein Gelenk bildet.
- **Fovea articularis inferior** (untere Gelenkfläche) auf der Unterseite des Atlas, die eine gelenkige Verbindung mit dem Axis aufweist.

Der Proc. spinosus, der bei den anderen Wirbeln nachweisbar ist, findet sich hier nur noch rudimentär als **Tuberculum posterius.** Zusätzlich findet sich an der dorsalen Seite des Ringes die so genannte **Fovea dentis.** Dabei handelt es sich um eine weitere Gelenkfläche mit dem Axis.
Der zweite Wirbel ist der **Axis.** Er besteht aus einem Wirbelkörper, dem **Corpus vertebrae,** einem Wirbelbogen **Arcus vertebralis** und einem zapfenartigen Fortsatz nach kranial zum Atlas dem **Dens axis.**

Frau Schneider ist Ihnen für Ihre sehr detaillierte Erklärung dankbar. Nach einer kurzen Überlegung fragt sie, ob Sie sicher sind, dass sie das Genick nicht gebrochen hat. Sie können ihr guten Gewissens versichern, dass kein „Genickbruch" vorliegt. Die Patientin möchte aber jetzt erstmal wissen, was das Genick eigentlich ist.

Was verstehen Sie unter dem „Genick"?

Das Genick ist der volkstümliche Ausdruck für die gelenkige Verbindung von Kopf und HWS, bzw. von Atlas und Axis. In der Anatomie unterscheidet man zwischen einem oberen und einem unteren Kopfgelenk.

- Das **obere Kopfgelenk** (Articulatio atlantooccipitalis oder Atlantookzipitalgelenk) ist das Gelenk zwischen den Hinterhauptkondylen und der Fovea articularis superior des Atlas.
- Das Gelenk besteht aus zwei getrennten Gelenken (jeweils eine Kondyle und eine Fovea articularis superior rechts und links), die zusammen eine Einheit bilden. Es handelt sich um ein Ellipsoidgelenk, das neben einer Flexion des Kopfes (bis 20°) auch die Retroversion (bis 30°) und eine Neigung zur Seite (bis max. 15°) ermöglicht.
- Das **untere Kopfgelenk** (Articulatio atlantoaxialis) besteht aus drei Teilgelenken, die wiederum eine Einheit bilden. Es handelt sich um ein Radgelenk, das die Rotation des Kopfes auf der HWS bis zu 80° erlaubt. Die Teilgelenke heißen: Articulatio atlantoaxialis mediana (bestehend aus den Dens axis, dem Lig. transversum atlantis und dem vorderen Atlasbogen) und zwei Articulationes atlantoaxiales laterales (bestehend aus den Gelenkflächen von Axis und Atlas).

Das Genick ist der volkstümliche Ausdruck für die gelenkige Verbindung von Kopf und HWS, bzw. von Atlas und Axis. In der Anatomie unterscheidet man zwischen einem oberen und einem unteren Kopfgelenk.

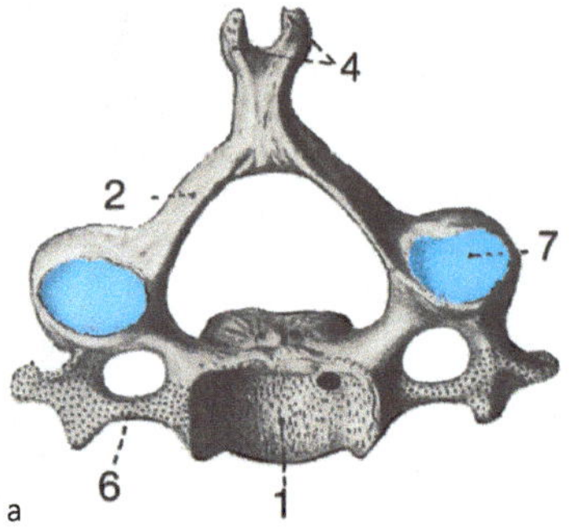

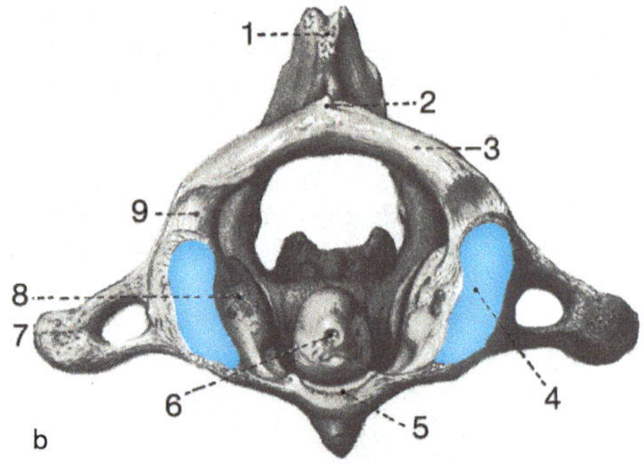

1 Corpus vertebrae
2 Arcus vertebrae
4 Processus spinosus
6 Foramen transversarium
7 Processus articularis superior

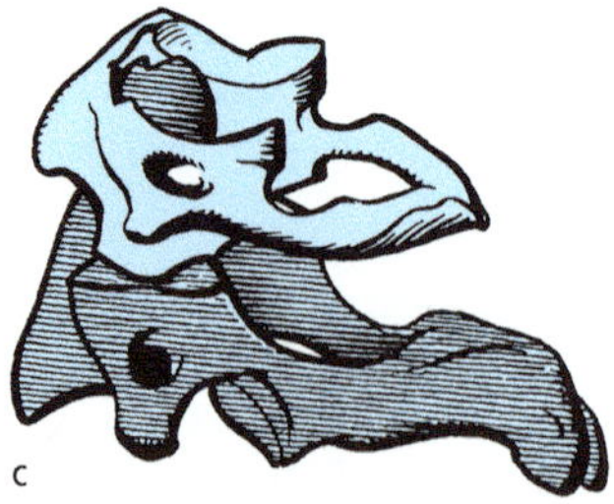

1 Processus spinosum
2 Tuberculum posterius
3 Arcus posterior atlantis
4 Facies articularis superior
5 Arcus anterior atlantis
6 Dens axis
7 Processus transversus
8 Massa lateralis atlantis
9 Sulcus arteriae vertebralis

Abb. 24.3: a) Aufsicht auf den 5. Halswirbel, b) Aufsicht auf die oberen zwei Halswirbel, c) Zusammenspiel des 1. und 2. Halswirbels. [4]

Was wissen Sie über den Bandapparat der Kopfgelenke?

Beide Kopfgelenke sind durch einen Bandapparat gesichert. Dieser Bandapparat bietet den jeweiligen Gelenken, bei maximaler Beweglichkeit, nochmaligen Schutz vor Luxation.
Das Articulatio atlantooccipitalis wird geschützt durch folgende zwei Bänder:

- Die **Membrana atlantooccipitalis posterior** ist zwischen dem hinteren Rand des Wirbelbogens des Atlas und dem Hinterrand des Foramen magnum aufgespannt.
- Die **Membrana atlantooccipitalis anterior** ist zwischen dem Vorderrand des Atlas-Wirbelbogens und dem Vorderrand des Foramen magnum aufgespannt.

Das Articulatio atlantoaxialis weist deutlich mehr Bänder auf:

- Die **Membrana tectoria** umhüllt die folgenden Bänder außen.
- Die **Ligg. alaria** sind kräftige Bänder und ziehen vom seitlichen Rand des Foramen magnum zum Dens. Ihre Aufgabe ist das Verhindern zu starker Drehbewegungen des Kopfes.
- Das **Lig. apicis dentis** ist ein dünnes Band, das die Spitze des Dens mit dem Foramen magnum verbindet.
- Das **Lig. cruciforme atlantis** besteht aus folgenden Teilen:
  - Zwei **Fasciculi longitudinales,** die längs vom Vorderrand des Foramen magnum zum Axis verlaufen.
  - Das **Lig. transversum atlantis,** einem quer verlaufenden Band. Es setzt an der jeweiligen Massa lateralis des Atlas an und reicht bis zur Facies articularis posterior des Dens, mit welcher dieses Band das mittlere untere Kopfgelenk bildet.

Das Lig. cruciforme atlantis hemmt eine übermäßige Streckung im Bereich des Atlantoaxialgelenks und schützt als Lig. transversum atlantis die Medulla oblongata vor einer Überdehnung oder Einklemmung durch knöcherne Strukturen.

Verlauf

Die Patientin will ganz genau über Ihre Erkrankung Bescheid wissen. Sie hat von einer Einteilung nach Erdmann oder so gehört.

Wie wird die HWS-Distorsion eingeteilt?

Eine HWS-Distorsion wird nach **Erdmann** eingeteilt. Man unterscheidet dabei drei Schweregrade:

Tab 24.1: Einteilung der Schweregrade bei einer HWS-Distorsion nach Erdmann.

Grad	Zeit zwischen Unfall und Beginn der Symptome	Symptome
I	Mehrere Stunden, ggf. erst am nächsten Tag	Nackenschmerzen, Schmerzen bei Bewegung
II	Wenige Stunden	Wie Grad I mit zusätzlichen Kopfschmerzen
III	Sofortige Beschwerden	Wie Grad I und II. Zusätzlich Haltlosigkeit des Kopfes, stärkste Schmerzen, ggf. retropharyngeales Hämatom mit Schluckbeschwerden.

! Eine HWS-Distorsion wird nach **Erdmann** eingeteilt. Man unterscheidet dabei drei Schweregrade.

Therapie

Wie würden Sie die HWS-Distorsion therapieren?

Die Therapie erfolgt je nach Schweregrad.

- Bei einer HWS-Distorsion Grad I, wie im Fall von Frau Schneider, sollte eine **symptomatische Therapie** mit Schmerzmitteln (z.B. Voltaren® disp.) erfolgen. Die Schmerzen bessern sich in der Regel nach einigen Tagen wieder.
- Bei Grad II sollte zusätzlich zur **Schmerzmittelgabe** eine **Stützung** der HWS mittels einer Schanz'schen Krawatte (gepolsterter Halsring zur Ruhigstellung der HWS in leichter Flexionsstellung) für maximal eine Woche rezeptiert werden.
- Bei Grad III muss eine stationäre Aufnahme mit weiterer Abklärung (z.B. MRT oder CT) erfolgen, um lebensbedrohliche Komplikationen (z.B. schwere Dysphagie) auszuschließen. Neben konsequenter **Schmerzmittelgabe** muss eine **Ruhigstellung** in der Schanz'schen Krawatte für 1 bis maximal 2 Wochen erfolgen. Zusätzlich sollte zeitnah mit **krankengymnastischen Übungen** begonnen werden.

Quintessenz Der Kopf ist über die HWS mit dem Rumpf verbunden. Bei schweren Verletzungen des Kopfes ist die HWS daher stark gefährdet und bedarf stets einer besonderen Abklärung. Die HWS-Distorsion ist eine der häufigsten Verletzungen bei leichten Verkehrsunfällen. Meist ist sie mit einer Ruhigstellung und Schmerzmittelgabe gut zu behandeln. Es sollte jedoch, zum Ausschluss knöcherner Verletzungen, immer eine Röntgenaufnahme der HWS angefertigt werden.

Der obere Teil der HWS schließt mit den Kopfgelenken ab. Dabei handelt es sich um Gelenke zwischen dem Hinterhauptbein und den oberen Wirbeln, dem Axis und dem Altas. Diese Gelenke ermöglichen eine relativ gute Beweglichkeit des Kopfes in Beziehung zur Wirbelsäule. Sie sind mit einem Bandapparat gut gesichert.

Fall 25

Anamnese

Herr Langer wird vom Notarzt in die Notaufnahme gebracht. Er ist ein 52-jähriger Beamter und Mitglied der freiwilligen Feuerwehr. Während eines Feuerwehreinsatzes war er nach hinten gestürzt. Er habe zwar versucht, sich mit dem ausgestreckten Arm abzufangen, aber das sei ihm nicht ganz gelungen. Seit dem Sturz gibt Herr Langer starke Schmerzen im Bereich des linken Schultergelenkes, mit einer erheblichen Bewegungseinschränkung an.
Herr Langer war bisher immer gesund, er treibt etwas Sport und nimmt keine Medikamente ein.

Aufnahmebefund

Bei der körperlichen Untersuchung fällt Ihnen auf, dass Herr Langer den linken Arm mit der rechten Hand festhält. Eine Bewegungsprüfung ist wegen der starken Schmerzen nicht möglich. Bei der Palpation der Schulter fällt Ihnen eine federnde Fixation im Schultergelenk auf. Zudem ist die Gelenkpfanne leer. Der Oberarmkopf ist außerhalb der Gelenkfläche ventral tastbar.
Bei der Prüfung der DMS (Durchblutung = im Fall des Armes der Test der A. radialis und A. ulnaris am Handgelenk, Motorik = im Fall des Armes der Test der Beweglichkeit der Gelenke distal der Schulter und Sensibilität = im Fall des Armes der Test der Sensibilität distal der Schulter) zeigt sich ein gute Durchblutung (A. radialis und A. ulnaris tastbar), die Motorik des Unterarms und der Hand sind unauffällig, die Sensorik ist erhalten.

! Zusätzlich zur distalen Sensorik, ist auch die Sensorik im Bereich der Schulter (Versorgungsgebiet des N. axillaris) zu prüfen. Der N. axillaris wird häufig im Rahmen von Luxationen verletzt.

Welche Arbeitsdiagnose stellen Sie?

? Es handelt sich am wahrscheinlichsten um eine **Luxation** im Bereich des Schultergelenkes. Eine Fraktur des Humeruskopfes oder der Gelenkpfanne der Schulter können Sie aber nicht sicher ausschließen.

Diagnostik

Welche diagnostischen Schritte leiten Sie ein?

? Sie ordnen eine **Röntgenaufnahme** der linken Schulter in zwei Ebenen an.

! Bei einem Verdacht auf eine Luxation muss vor der Reposition eine Röntgenaufnahme angefertigt werden. Nur so kann eine Luxationsfraktur sicher ausgeschlossen werden!

Ergebnis

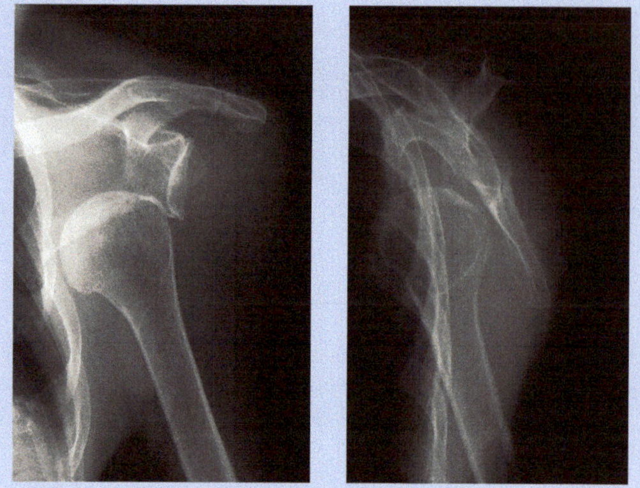

Abb. 25.1: Röntgenbild von Herrn Langer. [5]

Was erkennen Sie auf dem Röntgenbild der linken Schulter von Herrn Langer?

Sie erkennen eine vordere Luxation des Humeruskopfes.

Anatomie

Wie ist das Schultergelenk aufgebaut?

Das Schultergelenk stellt die gelenkige Verbindung zwischen Rumpf und oberer Extremität dar. Es wird durch das **Glenoid** (Schultergelenkspfanne) der **Skapula** (Schulterblatt) und dem **Caput humeri** (Oberarmkopf) gebildet und ist ein **Kugelgelenk.** Das Schultergelenk ist das Gelenk am menschlichen Körper mit der größten Bewegungsmöglichkeit. Diese große Beweglichkeit wird unter anderem durch den besonderen Aufbau der Knochen ermöglicht.

Die Gelenkpfanne ist im Vergleich zum Gelenkkopf sehr klein, und im Vergleich zur Hüftpfanne ist sie zudem sehr flach. Um die Gelenkpfannenfläche zu vergrößern, ist die knöcherne Pfanne von einer **Pfannenlippe (= Labrum glenoidale)** umgeben. Dieses Labrum besteht aus Faserknorpel.

Der **Humeruskopf (Caput humeri)** ist im Vergleich zur Pfanne etwa 3,5- bis 4-mal größer. Nur etwa ⅓ des Kopfes liegt in der Gelenkpfanne. Dadurch wird eine größtmögliche Beweglichkeit erreicht.

Was wissen Sie über die Gelenkkapsel und den umgebenden Bandapparat?

Die Gelenkkapsel ist beim Schultergelenk sehr schlaff und weit. Dies ist nötig, da eine straffe Gelenkkapsel die Bewegungsmöglichkeiten einschränken würde. Die Kapsel entspringt am Labrum glenoidale und reicht über das Caput humeri zum Collum anatomicum des Humerus. Am Bau der Kapsel ist auffällig, dass sie ventral wesentlich dünner ist als dorsal.

Der Bandapparat der Schulter ist sehr schwach und besteht im Wesentlichen aus folgenden Bändern:

Dem **Lig. coracohumerale:** Es zieht vom Proc. coracoideus zum Tuberculum majus des Humerus. Seine Aufgabe besteht in der Verstärkung der oberen Kapselbestandteile.

Den **Ligg. glenohumeralia:** Diese relativ dünnen Bänder entspringen am Glenoid und ziehen zum Collum anatomicum. Sie sollen die ventrale Kapsel verstärken.

> Durch die ventral dünnere Gelenkkapsel finden sich wesentlich häufiger vordere als hintere Luxationen.

Was ist die Rotatorenmanschette?

Die eigentliche Stabilität des Schultergelenks wird nicht durch die Gelenkkapsel oder den Bandapparat, sondern durch straffe Muskulatur erreicht. Die Muskeln umgeben das Schultergelenk wie ein Mantel.

Die Rotatorenmanschette umgibt das gesamte Gelenk, auch unterhalb des Akromions und des Processus coracoideus. Sie bewirkt, dass der Gelenkkopf durch Zug am Humerus in der Gelenkpfanne gehalten wird. Die Rotatorenmanschette besteht aus folgenden Muskeln:

- **M. subscapularis**
- **M. supraspinatus**
- **M. teres minor**
- **M. infraspinatus**

Wobei der M. supraspinatus, der M. teres minor und der M. infraspinatus jeweils dorsal liegen, der M. subscapularis ventral.

Kennen Sie die Lage der Schleimbeutel?

Die Schleimbeutel der Schulter werden in ihrer Gesamtheit auch als subakromiales Nebengelenk bezeichnet. Sie dienen bei der Bewegung der Schulter als Gleitspalt und funktionieren dadurch wie ein Nebengelenk.

Man unterscheidet:

- **Bursa subtendinea m. subscapularis:** Sie liegt unter der Sehne des M. subscapularis. Dieser Schleimbeutel steht mit dem Gelenk in Verbindung.
- **Bursa subacromialis:** Sie liegt zwischen der Kapsel des Schultergelenks und dem Akromion.
- **Bursa subdeltoidea:** Sie liegt zwischen dem M. deltoideus und den lateralen Anteilen der Gelenkskapsel.

Welche Bewegungen sind im Schultergelenk möglich?

Das Schultergelenk ist ein Kugelgelenk mit drei Freiheitsgraden. Es sind dabei folgende Bewegungsmöglichkeiten zu beobachten:

- **Abduktion** und **Adduktion:**
  - Die **Abduktion** ist bis 90° möglich. Jede Bewegung über 90° wird nicht mehr Abduktion, sondern **Elevation** genannt, da hier der Schultergürtel mit eingesetzt wird. Bei der Elevation wird die Skapula nach außen und vorn gedreht. Für die Abduktion sind folgende Muskeln verantwortlich: M. deltoideus und der M. supraspinatus. Bei der Elevation wird zusätzlich der M. serratus anterior aktiviert.

> ! Eine Abduktion über 90° wird am Schultergelenk Elevation genannt.

  - Die **Adduktion** ist bis maximal 10–15° möglich. Eine Vielzahl von Muskeln ist an dieser Bewegung beteiligt: Die Bewegung zur Körperachse hin wird vom M. pectoralis major, dem M. deltoideus, dem M. coracobrachialis, dem M. teres major, dem M. triceps brachii und dem M. latissimus dorsi generiert.
- **Innen-** und **Außenrotation:**
  - Die **Innenrotation** ist bis 65–75° möglich. Dabei wird der Gelenkkopf in der fixierten Gelenkpfanne um die eigene Achse gedreht. Dazu werden folgende Muskeln aktiviert: M. deltoideus, M. latissimus dorsi, M. biceps brachii, M. coracobrachialis, M. subscapularis, M. pectoralis major und M. teres major.
  - Die **Außenrotation** ist das Gegenteil der Innenrotation. Bei der Außenrotation ist ebenfalls eine Bewegung bis zu 65–75° möglich. Die dafür verantwortliche Muskulatur besteht aus dem M. deltoideus, dem M. teres minor und dem M. infraspinatus.
- **Anteversion** und **Retroversion:**
  - Die **Anteversion** ist bis zu 90° möglich. Dabei wird der Arm nach vorn ausgestreckt. Für diese Bewegung sind folgende Muskeln verantwortlich: M. pectoralis major, M. deltoideus, M. biceps brachii und der M. coracobrachialis.
  - Die **Retroversion** ist das Heben des Armes nach hinten. Dies ist bis zu 30–35° möglich. Folgende Muskeln werden dabei aktiviert: M. teres minor, M. deltoideus, M. latissimus dorsi und M. triceps brachii.

Therapie

Welche therapeutischen Schritte erwägen Sie?

Es liegt eine Luxation der Schulter vor. Die Therapie besteht in der **Reposition der Schulter.** Die Reposition sollte möglichst zeitnah erfolgen. Es gibt verschiedene Möglichkeiten, den Humeruskopf wieder in die Pfanne zu reponieren. Die am häufigsten verwandte Methode ist die Reposition nach Hippokrates. Dabei wird der Patient auf den Rücken gelegt und die Schulter durch Zug nach kaudal reponiert. Als Hypomochlion dient dabei der Fuß des Therapeuten.

Was ist vor der Reposition zu beachten?

Bei Herrn Langer wird nach Hippokrates reponiert. Dazu muss der Patient entsprechend vorbreitet werden. Als Erstes wird ihm ein i.v. Zugang gelegt und darüber Schmerzmittel verabreicht. Es empfiehlt sich hier z.B. ein Opioid (Dipidolor® 7,5 mg). Zudem bekommt Herr Langer ein Sedativum, z.B. ein Benzodiazepin (Dormicum® 3 mg). Nachdem Herr Langer schmerzfrei ist, kann reponiert werden.

Vor einer Reposition ist für eine ausreichend Schmerztherapie zu sorgen. Ebenso muss eine Dokumentation der DMS vorliegen, die nach der Reposition wiederholt werden muss.
Bei einer Störung der DMS, also der Annahme einer Verletzung von Nerven oder Gefäßen, ist unter Umständen eine operative Reposition nötig.

Verlauf

Die Reposition verläuft problemlos. Herr Langer kann nach einer gewissen Überwachungszeit (ca. 1 Stunde, bis die Schmerzmittel abgeklungen sind) entlassen werden. Zur Sicherung des Repositionergebnisses wird die linke Schulter von Herrn Langer in einem Gilchristverband ruhiggestellt.

Was empfehlen Sie Herrn Langer weiterhin?

Sie empfehlen Herrn Langer eine **MRT-Untersuchung** in den nächsten Tagen, da bei einer Luxation häufig **Bankert-Läsionen** und die **Hill-Sachs-Delle** auftreten können. Diese sollten dann im Rahmen einer Arthroskopie (ASK) der Schulter operiert werden.
Bei der Bankert-Läsion handelt es sich um einen Abriss des Labrum glenoidale, wodurch es leichter zu Reluxationen kommen kann. Die Hill-Sachs-Delle ist eine Impression im Bereich des dorsolateralen Anteils des Humeruskopfes.

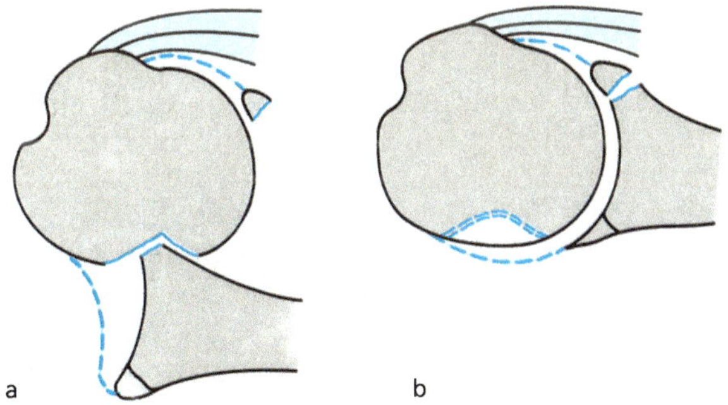

Abb. 25.2: Hill-Sachs-Delle und Bankert-Läsion (a) vor und (b) nach Reposition. [5]

Verlauf

Herr Langer lässt auf Ihre Empfehlung hin ein MRT und eine Arthroskopie der Schulter durchführen. Dabei zeigen sich sowohl eine Bankert-Läsion als auch eine Hill-Sachs-Delle. Diese können arthroskopisch versorgt werden.

Quintessenz Das Schultergelenk ist das beweglichste Gelenk am menschlichen Körper. Diese große Beweglichkeit wird durch die Bauweise des Gelenks erreicht. Die Gelenkpfanne (Glenoid) ist im Vergleich zum Gelenkkopf (Caput humeri) sehr klein. Ein großer Teil des Gelenkkopfes liegt der Gelenkpfanne somit nicht auf. Das Gelenk ist von einem schwachen Kapsel-/Bandapparat umgeben. Die eigentliche Fixation des Kopfes an der Pfanne wird durch die Rotatorenmanschette erreicht.

Gerade wegen dieser Bauweise kann es aber relativ leicht zu Luxationen im Bereich der Schulter kommen. Bei einer Luxation findet sich häufig auch eine begleitende Verletzung der Gelenkpfanne oder des Caput humeri. Diese sollten nach einer Reposition nochmals durch eine MRT-Untersuchung abgeklärt werden.

Fall 26

Anamnese

Der Notarzt liefert in Ihrer Ambulanz den 70-jährigen Herrn Kling ein. Der Patient gibt an, dass er beim Abendessen plötzlich sein Messer nicht mehr halten konnte. Der rechte Arm sei völlig kraft- und gefühllos. Beim Aufstehen habe er sein rechtes Bein nicht mehr anheben können. Der Ehefrau des Patienten war ein Herabhängen des rechten Mundwinkels und des rechten Augenlids aufgefallen.
Bei Herrn Kling wurde vor mehreren Jahren ein arterieller Hypertonus diagnostiziert und medikamentös eingestellt. Der Patient leidet zusätzlich an einem Diabetes mellitus. Auf Nachfragen gibt Herr Kling an, 20 bis 25 Zigaretten pro Tag zu rauchen und am Abend zwei Flaschen Bier zu trinken.
Vor 15 Jahren wurde Herrn Kling die Galle laparoskopisch komplikationslos entfernt. Mehrere Koloskopien wegen Blut im Stuhl ergaben keinen pathologischen Befund. Als Kind wurden dem Patienten die Appendix und die Mandeln entfernt. Sonst war Herr Kling immer gesund.

Aufnahmebefund

Bei der Aufnahmeuntersuchung stellen sie folgende Befunde fest:
70-jähriger Mann in adipösem EZ und reduziertem AZ. Größe 1,78 m, Gewicht 110 kg. Die Körpertemperatur beträgt 36,7°C.
Die orientierende **neurologische Untersuchung** ergibt rechtsseitig eine schlaffe Lähmung der Extremitäten, sowie eine deutliche Parästhesie der gesamten rechten Körperhälfte. Mundwinkel und Augenlid der rechten Gesichtshälfte hängen schlaff herab.
Sie messen den **RR** und stellen einen Wert von 168/100 mmHg fest.
Bei der **Auskultation** von Herz und Lungen zeigt sich eine HF von 88/min. Das Atemgeräusch ist über allen Feldern vesikulär, die Lunge ist seitengleich belüftet. Die Herztöne sind rein und rhythmisch. Bei der Auskultation der Aa. carotides zeigt sich ein linksseitiges Strömungsgeräusch.
Der **Pulsstatus** zeigt abgeschwächte Fußpulse beidseits (A. tibialis posterior, A. dorsalis pedis), sonst ist der Status unauffällig.
Das Abdomen ist weich und ohne Abwehrspannung, auch die übrige Untersuchung erbringt keine weiteren pathologischen Befunde.

Welche Arbeitsdiagnose stellen Sie?

?

Es handelt sich augenscheinlich um eine neurologische Erkrankung.
Folgende Differenzialdiagnosen kommen in Frage:

- Ein **ischämischer Insult** durch Verschluss einer das Gehirn versorgenden Arterie.
- Eine **Hirnblutung.**
- Ein **Hirntumor** oder ein **Hirnabszess.** Für diese Arbeitsdiagnose sprächen eine langsame Zunahme der Symptomatik (Tumor) oder aber erhöhte Infektparameter, Fieber und Kopfschmerzen (Abszess). Da im vorliegenden Fall solche Symptome fehlen, sind ein Tumor oder ein Abszess eher unwahrscheinlich.
- Auch an eine **neurologische Systemerkrankung** muss gedacht werden, allerdings ist dafür eine isolierte Hemiparese eher untypisch.

Welche anatomischen Strukturen können betroffen sein?

Bei einer **Hirnblutung** kann prinzipiell jedes venöse oder arterielle Gefäß des Gehirns betroffen sein.

- Zum Beispiel: Einriss der **A. meningea media** mit einer epiduralen Blutung zwischen Dura mater und der Schädelkarlotte
- Einriss einer **Brückenvene** mit einer Subduralblutung zwischen Dura mater und Arachnoidea und
- Einriss einer Arterie des **Circulus arteriosus cerebri** mit einer subarachnoidalen Blutung zwischen Arachnoidea und Gehirn.

Bei einem **ischämischen Insult** können betroffen sein:

- **Große extrakranielle Gefäße** wie die A. carotis interna oder die A. vertebralis.
- **Intrakranielle Gefäße** wie die A. basilaris oder die Arterien des Circulus arteriosus cerebri.

Diagnostik

Welche diagnostischen Maßnahmen würden Sie vorschlagen?

Sie legen einen intravenösen Zugang und entnehmen Blut für eine **Untersuchung im Labor.** Auf dem Anforderungsbogen kreuzen Sie ein kleines Blutbild, sowie die Elektrolyte, Leberwerte und Nierenwerte an.
Zur weiteren Ziel führenden Diagnostik ist primär eine genaue **neurologische Untersuchung** angezeigt.
Danach ist ein Bild gebendes Verfahren gefragt, um die Ursache der Symptomatik zu eruieren. Das Verfahren der Wahl ist in diesem Fall eine **Computertomographie** und zwar ein **natives CCT,** d.h. eine **kraniale** Computertomographie ohne Kontrastmittel. Diese Untersuchung erlaubt die Unterscheidung zwischen Hirnblutung und ischämischem Insult.
Ein **transkranieller Doppler** ist eine spezielle Ultraschalluntersuchung zur Darstellung der Gefäße. Sie zeigt zuverlässig Gefäßverschlüsse auf, ebenso wie eine **Angiographie.**
Darüber hinaus ist eine **Doppleruntersuchung der beiden Aa. carotides** angezeigt um eventuelle Strömungshindernisse zu entdecken.
Ebenfalls wichtig sind ein **EKG** und eine **Herzultraschalluntersuchung** (Echo), da Herzrhythmusstörungen wie das Vorhofflimmern oder pathologische Veränderungen wie z.B. Vorhofthromben einen thrombembolischen Verschluss von Gehirnarterien verursachen können.

Ergebnisse

Bei den **Laborwerten** zeigt sich ein leicht erniedrigter Natrium- und Kaliumwert. Die γ-GT ist mit 102 U/l deutlich erhöht. Die anderen Werte sind im Normalbereich.
Im **CCT** zeigt sich kein pathologischer Befund, das Gehirn stellt sich isodens dar. Hyperdense oder hypodense Bereiche finden sich nicht.
Im **transkraniellen Doppler** zeigt sich ein Flussstopp im Bereich der linken A. cerebri media. Diesen Befund stärkt auch die anschließende **Angiographie**.
Zur Ursachenklärung trägt ein **Karotisdoppler** bei, vor allem, da bei der körperlichen Untersuchung ein Strömungsgeräusch über den Karotiden aufgefallen ist. Bei dieser Untersuchung findet sich eine hämodynamisch wirksame Stenose der linken Arteria carotis interna.
Die **Echokardiographie** und die **Elektrokardiographie** fallen unauffällig aus.

Welche Diagnose stellen Sie?

Die durchgeführten Untersuchungen ergeben die Diagnose eines **ischämischen Insultes** der A. cerebri media der linken Seite. Dies zeigt sich im transkraniellen Doppler als Flussstopp und in der Angiographie als Kontrastmittelaussparung. Im CCT zeigt sich kein pathologischer Befund, was der Diagnose aber nicht widerspricht, da ischämische Bereiche erst nach etwa 24 Stunden als hypodense Areale sichtbar werden. Daher ist im vorliegenden Fall ein Folge-CT nach mindestens 24 Stunden obligat.

Anatomie

Wie funktioniert die arterielle Versorgung des Gehirns?

Das Gehirn wird aus zwei Stromgebieten versorgt. Zum einen über die Aa. carotes internae aus den Aa. carotes communes und damit aus dem Aortenbogen bzw. aus der A. subclavia sinistra. Zum anderen aus der A. basilaris aus den Aa. vertebrales und damit aus den Aa. subclaviae. Eine intrazerebrale Verbindung beider Stromgebiete stellt der **Circulus arteriosus** cerebri dar.
Sauerstoffreiches Blut aus dem linken Ventrikel des Herzens gelangt über die Aorta ascendens in den Aortenbogen und die Aorta descendens. Aus dem **Aortenbogen (Arcus aortae)** gehen Arterien ab, die die Arme und das Gehirn versorgen.
Auf der rechten Seite geht aus dem Arcus der **Truncus brachiocephalicus** ab. Dieser teilt sich in die **A. carotis communis,** die die Kopf versorgenden Arterien speist und die **A. subclavia dextra,** die den rechten Arm versorgt.
Auf der linken Körperseite gehen die **A. carotis communis** und die **A. brachiocephalicus sinistra** direkt aus dem Aortenbogen ab.
Der weitere Verlauf der A. carotis communis ist seitengleich. Sie verläuft im Halsbereich lateral der Trachea ohne Verzweigungen bis zum **Trigonum caroticum** am oberen Rand des Schildknorpels und erweitert sich dort zum **Sinus caroticus.** Bis zu diesem Bereich verläuft sie zusammen mit der Vena jugularis interna und dem N. vagus in einer gemeinsamen Gefäßnervenscheide, der **Vagina carotica.** Durch ihre Teilung entstehen hier die **A. carotis interna,** die das Gehirn versorgt und die **A. carotis externa,** die die Meningen versorgt. Die A. carotis interna liegt dabei dorsal lateral, die A. carotis externa ventral medial.

Wie würden Sie den Verlauf der A. vertrebralis beschreiben?

Hinter dem M. scalenus anterior gehen aus der A. subclavia die Aa. vertebrales ab. Sie ziehen ab dem 6. Wirbel (C6) durch die Foramina transversa aufwärts zum Atlas und dort nach ventral. Weiter verlaufen sie durch die Membrana atlantooccipitale in das Cavum subarachnoidale und treten von dort durch das Foramen occipitale magnum in den Schädel ein. Dort vereinigen sie sich nach dem Abgang der A. inferior posterior cerebelli und der Aa. spinales zur unpaarigen **A. basilaris.**
Die **A. basilaris** zieht entlang des Pons und gibt auf diesem Weg verschiedene Seitenäste ab: Die **A. inferior anterior** cerebelli versorgt Teile des Pons, des Plexus choroideus im 4. Ventrikel sowie Teile des Kleinhirnstiels, der Kleinhirnrinde und des Tegmentums; die **A. superior cerebelli** versorgt die Vierhügelplatte, das Corpus pineale, Teile des Kleinhirnstiels und die Kleinhirnrinde. Anschließend teilt sich die A. basilaris in die beiden **Aa. cerebelli posteriores.**
Die **A. cerebri posterior** verläuft um den Pedunculus cerebri herum nach basal und erreicht so über dem Tentorium cerebelli die im Lobus occipitalis befindliche

Sehrinde. Somit versorgt sie Teile des Lobus temporalis inklusive des Hippokampus, den Lobus occipitalis, den Thalamus, die Capsula interna, den Hypothalamus, das Tektum, das Tegmetum, die Corpora geniculata und den Plexus choroidei des 3. Ventrikels. Die A. cerebri posterior ist auf jeder Seite mit jeweils einer A. communicans posterior mit der A. carotis interna bzw. der A. cerebri media verbunden.

Wie ist der Circulus arteriosus cerebri (Willisii) aufgebaut?

Wie bereits erwähnt sind alle Hirn versorgenden Arterien untereinander durch Kommunikansarterien verbunden und bilden so einen Arterienkranz. Von anterior gesehen verbindet die **A. communicans anterior** die beiden **Aa. cerebri anterior.** Diese sind auf jeder Seite verbunden mit den **Aa. cerebri mediae** (gemeinsamer Abgang aus der A. carotis interna). Die Aa. cerebri mediae sind durch die **Aa. communicantes posteriores** mit den **Aa. cerebri posteriores** verbunden, die beide aus der A. basilaris abgehen und damit den hinteren Pol des Cirulus bilden.
Alle Gefäße des Circulus arterosus cerebri sind funktionelle Endarterien. Die Kommunikansarterien sind meist so eng, dass der Blutfluss zwischen dem Carotis-interna-Teil und dem Aa.-vertebraes-Teil sehr gering ist.

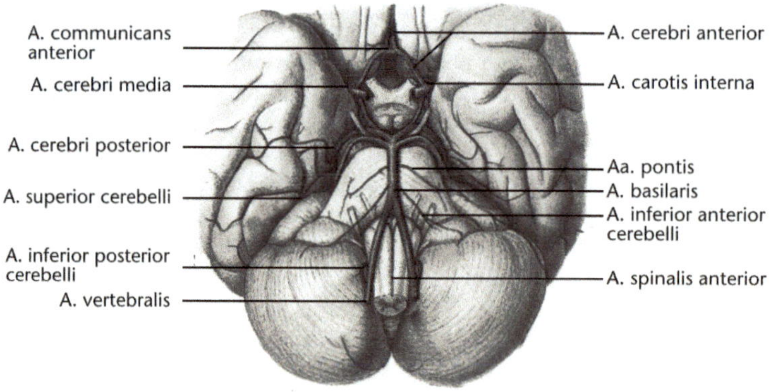

Abb. 26.1: Circulus arteriosus cerebri (Willisii). [15]

Therapie

Welche Therapie würden Sie vorschlagen?

Zwei Ziele stehen im Vordergrund:

- Sicherung der Vitalfunktionen
- Reperfusion der betroffenen Hirngebiete, wenn möglich.

Nach der Akuttherapie muss die Ursache des Gefäßverschlusses wenn möglich beseitigt werden.

Was unternehmen Sie konkret?

Der Patient muss unbedingt **stationär** aufgenommen werden. Wichtig ist, den **Blutdruck** im oberen normalen Bereich (>150/90) zu halten, um eine Perfusion der restlichen Gehirnareale zu erhalten.

In einem engen Zeitfenster, d.h. bis max. sechs, besser max. drei Stunden nach dem Ereignis kann versucht werden, den verschließenden Embolus medikamentös zu lysieren, d.h. aufzulösen. Für diese **Lysetherapie** sind sehr strenge Indikationen und v.a. Kontraindikationen gegeben, um nicht zusätzlich zu der Ischämie eine Hirnblutung oder eine Blutung an anderer Stelle auszulösen.

Evtl. kann versucht werden den Verschluss operativ durch eine **TEA** (Thrombendarteriektomie) zu beseitigen. Bei dieser Methode wird mittels eines intravasalen Katheters der Thrombus bzw. Embolus aus dem Gefäß geschält.

Nach der Akuttherapie muss nach der Ursache des Insultes gesucht werden. Im vorliegenden Fall ist bei einer Karotisstenose der linken Seite ein Embolus von dieser Stelle wahrscheinlich. Daher ist es wichtig diese Stenose zu beseitigen. Hier kommt eine TEA oder aber auch eine PTA (perkutane transluminale Angioplastie) in Betracht. Bei letzterer wird die Stenose mit einem Ballon, der über einen Katheter eingeführt wird, dilatiert. Gegebenenfalls kann auch eine Gefäßstütze, ein sog. Stent, eingesetzt werden, um eine erneute Stenosierung zu verhindern.

Wichtig für die Rekonvaleszenz ist eine suffiziente Ergo- und Physiotherapie.

Quintessenz Ein ischämischer Insult ist heute nach den Herzerkrankungen und Karzinomen die dritthäufigste Todesursache in Deutschland. Besonders gefährdet sind Patienten im Alter zwischen 60 und 70 Jahren, Männer sind häufiger betroffen als Frauen.

Risikofaktoren für einen Apoplex sind, wie auch für andere Gefäßerkrankungen, der arterieller Hypertonus, Diabetes mellitus, Nikotinabusus, Adipositas mit einem BMI > 30, Hypercholesterin- und Hyperlipidämie, hoher Alkoholkonsum und hormonelle Kontrazeptiva.

Der Verschluss einer, das Gehirn versorgenden Arterie kann von einer **TIA** (transitorische ischämische Attacke) mit innerhalb von 24 Stunden reversiblen Symptomen, über ein **PRIND** (prolongiertes reversibles ischämisches neurologisches Defizit) mit Symptomrückbildung bis zu drei Wochen, hin bis zu einem kompletten **Apoplex** mit bleibenden neurologischen Schäden zur Ausprägung kommen.

Die wichtigste prophylaktische Maßnahme ist das Ausschalten der Risikofaktoren.

Wie dieser Fall zeigt, ist die genaue Kenntnis der kraniellen und extrakraniellen Gefäße, sowie ihrer Versorgungsgebiete von elementarer Bedeutung, um schnellstmöglich eine effektive Diagnostik und Therapie zu ermöglichen.

Fall 27

Anamnese

Herr Fischböck, ein 45-jähriger Chemiefacharbeiter, stellt sich in der Notaufnahme vor. Er klagt über stärkste Rückenschmerzen im Bereich der Lendenwirbelsäule. Schmerzen im Rückenbereich hätte er in den letzten Jahren immer wieder gehabt. Heute habe er einige Bierkisten in sein Auto gehoben. Plötzlich habe er dann diese Schmerzen verspürt. Jetzt sei sein rechtes Bein taub.
Herr Fischböck hatte in der Vergangenheit mehrere Unfälle mit dem Motorrad gehabt. Dabei er aber keine wesentlichen Verletzungen erlitten. Ansonsten sei er noch nie ernstlich krank gewesen. Er nimmt keine Medikamente.

Aufnahmebefund

Bei der körperlichen Untersuchung fällt Ihnen bereits eine deutliche Schonhaltung im Bereich der gesamten Wirbelsäule auf. Der Patient lehnt an der Untersuchungsliege. Er kann nicht richtig gerade stehen und auch nicht aufrecht sitzen. Nach dem punctum maximum seiner Schmerzen befragt, gibt er den Hauptschmerz im Bereich der unteren LWS an.
Da er gerade steht, bitten Sie Ihn, sich auf die Zehenspitzen und die Fersen zu stellen. Das ist dem Patienten unter Schmerzen möglich. Bevor er sich auf die Untersuchungsliege legt, klopfen Sie ihm noch die Wirbelsäule ab. Einen deutlichen Klopfschmerz gibt der Patient im Bereich der unteren LWS an.
Nach einigen Mühen hat sich der Patient hingelegt. Zunächst prüfen Sie die Beweglichkeit der Muskulatur im Hüft-, Knie- und oberen Sprunggelenk, sowie die Beweglichkeit der Zehen. Es fällt Ihnen kein Ausfall einer dieser Muskelgruppen auf.
Beim Bestreichen der Beine zur Prüfung der Sensibilität gibt Herr Fischböck ein Taubheitsgefühl im Bereich der rechten Unterschenkelaußenseite sowie am rechten Fußrücken bis zur Großzehe an.
Als nächstes werden die Reflexe der unteren Extremität getestet.

Können Sie die Auslösung der Reflexe und deren Kennwurzel beschreiben?

Bei der unteren Extremität unterscheidet man **mehrere Eigenreflexe,** die drei wichtigsten sind:

- der **Patella-Sehnen-Reflex (PSR):** Dieser Reflex wird durch einen Schlag auf die Sehne des M. quadriceps femoris, bei leicht gebeugtem Bein, knapp unterhalb der Patella ausgelöst. Bei der normalen Reflexantwort findet man eine ruckartige Streckung des Knies. Der PSR ist der Kennreflex für die Nervenwurzel **L3 und L4.** Bei einem Ausfall des PSR kann ein Schaden in diesem Bereich vermutet werden.
- der **Tibialis-posterior-Reflex (TPR):** Der TPR wird durch einen Schlag gegen die Sehne des M. tibialis posterior ober- oder unterhalb des Innenknöchels ausgelöst. Typischerweise ist beim Gesunden die Inversion des Fußes zu beobachten. Der TPR ist der Kennreflex der **Wurzel L5.**
- der **Achilles-Sehnen-Reflex (ASR):** Zum Auslösen des ASR wird, beim leicht abduzierten und abgewinkelten Bein, auf die Achillessehne geschlagen. Als normal wird eine leichte Plantarflexion der Zehen gewertet. Pathologisch ist das Fehlen oder die übersteigerte Reflexantwort. Der ASR ist der Kennreflex der **Wurzel S1–S2.**

Der TPR lässt sich nur bei etwa 50% aller Menschen auslösen und ist somit kein wirklich aussagekräftiger Kennreflex.

Was ist das Lasègue-Zeichen?

Der **Lasègue-Test** ist ein Test zur **Prüfung des Nervendehnungsschmerzes**. Dabei wird vom Untersucher das gestreckte Bein in der Hüfte gebeugt. Beim Gesunden ist dies bis 90° schmerzfrei möglich. Treten bei einem Winkel unterhalb von 90° bereits Schmerzen im Rücken auf, ist der Test positiv und der Winkel bei dem Schmerzen auftreten wird notiert. Ein positives Lasègue-Zeichen findet sich z.B. beim Bandscheibenprolaps.

Der PSR ist seitengleich auslösbar, der ASR ebenfalls. Der TPR ist rechts leicht abgeschwächt. Das Laségue-Zeichen ist positiv auslösbar. Die Fußpulse sind beidseits gut tastbar.

Die Reflexe sollten immer im Seitenvergleich ausgelöst werden. Nur so kann eine Abschwächung des Reflexes festgestellt werden.

Was ist ein Dermatom?

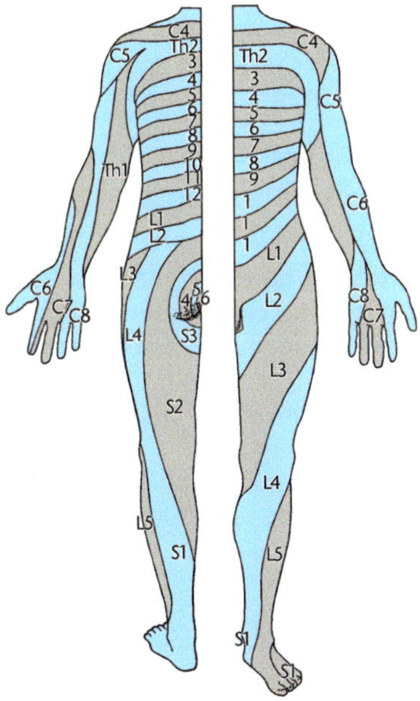

Abb. 27.1: Dermatome an den Extremitäten. [18]

Bei einem Dermatom handelt es sich um ein **Hautareal,** das durch einen genau zuzuordnenden Spinalnerv sensibel versorgt wird. Bei sensiblen Ausfällen kann so relativ genau auf den Ort der Störung geschlossen werden.

Welche Arbeitsdiagnose stellen Sie?

Herr Fischböck gibt plötzliche starke Schmerzen im Bereich der Wirbelsäule nach körperlicher Belastung (Bierkasten heben) an. Zuvor hatte er bereits des Öfteren über leichtere Schmerzen im Bereich der Wirbelsäule geklagt.
Bei der körperlichen Untersuchung fallen keine motorischen Defizite auf, d.h. der Patient kann auf den Zehenspitzen stehen (Mm. pernonei, M. triceps surae sind die Kennmuskeln der Wurzel S1); Hackengang ist möglich (M. extensor hallucis longus und M. tibialis anterior als Kennmuskeln der Wurzel L5), Bewegung im Knie, der Hüfte und Heben des Fußes sind unauffällig.
Es zeigen sich jedoch sensible Ausfälle. Gerade im Bereich des Unterschenkels v.a. lateral, am Fußrücken und der Großzehe gibt der Patient ein Taubheitsgefühl an. Das Lasègue-Zeichen ist positiv.
Unfallmechanismus und Symptome machen einen **Bandscheibenprolaps** sehr wahrscheinlich. In Anbetracht des sensiblen Ausfalls scheint die Störung im Bereich der **Wurzel L5** zu liegen.

Diagnostik

Welche diagnostischen Maßnahmen ergreifen Sie?

Neben einer konventionellen **Röntgenaufnahme** der LWS zum Ausschluss einer Wirbelkörperfraktur, wird auch eine **MRT** der LWS durchgeführt.

Ergebnisse
Röntgen der LWS in zwei Ebenen: Leichte Steilstellung der Wirbelsäule ohne Hinweis auf frische Fraktur oder Luxation im Bereich der Wirbelsäule.
MRT der LWS: Hier zeigt sich im Bereich der Bandscheibe des Segmentes L5 ein lateraler Bandscheibenprolaps der auf den rechten N. spinalis drückt.

Was ist ein Bandscheibenprolaps?

Es handelt sich bei Herrn Fischböcks Erkrankung um einen Bandscheibenvorfall (BSP). Dabei handelt es sich um ein **Wurzelkompressionssyndrom.** Die Patienten verspüren Schmerzen und Ausfälle von Motorik und Sensibilität. Klinisch unterscheidet man zwischen:

- **Medialem BSP:** Es erfolgt eine direkte Kompression des Rückenmarks. Dabei kann es zu einer Querschnittssymptomatik kommen.
- **Dorsolateralem BSP:** Die Bandscheibe komprimiert die Nervenwurzel. Je nach Ausmaß kommt es zu sensiblen und motorischen Ausfällen.

Es gibt auch laterale und extraforaminale BSP. Diese sind jedoch sehr selten.

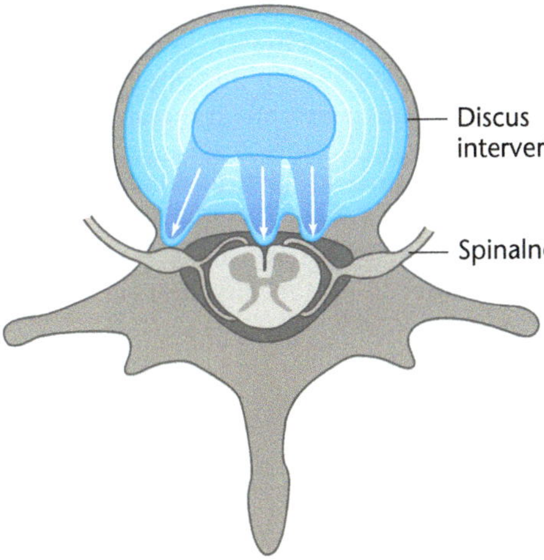

Abb. 27.2: Schematische Darstellung des Bandscheibenprolaps. [21]

Anatomie

Sie überlegen noch einmal kurz und sinnieren über den Aufbau der Wirbelkörper. Da gab es doch eine Vielzahl von Processi und Foramina ...! Wo liegen die Bandscheiben denn noch genau ...?

Wie ist ein Wirbel aufgebaut?

Ein Wirbel besteht aus einem **Wirbelkörper** (Corpus vertebrae), der die Last der oberen Abschnitte der Wirbelsäule und damit des Körpers trägt, und dem **Wirbelbogen** (Arcus vertebralis), der das Rückenmark schützt.
An diesen beiden Teilen sind eine Vielzahl von knöchernen Fortsätzen und Öffnungen für den Durchtritt von Nerven zu finden. Die einzelnen Strukturen werden hier kurz besprochen:

- **Corpus vertebrae:** Wie die meisten Knochen ist auch ein Wirbel von **Kompakta** umgeben. In der Mitte des Knochens liegt **Spongiosa.** Die einzelnen Wirbel sind durch die **Disci intervertebrales** getrennt.
- **Arcus vertebralis:** Die Wirbelbögen bestehen aus **Kompakta** und umgeben das Rückenmark, das sich in der Mitte des Arcus im **Foramen vertebrale** befindet. Oberhalb und unterhalb befinden sich Einschnürungen, die **Incisurae vertebrales superior** und **inferior.** Durch diese Einschnürungen verlassen die Spinalnerven die knöcherne Wirbelsäule. Die Wirbelbögen sind untereinander über den Bandapparat verbunden.

An Fortsätzen finden sich:

- **Gelenkfortsätze (Procc. articulares):** Jeweils zwei dieser Procc. articulares weisen nach oben (Procc. articulares superior) und zwei nach unten (Procc. articulares inferior). Die jeweils oberen Fortsätze bilden mit den unteren Fortsätzen des darüber liegenden Wirbels ein Gelenk.
- **Proc. spinosus (Dornfortsatz):** Dieser hinterste Teil des Wirbels ist am Patienten gut erkennbar. Er dient im Wesentlichen als Ansatz für Muskeln.
- **Procc. transversi (Querfortsätze):** Jeweils zwei dieser Querfortsätze finden sich an einem Wirbelkörper. Sie dienen als Ansatz für Muskeln. Im Bereich der BWS bilden sie mit den Rippen ein Gelenk.

Dazu finden sich noch zwei „Löcher“:

- **Foramina intervertrebralia (Zwischenwirbellöcher):** Diese seitlichen Öffnungen des Wirbels werden jeweils von den Wirbelbögen des oberen und unteren Wirbels gebildet. Dabei spielen die Incisura vertebralis inferior des oberen und die Incisura vertebralis superior des unteren Wirbels zusammen. Der Durchmesser der Zwischenwirbellöcher nimmt von kranial nach kaudal zu. Durch ein Foramen verläuft jeweils ein **N. spinalis.**
- **Foramen vertebrale (Wirbelloch):** Das Wirbelloch liegt zwischen dem Corpus vertebrae (nach ventral) und dem Arcus vertebralis (dorsal und lateral). Hier verläuft das Rückenmark.

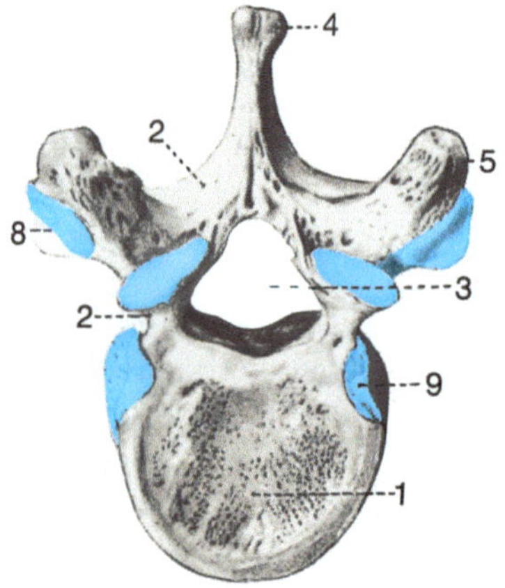

1 Corpus vertebrae
2 Arcus vertebrae
3 Foramen vertebrale
4 Processus spinosus
5 Processus transversus
8 Fovea costalis processus transversi
9 Fovea costalis superior

Abb. 27.3: Schematische Darstellung des Aufbaus eines Wirbels anhand eines Brustwirbels. [4]

Woraus besteht der Bandapparat der Wirbelsäule?

Die einzelnen Wirbel werden von einem sehr straffen Bandapparat gehalten. Diese Bänder verlaufen zwischen den einzelnen oben genannten Strukturen. Die wichtigsten Bänder sind:

- **Lig. longitudinale anterius (vorderes Längsband):** Verbindet die ventralen Ränder aller Wirbel bis zum Kreuzbein miteinander. Es verläuft am Vorderrand der Wirbelkörper als breites Band und hemmt die übermäßige Streckung der Wirbelsäule.
- **Lig. longitudinale posterius (hinteres Längsband):** Gleicher Verlauf wie das anterius, aber am dorsalen Rand der Wirbelkörper. Zudem ist dieses Band fest mit den Disci intervertebrales verbunden. Es sichert die Bandscheiben und soll einer übermäßigen Beugung des Rumpfes entgegenwirken.
- **Lig. flavum (gelbes Band oder Zwischenbogenband):** Spannt sich zwischen benachbarten Wirbelbögen auf. Es unterstützt das Aufrichten des Rumpfes aus der Beugung.
- **Lig. interspinale:** Spannt sich zwischen den Procc. spinosi benachbarter Wirbel auf und hemmt die Rumpfbeugung.
- **Lig. intertransversarium:** Spannt sich zwischen den Querfortsätzen benachbarter Wirbel auf. Soll eine zu starke Seitbewegung zur Gegenseite verhindern.

Was wissen Sie über Aufbau und Lage der Bandscheiben?

Die **Bandscheiben (Disci intervertebrales)** liegen zwischen den einzelnen Wirbelkörpern. Sie bestehen aus einem **Anulus fibrosus,** dem Faserring, der einen wasserreichen Bindegewebekern, den **Nucleus pulposus** umgibt. Der Anulus fibrosus gibt der Bandscheibe ihre Form, der Nucleus pulposus bewirkt eine gleichmäßige Verteilung des Drucks auf die jeweilige Grund- bzw. Deckplatte der benachbarten Wirbelkörper.
Die Bandscheiben sind dorsal mit dem Lig. longitudinale posterius und ventral mit dem Lig. longitudinale anterius verwachsen und jeweils kranial und kaudal mit der Grund- bzw. Deckplatte verwachsen. Ihre Form ist leicht keilförmig.

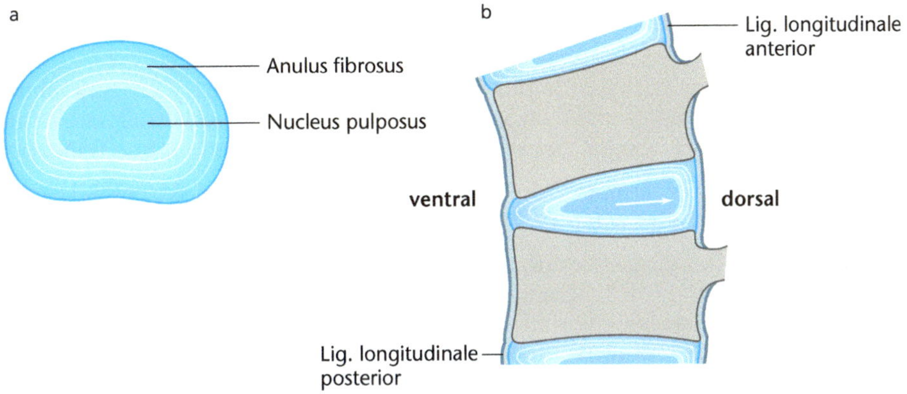

Abb. 27.4: a) Aufbau der Bandscheibe in der Aufsicht.
b) Lage der Bandscheibe mit Veränderung des Nucleus pulposus bei Bewegung. [21]

Therapie

Welche therapeutischen Maßnahmen ergreifen Sie?

Als Erstes legen Sie einen **intravenösen Zugang** und verabreichen Herrn Fischböck ein **Schmerzmittel.** Wegen der ausgeprägten Schmerzen entscheiden Sie sich für ein Opioid, d.h. ein stark potentes, zentral wirksames Schmerzmittel, z.B. Dipidolor®.
Dann sollte Herr Fischböck zur weiteren Therapie stationär aufgenommen werden. Sie verlegen Herrn Fischböck auf die Normalstation zur weiteren Schmerztherapie. Unter der Schmerztherapie (Voltaren® disp.-Tabletten und Dipidolor® 7,5 mg i.v. bei Bedarf) bessert sich neben der Schmerzsymptomatik am nächsten Tag auch die Störung der Sensibilität etwas. Deshalb entscheiden Sie sich zu einer **konservativen** Therapie. Sie führen die Schmerztherapie, z.B. mit Voltaren® disp. und Tilidin-Tropfen fort, und beginnen langsam mit **krankengymnastischen Übungen** zur Lockerung der Wirbelsäule.

Verlauf

Herr Fischböck spricht darauf gut an. Nach einer Woche ist er schmerzfrei und kann die Klinik wieder verlassen. Sie empfehlen ihm weitere Krankengymnastik.
Beim Abschlussgespräch möchte Herr Fischböck noch wissen, ob es weitere Therapieoptionen gibt.

Kennen Sie weitere Therapieansätze?

Ein weiterer Therapieansatz wäre eine operative Versorgung des Bandscheibenprolapses. Dabei wird nach einer genauen OP-Planung die Bandscheibe entweder partiell (häufig) oder komplett (selten) entfernt. Durch die Entfernung des Bandscheibenmaterials wird das Myelon oder die Spinalwurzel dekomprimiert.

Quintessenz Die Wirbelsäule des Menschen dient zum einen der Aufrechthaltung des Rumpfes und dem Schutz des Rückenmarks. Sie besteht aus Wirbelkörpern, Wirbelbögen und Wirbelfortsätzen sowie einem starken Bandapparat.

Wurzelkompressionssyndrome im Bereich der Wirbelsäule aufgrund von Bandscheibenvorfällen sind in westlichen Ländern häufig.

Bei einem Bandscheibenvorfall drückt die Bandscheibe entweder direkt auf das Rückenmark (medialer Vorfall) oder auf eine Nervenwurzel (dorsolateraler Vorfall). Es kommt zu Ausfällen im Bereich der Sensorik und/oder Motorik, die sich je nach Höhe der Kompression unterscheiden. Neben der klinischen Diagnose wird die Diagnose in der Regel noch radiologisch bestätigt.

Fall 28

Anamnese

Der 65-jährige Herr Winter wird Ihnen von seiner Ehefrau in die Notaufnahme gebracht. Er war vor einigen Tagen mit einer kurzen Bewusstlosigkeit und anschließenden Sprachstörungen aufgefallen. Herr Winter konnte für bestimmte Gegenstände nicht mehr die richtigen Worte finden. Nach ungefähr einem Tag waren die Ausfälle wieder komplett verschwunden. In der neurologischen Ambulanz stellte man eine transitorisch ischämische Attacke (TIA) fest, d.h., die Symptome, die denen eines Schlaganfalls ähneln, sind innerhalb von 24 Stunden reversibel. Herr Winter leidet an Bluthochdruck, einer koronaren Herzkrankheit (KHK) mit Zustand nach Herzinfarkt vor fünf Jahren, an Adipositas, Hypercholesterinämie, Diabetes mellitus und einem Prostataleiden. Gegen alle diese Erkrankungen nimmt er Medikamente ein. Zudem ist Herr Winter schwer nikotinabhängig (zwei Schachteln am Tag) und trinkt 3–5 Bier/Tag.

Aufnahmebefund

Bei der körperlichen Untersuchung finden Sie einen biologisch deutlich vorgealterten Patienten in eingeschränktem AZ und, mit einem Gewicht von 103 kg bei einer Größe von 1,61 m (BMI von 35), deutlich adipösem EZ. Es fällt Ihnen auf, dass Herr Winter kurzatmig und sehr blass ist.

Bei der Auskultation von Herz und Lunge finden sie keinen pathologischen Befund, allerdings zeigt sich im Bereich der Karotiden beidseits ein raues Stenosegeräusch. Obwohl Herr Winter dreifach orientiert ist (Frage nach der Person, der örtlichen und zeitlichen Orientierung), fällt Ihnen auf, dass er während des Untersuchungsgesprächs sehr langsam antwortet.

Was ist der Body-Mass-Index?

Der BMI errechnet sich aus dem Körpergewicht und der Körpergröße (Körpergewicht in kg/Körpergröße in m^2). Der Wert gibt Auskunft über den Grad der Adipositas. Bei einem Wert von 20–24,9 gilt ein Patient als normalgewichtig, ab 25 als adipös. Ab einem BMI von 30 bezeichnet man ihn als stark adipös, ab 35 als extrem adipös. Ein Patient mit einem BMI kleiner 20 gilt als untergewichtig.

Welche Arbeitsdiagnose stellen Sie?

Es handelt sich bei Herrn Winter sehr wahrscheinlich um eine **TIA.** Diese ist häufig auf eine Verengung der Gefäße, die zum Gehirn führen, zurückzuführen.

Andere Ursachen für eine kurze Bewusstlosigkeit können kardial bedingt, z.B. infolge von **Herzrhythmusstörungen,** oder neurologisch bedingt, z.B. infolge eines **epileptischen Anfalls,** sein. Auch ein Gefäßdefekt, z.B. infolge eines **Karotissinus-syndroms,** kann eine TIA auslösen.

Diagnostik

Welche apparative Diagnostik führen Sie zur Bestätigung Ihrer Verdachtsdiagnose durch?

Um den hochgradigen Verdacht auf eine Karotisstenose zu bestätigen, sind folgende Untersuchungen angezeigt:

- **Doppler-Sonographie der Karotiden:** Mit diesem speziellen Ultraschallverfahren können Stenosen ab einer Einengung von ca. 50% festgestellt werden.
- **Angiographie:** Zur genaueren Darstellung der Karotiden sollte eine Angiographie durchgeführt werden. Dazu muss nach Punktion einer Arterie ein Katheter bis an die A. carotis communis herangeführt werden. Dann kann das Gefäß mittels Kontrastmittel dargestellt werden.

Ergebnisse

Dopplersonographie der Karotiden: Bei Herrn Winter zeigt sich rechts eine stärkere Einengung des Lumens als links.

Angiographie: Das Ergebnis der Untersuchung können Sie in Abbildung 28.1 sehen.

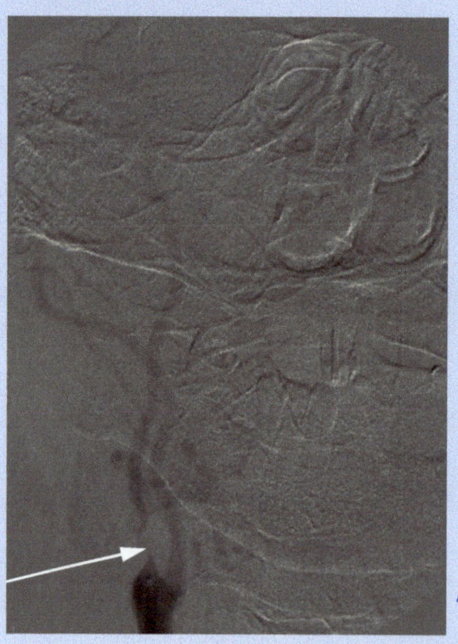

Abb. 28.1: Angiographie der rechten A. carotis communis, A. carotis interna und A. carotis externa.

Welchen pathologischen Befund entdecken Sie?

Zu erkennen ist im Bereich der ACI eine hochgradige Stenose über eine Strecke von ca. 2 cm.

Anatomie

Zum Verständnis der Angiographiebilder sollten Sie sich die Anatomie nochmals kurz vor Augen führen.

Kennen Sie die Aufgaben der A. carotis?

Die A. carotis soll Blut aus dem Thorax in den Schädel transportieren. Etwa 85% der arteriellen Blutversorgung des Kopfes stammen aus den beiden Karotiden. Die restlichen 15% stammen von den Aa. vertebrales im Bereich der Wirbelsäule.

Wie wird die A. carotis eingeteilt?

Wenn man von der A. carotis spricht, ist das sehr ungenau, da es drei Gefäße mit diesem Namen gibt. Es handelt sich dabei um:

- **A. carotis communis (ACC):** Die ACC ist der gemeinsame Gefäßstamm, aus dem sowohl die A. carotis externa, als auch die A. carotis interna stammen. Sie wird rechts aus dem Truncus brachiocephalicus, auf der linken Seite direkt aus der Aorta gespeist.
- **A. carotis interna (ACI):** Bei der ACI handelt es sich um den hinteren, lateralen Abgang aus der ACC. Die ACI versorgt im Wesentlichen das Gehirn und das ipsilaterale Auge mit arteriellem Blut.
- **A. carotis externa (ACE):** Die ACE ist der vordere mediale Abgang aus der ACC. Die ACE versorgt große Teile der oberflächlichen Kopfregion und des Halses mit arteriellem Blut.

Was wissen Sie über den Verlauf der A. carotis communis?

Die rechte ACC entspringt dem **Truncus brachiocephalicus,** die linke direkt der **Aorta.** Beide ACC verlaufen zunächst unverzweigt durch den Hals bis in den Bereich des **Trigonum caroticum** auf Höhe des vierten Halswirbelkörpers, wo sie sich in Höhe des oberen Schildknorpelrandes verzweigen.
Die ACC verläuft lateral der Trachea, zusammen mit der V. jugularis und dem N. vagus, in einer bindegewebigen Scheide, der **Vagina carotica.**
Der Bereich der Aufzweigung der ACC in die ACE und die ACI wird auch **Sinus caroticus** genannt.

Was wissen Sie über den Verlauf der A. carotis externa?

Die ACE ist der **vordere mediale Ast** der ACC. Dieses Gefäß zieht unterhalb des M. digastricus (Venter posterior) und dem M. stylohyoideus zur Fossa retromandibularis. Dort verläuft die ACE durch die Speicheldrüse (Glandula parotis) und teilt sich in der Parotisloge in Höhe des Collum mandibulae in ihre Endäste, die A. maxillaris und die A. temporalis superficialis.

Was wissen Sie über den Verlauf der A. carotis interna?

Die ACI ist der **hintere laterale Ast** der ACC. Sie zieht ohne Abgabe von Ästen durch das Spatium parapharyngeum (die große bindegewebige Verschiebeschicht des Halses) unmittelbar zur Schädelbasis. Dort tritt sie durch den Canalis caroticus des Felsenbeins (Os petrosum) in die Schädelhöhle ein. Hier verläuft sie innerhalb des Sinus cavernosus bis zum Karotissiphon, einer s-förmigen Schleife und zieht im Sulcus caroticus des Keilbeins (Os sphenoidale) zur mittleren Schädelgrube.

Was ist der Sinus caroticus?

Unter dem Sinus caroticus versteht man eine Erweiterung des Gefäßlumens im Teilungsbereich der A. carotis communis in die A. carotis interna (hinten lateral) und die A. carotis externa (vorne medial).
In diesem Bereich liegen innerhalb der Gefäßwand Dehnungsrezeptoren, so genannte **Pressozeptoren.** Änderungen des Blutdruckes werden von diesen Rezeptoren durch Änderung der Spannung der Gefäßwand festgestellt. Eine Blutdrucksteigerung erhöht die Impulszahl aus diesen Rezeptoren. Diese werden über Nervenfasern des N. glossopharyngeus direkt an die Medulla oblongata gemeldet. Hier wird über eine Aktivierung des Parasympathikus (Hemmung der Herztätigkeit → Blutdruck sinkt) oder eine Hemmung des Sympathikus (Gefäße werden erweitert → Blutdruck sinkt) auf Blutdrucksteigerungen reagiert.

Neben Aufgabe und Verlauf der einzelnen Gefäße sind natürlich die Versorgungsgebiete von besonderer Bedeutung für die jeweilige Klinik und ggf. Therapie.

Welche Strukturen versorgt die A. carotis communis?

Die ACC teilt sich in zwei Äste, die ACE und die ACI. Diese ziehen zum Hals bzw. der oberflächlichen Kopfregion oder in die Schädelhöhle.

Können Sie die wichtigsten Äste der A. carotis externa und die jeweils versorgten Strukturen benennen?

Die ACE gibt nach ventral, medio-dorsal und als Endäste mehrere Gefäße ab.
Nach ventral werden folgende Gefäße abgegeben:

- **A. thyroidea superior:** Sie versorgt neben dem oberen Teil der Schilddrüse auch den Kehlkopf.
- **A. lingualis:** Der zweite Ast der ACE versorgt neben der Zunge auch die Glandula sublingualis, das Zahnfleisch des Unterkiefers und die Glandulae labiales.
- **A. facialis:** Sie versorgt mit ihren Ästen die mimische Muskulatur und die übrigen Strukturen des Gesichtes.

Nach medio-dorsal werden folgende Gefäße abgegeben:

- **A. pharyngea ascendens:** Diese Arterie zieht zwischen der ACE und der ACI zur Schädelbasis. Sie versorgt die Strukturen der Paukenhöhle und des lateralen Schädels.
- **R. sternocleidomastoideus:** Er versorgt den gleichnamigen Muskel.
- **A. occipitalis:** Sie versorgt die oberflächlichen Strukturen des Hinterhauptes.
- **A. auricularis posterior:** Von ihr werden neben der Ohrmuschel auch die Cellulae mastoideae und ein Teil der Paukenhöhle versorgt.

Endäste der ACE:

- **A. temporalis superficialis:** Sie versorgt einen Teil der Glandula parotis sowie die Schläfenregion.
- **A. maxillaris:** Sie durchzieht die Parotis und gibt als einen der wichtigsten Äste die **A. meningea media,** die größte Hirnhautarterie ab. Die A. maxillaris versorgt mit ihren Ästen neben den Hirnhäuten auch die anatomischen Strukturen des Oberkiefers (z.B. Zähne, Zahnfleisch, infraorbitale Strukturen, die Nasenhöhle und Teile des Gaumens).

! Merksatz für die Abgänge der ACE: **Theo Lingen fabriziert phantastisch starke Ochsenschwanzsuppe aus toten Mäusen.**

Welche Strukturen versorgt die A. carotis interna mit ihren Ästen?

Das Gehirn wird von den Aa. carotes internae zusammen mit den Aa. vertebrales versorgt. Diese Arterien sind durch die sog. Aa. communicantes zu einem Gefäßring, dem Circulus arteriosus cerebri (Willisii) zusammengefasst (☞ Abb. 26.1).
Es gehen folgende Äste aus der ACI hervor:

- **A. ophthalmica:** Sie gelangt mit dem N. opticus in die Augenhöhle und versorgt dort u.a. die Retina.
- **A. cerebri anterior:** Diese versorgt mit ihren Ästen den Lobus frontalis, teilweise den Lobus parietalis, das Corpus callosum, die Capsula interna, das Corpus striatum, den Hypothalamus, die Columnae fornicis und die Commisura anterior.
- **A. cerebri media:** Sie besitzt das größte Versorgungsgebiet der intrazerebralen Gefäße und versorgt mit ihren Ästen die konvexe Fläche des Großhirns, den Lobus temporalis, den Lobus parietalis, einen Teil des Lobus occipitalis, die Inselrinde, das Operculum frontale, die Capsula interna, das Striatum, die motorischen Rindenfelder sowie das Gehör- und Sprachzentrum.
- **A. communicans posterior:** Sie bildet die Anastomose zu den Aa. vertebrales und versorgt den dritten Ventrikel, den Nucleus caudatus, den Hypothalamus und die vorderen Thalamuskerne.

Diagnose

Welche endgültige Diagnose stellen Sie?

Im Bereich der rechten ACI liegt eine **hochgradige Stenose** vor. Diese kann im Zusammenhang mit der schlechten Gefäßsituation des Patienten eine Minderperfusion des zentralen Nervensystems verursachen. Deshalb sollte der Patient schnellstmöglich einer Therapie zugeführt werden um einen Apoplex, d.h. einen dauerhaften Schaden durch Minderperfusion mit Gewebsuntergang im Gehirn, zu verhindern.

Therapie

Welche Therapieoptionen können Sie dem Patienten anbieten?

Es gibt mehrere Therapieoptionen, wie die Stenose im Bereich der unmittelbar das Hirn versorgenden ACI beseitigt werden kann. Eine Möglichkeit ist die **Aufdehnung** mittels eines Katheters der, wie bei der Angiographie, über das arterielle System vorgeschoben wird. Anschließend wird das Gefäß mit einem kleinen Ballon aufgedehnt und ein Platzhalter (so genannter Stent) in das Gefäßlumen eingebracht, um es offenzuhalten.
Eine weitere Möglichkeit ist die operative Beseitigung des Abflusshindernisses mittels einer **Thrombendarteriektomie** (TEA). Dabei wird das Lumen der Arterie eröffnet und die Stenose chirurgisch entfernt, indem das thrombotische Plaquematerial von der Gefäßwand abgezogen wird.

Verlauf

Herr Winter wird einer operativen Versorgung zugeführt. Dabei wird mittels einer TEA die Stenose im Bereich der A. carotis entfernt. Die Operation verläuft ohne Komplikationen. Herr Winter kann nach acht Tagen aus der stationären Behandlung entlassen werden. Er bekommt als zusätzliche Prophylaxe ASS 100 einmal täglich verschrieben.

Quintessenz Über die A. carotis werden große Teile des Halses und des Kopfes mit Blut versorgt. Man unterscheidet zwischen dem Hauptstamm, der ACC und den beiden großen Ästen ACE und ACI.

Die ACE versorgt mit vielen Ästen den oberen Halsbereich und große Teile der oberflächlichen Kopfregion mit arteriellem Blut. Die wichtigsten Äste sind die A. thyroidea superior, A. lingualis, A. facialis, A. pharyngea ascendens, R. sternocleidomastoideus, A. occipitalis und A. auricularis posterior.

Die ACI bildet zusammen mit der kontralateralen ACI und den Aa. vertrebrales den Ductus arteriosus cerebri (Willisii) und versorgt große Teile des Gehirns mit Blut. Bei einer Stenose oder sonstigem Verschluss der ACI resultiert daraus eine Minderdurchblutung des Gehirns mit entsprechenden Schäden (z.B. TIA oder Apoplex). Die großen Äste der ACI heißen A. ophthalmica, A. cerebri anterior, A. cerebri media und A. communicans posterior.

Fall 29

Anamnese

Frau Gelstein stellt sich in Ihrer Ambulanz vor. Sie berichtet, dass ihr seit drei Tagen ein dunkel verfärbter, rötlich-brauner Urin aufgefallen sei. Außerdem gibt sie Schmerzen in der linken Flanke an. Frau Gelstein fühlt sich darüber hinaus generell krank, leidet unter Kopf- und Gliederschmerzen.

Vor zwei Wochen sei die 30-jährige Patientin wegen einer akuten Angina tonsillaris antibiotisch behandelt worden, die sich daraufhin deutlich gebessert habe.

Frau Gelstein wurde im Alter von 5 Jahren der Appendix entfernt, die Rachenmandeln mit 11 Jahren. Bei einer Snowboardtour zog sich die Patientin vor zwei Jahren eine Fraktur des oberen Sprunggelenkes zu, die osteosynthetisch versorgt wurde; im letzten Jahr wurden Platte und Schrauben wieder entfernt. Weitere Vorerkrankungen bestehen nicht.

Die Patientin nimmt orale Kontrazeptiva ein und Aspirintabletten gegen Kopfschmerz bei Bedarf, jedoch eher selten. Darüber hinaus nimmt Frau Gelstein keine Medikamente ein. Sie raucht nach eigenen Angaben ca. fünf Zigaretten pro Tag; Alkohol wird nicht regelmäßig konsumiert.

Aufnahmebefund

Bei der Aufnahmeuntersuchung finden Sie Frau Gelstein in normalem EZ und nur mäßigem AZ. Bei 1,72 m Größe wiegt sie 70 kg. Die Patientin zeigt ein äußerst blasses Hautkolorit, die Temperatur beträgt 37,9 °C, der RR liegt bei 183/94 mmHg bei einer HF von 85/min. Die Herztöne sind rein und rhythmisch. Über der linken Lungenbasis ist ein leises feuchtes Rasselgeräusch zu hören, die übrigen Lungenabschnitte sind ohne pathologischen Befund.

Das Gesicht der Patientin ist dezent ödematös geschwollen.

Das Abdomen von Frau Gelstein ist weich, mit deutlichen auskultierbaren Darmgeräuschen über allen vier Quadranten. Über dem linken Nierenlager gibt sie einen deutlichen Spontan- und Klopfschmerz an. Die weitere körperliche Untersuchung ergibt keine pathologischen Befunde.

Welche Arbeitsdiagnose stellen Sie?

Zusammenfassend besteht bei Frau Gelstein eine Markohämaturie, vergesellschaftet mit Schmerzen im Nierenlager, subfebriler Temperatur (< 38 °C), Hypertonie, Gesichtsödem und Rasselgeräusch über der linken Lungenbasis. In der Zusammenschau all dieser Symptome muss als erstes eine akute Nierenerkrankung, z.B. eine Glomerulonephritis, in Betracht gezogen werden. In Anbetracht einer anamnestisch vermuteten Streptokokkenerkrankung (Angina tonsillaris) vor zwei Wochen erscheint eine **akute postinfektiöse Glomerulonephritis** am wahrscheinlichsten. Außerdem muss eine **rapid progressive Glomerulonephritis** sowie eine **IgA-Nephritis** abgeklärt werden.

Welche anatomischen Strukturen können betroffen sein?

Der Schmerz in der linken Flanke deutet auf eine Nierenbeteiligung hin. Kopf- und Gliederschmerzen sowie die erhöhte Temperatur können von einem erneuten Aufflammen der Atemwegserkrankung herrühren. Allerdings fehlen die Erkrankungssymptome wie Halsschmerz und geröteter Rachen.

Diagnostik

Welche diagnostischen Maßnahmen würden Sie vorschlagen?

Als Erstes sollten Sie einen intravenösen Zugang legen. Sein entnehmen Blut für eine **laborchemische Untersuchung,** wobei sie besonderes Augenmerk auf die Hämoglobinkonzentration, den Hämatokritwert, die Entzündungswerte (Leukozyten, CRP) sowie die Nierenretentionswerte, Kreatinin und Harnstoff, legen. Bei Verdacht auf eine Glomerulonephritis führen der Nachweis eines erhöhten ASL-(Antistreptolysin-) und ADB-(Anti-DNase-B-)Titers, die eine Reaktion des Immunsystems auf eine Streptokokkeninfektion darstellen, sowie ein erniedrigtes Komplement (C3) zur Diagnose.
Wichtig bei Nierenerkrankungen ist die **Untersuchung des Urins.** Hierfür beginnt man meist mit einem Urinstatus. Dabei handelt es sich um eine Screening-Untersuchung, bei der u.a. nach Glucose, Bakterien, Nitrit, Erythrozyten, Proteinen und Leukozyten untersucht wird. Bei positivem Befund für Bakterien wird anschließend eine Urinkultur angelegt. Hierzu wird etwas Urin in die Bakteriologie eingesandt und auf speziellen Nährmedien angezüchtet.
Zusätzlich führen Sie eine **Sonographie der Nieren** durch. Wegen der Rasselgeräusche, die Sie über den Lungen hören, veranlassen Sie auch einen Röntgen-Thorax.

Ergebnisse
Laborbefund: Es finden sich ein erhöhter ASL-Titer und ein erniedrigtes Komplement. Darüber hinaus sind die Nierenretentionswerte erhöht.
Urinprobe: Es finden sich Erythrozyten und Erythrozytenzylinder, die Eiweißkonzentration ist mit 3,6 g/24 h deutlich erhöht (Proteinurie > 0,2–0,3 g/24 h).
In der **sonographischen Untersuchung** zeigen sich beide Nieren vergrößert (Normgröße: 12 cm × 6 cm × 3 cm).

Welche Diagnose stellen Sie?

Die Symptomenkonstellation **Hämaturie, Hypertonie** und **Ödeme** werden als **Volhard-Trias** bezeichnet und sind ein sicherer Hinweis auf eine akute **postinfektiöse Glomerulonephritis.** Auch die erhöhten **Nierenlaborwerte, Nierenkapselschmerz** und sonographisch **geschwollene Nieren** sowie eine Proteinurie stützen die Diagnose.

Volhard-Trias: Hämaturie, Hypertonie und Ödeme. Hinweis auf eine akute postinfektiöse Glomerulonephritis.

Anatomie

Welche Aufgaben haben die Nieren?

Die Aufgabe der Nieren ist die **Filterung** des Blutes und das Auswaschen von für den Körper giftigen Substanzen (harnpflichtige Substanzen) sowie die Aufrechterhaltung des Salz- und Wasserhaushaltes des Körpers.
Darüber hinaus bildet die Niere **Hormone** für die Blutdruckregulation (Renin) und die Blutbildung (Erythropoetin).

Was wissen Sie über Größe, Form und Lage der Nieren?

Die Form der Niere erinnert an eine Bohne, sie hat eine rotbraune Farbe, ihre Normalgröße liegt bei Erwachsenen bei ca. 12 cm × 6 cm × 3 cm und sie wiegt ca. 160 g. Die Nieren befinden sich etwa auf Höhe des 12. (rechts) bzw. des 11. (links) Brustwirbels und reichen bis zum dritten bzw. zweiten Lendenwirbel hinunter. Die tiefere Lage der rechten Niere erklärt sich durch die Verdrängung durch die Leber. Beide Nieren liegen retroperitoneal.
Bei den Nieren unterscheidet man die Vorderseite (Facies anterior) von der Hinterseite (Facies posterior) sowie den medialen und lateralen Rand (Margo). Außerdem gibt es einen oberen und einen unteren **Nierenpol.** Auf der medialen Seite befindet sich der **Nierenhilus** (Hilum renale). Die Vorderseite liegt dem M. quadratus lumborum, dem M. psoas major und dem M. transversum abdominis an. Hier ziehen die Nn. subcostalis, iliohypogastricus und ilioinguinalis entlang.
Im **Hilum renale** treten der Ureter, die Nerven und die Arterie der Niere ein, die V. renalis aus, wobei die Arterie kranial der Vene liegt, der Ureter dorsal davon.

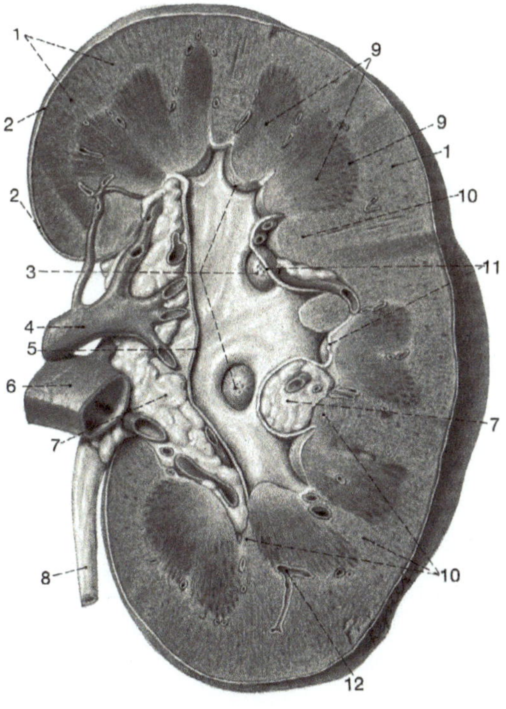

1 Cortex renalis
2 Capsula fibrosa
3 Papillae renalis
4 A. renalis
5 Pelvis renalis
6 V. renalis
7 Textus adiposus (Fettgewebe)
8 Ureter
9 Medulla renalis; Pyramides renales
10 Columna renalis
11 Calix renalis
12 A. arcuata

Abb. 29.1: Niere in der Übersicht. [20]

Können Sie die Hüllen der Niere benennen?

Die Nieren sind von drei Hüllen umgeben: Der **Nierenkapsel**, einer **Fettkapsel** und einem **Fasziensack.**

- **Organkapsel:** Die Capsula fibrosa ist eine Kollagenkapsel, die nur sehr locker mit dem Nierenparenchym verbunden ist. Sie lässt sich leicht von der Niere trennen.
- **Fettkapsel:** Die Capsula adiposa stellt das Nierenlager dar, in dem die Niere und die am oberen Pol der Niere liegende Nebenniere liegt. Das Fettpolster ist auf der Dorsalseite deutlich stärker ausgeprägt als auf der ventralen Seite. Es befindet sich in einem halbflüssigen Zustand, um den Puffereffekt zu verstärken.
- **Fasziensack:** Die Fascia renalis umgibt die Niere, die Nebenniere und die Capsula fibrosa. Sie besteht aus zwei Blättern, der prärenalen und der retrorenalen Faszie, die lateral und kranial verschmelzen.

Wie ist das Hohlsystem der Niere beschaffen?

Das Nierenhohlsystem ist in zwei Teile gegliedert, das Nierenbecken und die Nierenkelche.

Nierenkelche

Sie bestehen aus zwei bis drei **Hauptkelchen** und ca. zehn **Endkelchen.** Ein bis drei **Papillae renales** ragen in jeweils einen Endkelch hinein. Auf den Papillen enden 10 bis 25 Papillengänge. Über diese gelangt der Harn tröpfchenweise auf die Papillen, von dort in die Kelche und das Nierenbecken.

Nierenbecken

Das Nierenbecken liegt am medialen Rand der Niere, ca. auf Höhe des zweiten Lendenwirbels. Es wird durch die Verschmelzung der Nierenkelche gebildet. Geschützt wird das Nierenbecken vom Sinus renalis, einem mit Fettgewebe gefüllten Raum. Die Kapazität des Nierenbeckens beträt ca. 10 ml. Die Innervation erfolgt aus dem **Plexus renalis** sympathisch und parasympathisch.

Nierenparenchym

Das Nierenparenchym unterteilt sich in die rote **Nierenrinde** (Cortex renalis) und das weiße **Nierenmark** (Medulla renalis). Eine strenge Abgrenzung zwischen Mark und Rinde ist nicht möglich. Die Rinde reicht stellenweise bis an das Nierenbecken heran. Diese Stellen werden **Columnae renales** genannt. Durch sie wird das Nierenmark in 10 bis 20 pyramidenförmige Segmente eingeteilt (Pyramides renales). Die Einheit aus einer Pyramide und der sie umgebenden Columnae wird **Nierenlappen** genannt. D.h. eine Niere besteht aus 10 bis 20 Nierenlappen.

Die Columnae renales ragen in die Nierenkelche des Nierenbeckens hinein, diese Bereiche werden **Papillen** genannt (s. o.).

Welche Gefäße in der Niere kennen Sie?

Für die Filterfunktion wird eine starke Nierendurchblutung benötigt. Die Perfusion wird gesichert durch:

- **Aa. segmenti:** Sie sind Endarterien und versorgen jeweils ein Nierensegment, d.h. zwei nebeneinander liegende Nierenlappen jeweils zur Hälfte. Aus den Aa. segmenti gehen hervor die:
- **Aa. interlobares:** Sie verlaufen in den Columnae renales und teilen sich in die:
- **Aa. arcuatae:** Diese liegen zwischen der Rinde und dem Mark und teilen sich ihrerseits in die:

- **Aa. interlobulares:** Diese Arterien ziehen zwischen den Markstrahlen zur Rinde und gehen über in die:
- **Vasa afferentes:** Aus dem Gefäßpol gehen die Vasa afferentes hervor und ziehen in das Nierenkörperchen. Dort bilden sie die Glomeruli. Aus ihnen gelangt das Blut in die:
- **Vasa efferentes:** Aus den Vasa efferentes fließt das Blut entweder in das venöse Blutsystem oder in das Nierenmark.

Therapie

Welche Therapiemaßnahmen würden Sie vorschlagen?

Die Therapie sollte sich auf drei Säulen stützen:
- Schonung der Patientin.
- Therapie der Streptokokkeninfektion mit einem Antibiotikum.
- Behandlung der Komplikationen.

Was unternehmen Sie konkret?

Frau Gelstein muss zunächst einmal **strenge Bettruhe** halten. Eine **Penicillin-Therapie** zur Behandlung der Streptokokkeninfektion wird mit 3 Mega IE pro Tag durchgeführt. Sie erhält eine salzarme und eiweißarme **Diät** und wird engmaschigen Gewichts- und Laborkontrollen unterzogen.

Können Komplikationen auftreten? Was ist dann zu tun?

Bei steigendem Harnstoff und Kreatinin muss zur Sicherung der Diagnose und zum Ausschluss weiterer Erkrankungen eine Nierenbiopsie entnommen werden. Evtl. ist eine **Tonsillektomie** zu erwägen. Wenn die diätetischen Maßnahmen nicht ausreichen, sollte ein **Schleifendiuretikum** eingesetzt werden. Die arterielle Hypertonie kann mit einem **ACE-Hemmer** eingestellt werden.

Quintessenz Eine Glomerulonephritis ist eine ernst zu nehmende Erkrankung, die möglichst frühzeitig erkannt und gezielt behandelt werden muss, um die Funktion der Nieren zu erhalten, und um ernsthafte Komplikationen zu vermeiden.

Eine vollständige Heilung wird bei 50% der Erwachsenen und über 90% der Kinder erreicht. Bestehen Symptome wie Hämaturie oder Proteinurie weiter, kann es über lange Zeit zu einer Funktionseinschränkung der Nieren kommen. Patienten versterben selten primär an einer Glomerulonephritis als vielmehr an deren Komplikationen wie Elektrolytentgleisungen oder Sepsis.

Fall 30

Anamnese

Ihnen stellt sich der 62-jährige Herr Ebert vor, der über Schluckbeschwerden klagt, die seit ca. zwei Monaten bestehen. Er habe Probleme, feste Speisen zu schlucken, diese würden einfach nicht „runterrutschen" und er müsse sie daher immer wieder heraufwürgen. Seit drei Tagen könne er nun auch keine Flüssigkeiten mehr schlucken und wird deshalb in Ihrer Praxis vorstellig.
Herr Ebert ist nach eigenen Angaben noch nie krank gewesen. Er erklärt dies damit, dass er nie zum Arzt gegangen sei. Schmerzen nach dem Essen habe Herr Ebert schon seit zehn Jahren. Immer wenn er sich nach dem Essen hingelegt habe, bemerkte er ein saures Aufstoßen. Herr Ebert ist starker Raucher (2 Schachteln/Tag). Auf die Frage nach seinem Beruf gibt er offen zu, dass er seinen eigentlichen Beruf als Schlossermeister wegen seines exzessiven Trinkens (1 Kasten Bier und 1–2 Flaschen Schnaps/Tag) aufgeben musste. Medikamente nimmt er keine. Fragen nach Nachtschweiß, Fieber, Appetitlosigkeit, Gewichtsverlust und Leistungsknick verneint der Patient.

Aufnahmebefund

Bei der körperlichen Untersuchung sehen Sie einen ca. 1,75 m großen, 97 kg schweren Patienten in schlechtem AZ. Die Haut ist fahl und trocken, und weist Spider naevi (Hautveränderungen, die im Rahmen von Lebererkrankungen, z. B. Leberzirrhose entstehen) auf. Die Schleimhäute sind blass. Im Rachen finden sich vergrößerte Tonsillen beidseits, ein mechanisches Hindernis ist nicht festzustellen. Kein Zeichen für einen Ikterus.
Bei der **Auskultation** der Lungen findet sich beidseits ein Brummen und Giemen basal. Die Lungengrenzen sind nach kaudal verschoben. Die Auskultation des Herzens ergibt keine pathologischen Geräusche.
Das **Abdomen** ist weich, keine Abwehrspannung, keine Resistenzen, keine Schmerzen bei Palpation, Darmgeräusche regelrecht über allen vier Quadranten.

Welche Differenzialdiagnosen ziehen Sie in Betracht?

Der Patient klagt über seit einigen Monaten bestehende Schluckstörungen. Erst konnte er feste und zuletzt auch flüssige Speisen nicht mehr schlucken. Es kam zu Regurgitationen, d. h. dem Wiederheraufwürgen von Speisen.
Der Patient ist sowohl starker Raucher als auch starker Trinker. Alkohol und Zigarettenrauch können kanzerogen wirken. In Anbetracht der Schluckstörungen kommen mehrere maligne Erkrankungen in Frage:

- Maligne Erkrankungen im Bereich des **Mundbodens.** Sie können in fortgeschrittenem Stadium zu Schluckstörungen führen.
- Maligne Erkrankungen der **Tonsillen.** Diese Erkrankung kann hier bereits ausgeschlossen werden, da die Tonsillen zwar vergrößert, aber im Wesentlichen nicht stark verändert sind.
- Maligne Erkrankungen im Bereich des **Ösophagus.** Diese führen häufig zu Schluckstörungen und Regurgitation. Häufiges Auftreten bei Rauchern und Alkoholikern; zudem entsteht eine maligne Entartung des Ösophagus häufig auf dem Boden einer Refluxösophagitis. Herr Ebert klagt seit zehn Jahren über Sodbrennen.
- **Bronchialkarzinome:** Sie können, wenn sie sich in den Ösophagus ausdehnen, zu Schluckstörungen führen. Häufig bei Rauchern.

- Maligne Erkrankungen des **Magens:** Beim Verschluss der Kardia durch einen Tumor kann es ebenfalls zu Schluckstörungen kommen.

Prinzipiell müssen natürlich auch nicht-maligne Erkrankungen in Betracht gezogen werden, z.B. **Divertikel** (muskuläre Aussackungen) der Speiseröhre oder **Entzündungen.** Diese sind jedoch eher selten. Eine weitere Differenzialdiagnose ist die Achalasie, eine Degeneration des Plexus myentericus im unteren Ösophagus. Sie bedingt einen Spasmus des unteren Ösophagussphinkters, der eine Schluckstörung nach sich zieht.

! Sodbrennen wird durch einen Rückfluss (Reflux) von saurem Speisebrei aus dem Magen in den Ösophagus verursacht. Bei häufigem Auftreten entzündet sich dabei das Epithel des Ösophagus, da es nicht gegen Magensäure geschützt ist. Dieses Phänomen nennt man Refluxösophagitis. Besteht diese Ösophagitis länger, kann es zu einer malignen Entartung der Zellen in diesem Bereich kommen.

Diagnostik

Welche apparative Diagnostik schlagen Sie zur Diagnosestellung vor?

Bei Herrn Ebert sollte zunächst eine **Magenspiegelung** (endoskopische Untersuchung des oberen Gastrointestinaltraktes) durchgeführt werden.
Im Zuge der Endoskopie wird zugleich auch eine **endosonographische Untersuchung** durchgeführt. Dabei wird über das Endoskop ein kleines Ultraschallgerät in den Ösophagus eingebracht. Hiermit ist es möglich, die Wandschichten des Ösophagus und dahinter liegende Gewebe zu beurteilen.
Um die genaue Ausdehnung eines eventuellen Tumors erkennen zu können, wird außerdem noch ein **CT-Thorax** angefertigt.

Ergebnisse
Endoskopie: Hierbei wird im mittleren Teil des Ösophagus, ein das Lumen fast vollständig verschließender Tumor entdeckt. Dieser scheint von der Ösophagusschleimhaut auszugehen. Es wird eine Biopsie zur genaueren histologischen Untersuchung entnommen.
Sonographie: Bei Herrn Ebert zeigt sich, dass der Tumor über alle Wandschichten des Ösophagus reicht. Im Bereich der Trachealbifurkation finden sich dicke Lymphknotenpakete.
CT-Thorax: Im mittleren Drittel des Ösophagus ist ein großer Tumor mit einem Durchmesser von ca. 6 cm sichtbar, der das Lumen des Ösophagus fast völlig verlegt. Im Bereich des Mediastinums liegen große Lymphknotenpakete, die in der Endosonographie bereits vermutet worden waren. Der Tumor scheint in die Trachea und die umgebende Strukturen eingewachsen zu sein.

Anatomie

Nachdem Sie die einzelnen Befunde gesichtet haben, denken Sie nochmals über die Diagnose nach. Dazu überprüfen Sie erst einmal Ihr anatomisches Wissen.

Welche Aufgabe hat der Ösophagus?

Die Aufgabe des Ösophagus ist der Transport von Flüssigkeiten und Speisebrei vom Mund in den Magen.

Wie ist der Ösophagus makroskopisch aufgebaut?

Der Ösophagus reicht vom unteren Rand des **Rachens (Höhe C6 bis C7)** in Höhe des unteren Endes des Kehlkopfes bis an die **Kardia des Magens** unterhalb des Diaphragmas **(Höhe Th10–11).** Den oberen Eingang in den Ösophagus nennt man **Ösophagusmund,** das untere Ende wird **Magenmund** genannt.

Wie ist der Ösophagus eingeteilt?

Der Ösophagus kann in drei Teile eingeteilt werden:

- **Pars cervicalis:** Das etwa 8 cm lange Stück reicht vom Ösophagusmund (Übergang Rachen in den Ösophagus) bis zum Oberrand des Sternums. Hier ist die Muskulatur zwar quergestreift, kann aber nicht willkürlich innerviert werden.
- **Pars thoracica:** Dieses etwa 16 cm lange Stück reicht vom Sternumoberrand bis zum Hiatus oesophageus, der Durchtrittsöffnung des Ösophagus am Zwerchfell. In diesem Bereich geht die Muskulatur langsam in die glatte Muskulatur des Magen-Darm-Traktes über.
- **Pars abdominalis:** Sie ist mit 0–4 cm das kürzestes Stück, und reicht vom Hiatus oesophageus bis zur Kardia des Magens. Hier besteht die Muskulatur nur aus glatten Muskelzellen.

> **!** Der Muskeltyp ändert sich von quergestreifter Muskulatur (oberes Drittel des Ösophagus) in glatte Muskulatur (unteres Drittel).

Wichtig ist die Kenntnis der Lage der Ösophagusengen. Wo liegen diese?

Zusätzlich zur Dreiteilung des Ösophagus finden sich drei Engstellen im Ösophagus:

- **1. Enge:** Der Ösophagusmund. Er befindet sich dorsal des Ringknorpels des Kehlkopfes (Cartilago cricoideum) am Übergang vom Pharynx in den Ösophagus. Stellt die engste Stelle des Ösophagus dar (10–15 mm).
- **2. Enge:** Die so genannte Aortenenge. Sie liegt etwa in Höhe des vierten Brustwirbels. Der Ösophagus verläuft dabei hinter der Aorta und dem linken Hauptbronchus.
- **3. Enge**: Die sog Hiatusenge. Sie liegt im Hiatus oesophageus etwa 1–4 cm oberhalb der Kardia des Magens. Die Enge wird bestimmt durch den Muskeltonus des Zwerchfells.

1. Enge: Ösophagusmund
2. Enge: Aortenenge
3. Enge: Hiatusenge

Der **Verschluss des Ösophagus- und des Magenmundes** wird durch eine stark gefaltete Schleimhaut erreicht, unter der ein Venenplexus liegt. Je nach Durchblutung des Plexus schwillt die Schleimhaut an und verschließt den Ein- bzw. Ausgang des Ösophagus. Der Magenmund ist außer beim Essen immer geschlossen.
Unter dem **His-Winkel** versteht man die spitzwinklige Mündung des Ösophagus in das Antrum des Magens. Der Winkel beträgt normalerweise etwa 50–60°.

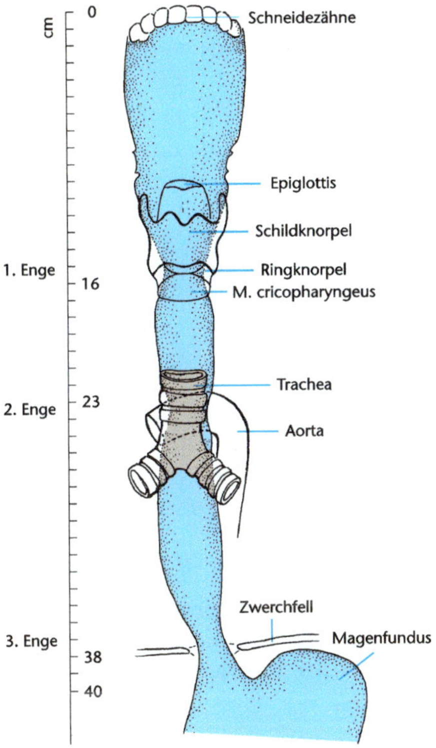

Abb. 30.1: Engen des Ösophagus. [7]

Bei einem Malignom ist die Topographie des Organs von entscheidender Bedeutung, da auch die umliegenden Organe durch Infiltration betroffen sein können.

Was wissen Sie über die Topographie des Ösophagus?

Die Topographie des Ösophagus wird in drei Teilen betrachtet:

- **Pars cervicalis:** Der Ösophagus verläuft leicht nach links versetzt hinter der Trachea. Er ist lateral noch von Schilddrüsengewebe bedeckt. Rechts und links verlaufen jeweils die Nn. laryngei recurrentes. Dorsal des Ösophagus befindet sich die kaudale Hals- bzw. kraniale Brustwirbelsäule.

- **Pars thoracalis:** Der Ösophagus verläuft im hinteren Mediastinum leicht nach links zwischen der Bifurcatio tracheae und der Aorta descendens, dorsal des Atrium sinistrum des Herzens nach kaudal. Unterhalb des Herzens liegt rechts neben dem Ösophagus die rechte Lunge und links die Aorta thoracica. Dorsal findet sich die Brustwirbelsäule. Die Pars thoracalis endet mit dem Durchtritt des Ösophagus durch den Hiatus oesophageus des Zwerchfells. Mit dem Ösophagus treten der vordere und hintere Truncus vagalis des N. vagus durch den Hiatus oesophageus.
- **Pars abdominalis:** Dieser kurze Teil des Ösophagus verläuft auf dem linken Leberlappen zur Kardia des Magens.

Wie erfolgt die Innervation des Ösophagus?

Halsteil

Die Pars cervicalis des Ösophagus wird über die **Rr. oesophageales des N. laryngeus recurrens** innerviert.

Brust- und Bauchteil

Die Innervation der Pars thoracalis und der Pars abdominalis erfolgt über den **Plexus oesophageus.**

- **Symphatische Innervation** aus dem Truncus sympathicus über das Ganglion stellatum (cervicothoracicum).
- **Parasymphatische Innervation** aus dem N. vagus.

Wie erfolgt die Gefäßversorgung des Ösophagus?

Arterielle Versorgung

- **Pars cervicalis:** Versorgung aus der A. thyroidea inferior und der A. subclavia.
- **Pars thoracalis:** Versorgung aus den Rr. oesophagei, dabei handelt es sich um Äste aus der Aorta thoracica.
- **Pars abdominalis:** Versorgung aus der A. gastrica sinistra und der A. phrenica inferior.

Venöse Versorgung

- **Pars cervicalis:** Abfluss in die Vv. thyroideae inferiores.
- **Pars thoracalis:** Abfluss in die V. hemiazygos und die V. azygos.
- **Pars abdominalis:** Abfluss in die V. gastrica sinistra.

Lymphabfluss

- **Pars cervicalis:** Abfluss über die Nll. supraclaviculares zu den Nll. cervicales laterales profundi inferiores zum Truncus lymphaticus jugularis.
- **Pars thoracalis:** Abfluss über die Nll. tracheobronchiales pulmonales und die Nll. juxtaoesophageales pulmonales inferiores zu den Nll. mediastinales posteriores zum Truncus bronchomediastinalis.

Was wissen Sie über die mikroskopische Anatomie des Ösophagus?

Mikroskopisch zeigt sich beim Ösophagus eine Mehrschichtung. Die einzelnen Schichten werden im Folgenden von außen nach innen besprochen:

- **Tunica serosa:** Ein Überzug mit Serosa ist am Ösophagus nur im Bereich der Pars abdominalis zu finden.
- **Tunica adventitia:** Sie besteht aus Bindegewebe, das den Ösophagus locker mit den benachbarten Organen verbindet.

- **Tunica muscularis:** Dies ist die Muskelschicht des Ösophagus. Sie besteht genau genommen aus zwei Muskelschichten. Außen findet sich eine Längsmuskelschicht, innen eine Ringmuskelschicht.
- **Tunica submucosa:** Bindegewebige Zwischenschicht zwischen Tunica mucosa und Tunica muscularis. In dieser Schicht aus lockerem Bindegewebe, die auch als Verschiebeschicht dient, verlaufen die Gefäße und Nerven des Ösophagus. Zudem finden sich hier muköse Drüsen, die **Glandulae oesophageae.** Die Zahl der Drüsen nimmt von distal zum Magen hin zu. Ihre Aufgabe ist die Befeuchtung der Schleimhaut des Lumens im Ösophagus, damit Essensbrocken (Boli) besser passieren können.
- **Tunica mucosa:** Hierbei handelt es sich um die innerste Schicht des Ösophagus. Sie wird histologisch und funktionell nochmals in drei Schichten aufgeteilt:
  - **Lamina muscularis mucosae:** Muskelschicht aus schraubenförmig angeordneter Ringsmuskulatur. Diese Muskulatur soll eine Durchspießung oder Verkeilung von Nahrungsmitteln im Bereich der Schleimhaut verhindern, indem die Schleimhaut sich mit Ihrer Muskelschicht dem Chylus anpasst.
  - **Lamina propria:** Lockeres Bindegewebe zwischen der Lamina epithelialis und der Lamina muscularis mucosae. Sie dient als Polster- und Verschiebeschicht.
  - **Lamina epithelialis:** Innere Auskleidung mit mehrschichtigem unverhornten Plattenepithel.

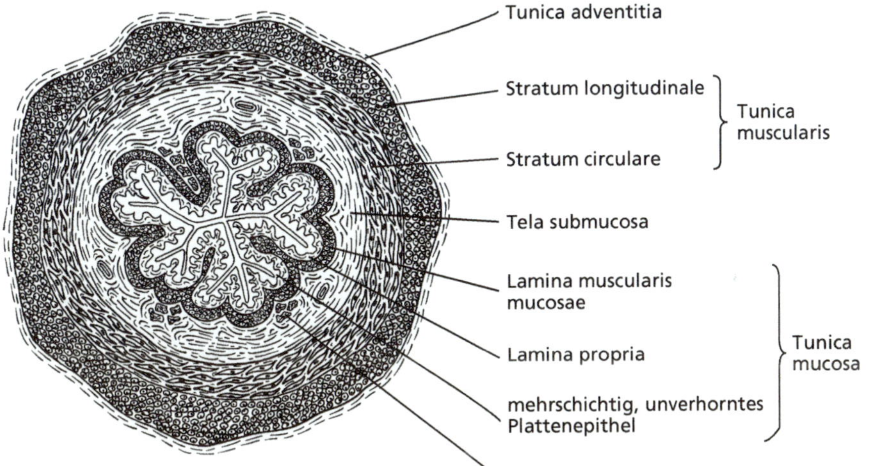

Abb. 30.2: Querschnitt durch den Ösophagus. [1]

Diagnose

Weitere Ergebnisse

Der klinische Verdacht des Ösophaguskarzinoms bestätigt sich im Bericht des Pathologen. Ein Karzinom ist ein Malignom, das von Epithelien ausgeht. Im CT-Thorax war bereits eine Infiltration der Atemwege und anderer umgebender Strukturen zu erkennen. Des Weiteren liegen mit großer Wahrscheinlichkeit Lymphknotenmetastasen (vergrößerte Lymphknotenpakete s.o.) vor.

Welche Diagnose stellen Sie?

Es handelt sich um ein **Ösophaguskarzinom** mit Infiltration der Nachbarorgane.

Therapie

Welche Art der Therapie schlagen Sie vor?

Bei einer derart ausgedehnten malignen Erkrankung mit Infiltrationen des Tumors in umliegende Organe und Metastasierung, wie sie bei Herrn Ebert vorliegt, wird keine Operation mehr durchgeführt.
Bei der **palliativen Tumortherapie** stehen im Vergleich zur kurativen, auf Heilung der Erkrankung ausgerichteten, Therapie die schmerzlindernden und lebensverlängernden Maßnahmen im Vordergrund. Ziel der palliativen Behandlung ist es, dem Patienten die verbleibende Lebenszeit zu erleichtern und eventuell lebensverlängernd zu wirken.

Verlauf

Bei Herrn Ebert wird eine erneute Endoskopie mit Aufdehnung der Tumorenge (Bougierung) und eine palliative Chemotherapie durchgeführt. Eine Bougierung ist eine mechanische Aufdehnung des Lumens. Dabei wird der Tumor verdrängt und eine Passage ist wieder möglich. Nach der Bougierung kann Herr Ebert wieder Flüssigkeit zu sich nehmen.

Quintessenz Der Ösophagus verbindet die oberen Teile des Gastrointestinaltraktes mit dem Magen. Er kann, nach Lage und Muskulatur, in drei Teile, die Pars cervicalis, Pars thoracalis und Pars abdominalis unterteilt werden. Außerdem weist der Ösophagus drei Engen auf, die sich auf Höhe des Eingangs in den Ösophagus (Ösophagusmund), der Aortenenge und am Übergang in den Magen befinden.

Der Ösophagus weist enge Beziehungen zu den Organen des Thorax auf. Beim Durchtritt des Ösophagus durch das Zwerchfell wird er vom N. vagus begleitet.

Mikroskopisch findet sich eine 4-Schichtung der Wand.

Das Ösophaguskarzinom wird häufig erst diagnostiziert, wenn eine Heilung nicht mehr möglich ist. Man findet es gehäuft bei Patienten mit starkem Alkohol- und Nikotinabusus. Wird ein Karzinom rechtzeitig entdeckt, kann es durch Operation, Bestrahlung und/oder Chemotherapie kurativ behandelt werden. Bei zu später Diagnose ist oft nur noch eine palliative Therapie möglich.

Fall 31

Anamnese

Frau Jansen kommt während Ihres Dienstes in die Notaufnahme. Sie ist auf Glatteis ausgerutscht und auf den ausgestreckten rechten Arm gefallen. Seither klagt die 64-Jährige über Schmerzen im rechten Handgelenk. Frau Jansen war noch nie krank oder im Krankenhaus, außer bei der Geburt Ihres Sohnes. Medikamente nimmt sie nicht ein.

Aufnahmebefund

Bei der körperlichen Untersuchung sehen Sie eine gesunde 64-Jährige in gutem AZ und EZ. Die Patientin hält den rechten Arm in Schonstellung. Im Bereich des Handgelenks zeigt sich eine deutliche Schwellung mit beginnendem Hämatom. Wegen starker Schmerzen findet sich zudem eine Bewegungseinschränkung. Eine Dorsal- und Palmarflexion im Handgelenk ist nicht möglich. Die Abduktion nach radial und ulnar ist stark eingeschränkt. Zudem klagt die Patientin bei der Palpation des Handgelenks und der Hand über Druckschmerz in der Tabatiere. Durchblutung, Motorik und Sensibilität distal des Handgelenks sind ohne pathologische Befunde.

Welche Arbeitsdiagnose können Sie stellen?

?

In der Unfallchirurgie sollte zuerst das Trauma betrachtet werden. Die Patientin ist auf den ausgestreckten rechten Arm gefallen und klagt über Schmerzen im Bereich des distalen Handgelenks und der Tabatiere. Folgende Differenzialdiagnosen kommen in Frage:

- Eine **Fraktur des distalen Radius.**
- Eine **Fraktur des Os scaphoideum.**
- Eine **Prellung des Handgelenks.**

!

Differenzialdiagnosen bei Schmerzen im Bereich des distalen Handgelenks und der Tabatiere:

- Eine **Fraktur des distalen Radius.**
- Eine **Fraktur des Os scaphoideum.**
- Eine **Prellung des Handgelenks.**

Anatomie

Nachdem Sie Frau Jansen über die möglichen Diagnosen aufgeklärt haben, fragt diese, wie eigentlich ein Handgelenk aufgebaut ist. Und was ein Os scaphoideum ist, will sie auch wissen.

Wie ist das Handgelenk aufgebaut und welche Knochen bilden das Handgelenk?

?

Das **Handgelenk (Articulatio manus)** wird in zwei Gelenke, das proximale und das distale Handgelenk eingeteilt.

Das **proximale Handgelenk** (Articulatio radiocarpalis) erhält seine Gelenkpfanne durch den distalen Radius (mit der Facies articularis carpalis) und den Discus articularis, der auf der Ulna aufliegt. Die proximalen Handwurzelknochen (Os scaphoideum, Os lunatum und Os triquetum) bilden den Kopf des Gelenks. Wegen seiner Form wird es als **Eigelenk** (Ellipsoidgelenk) bezeichnet. Es hat zwei Freiheitsgrade.

Das **distale Handgelenk** (Articulatio mediocarpalis) liegt zwischen der proximalen und der distalen Reihe der Handwurzelknochen (Os trapezium, Os trapeziodeum, Os capitatum, Os hamatum). Es handelt sich dabei um ein verzahntes Scharniergelenk, d.h. es liegt nur ein Freiheitsgrad vor. Der Gelenkspalt verläuft wellenförmig zwischen den beiden Handwurzelreihen.

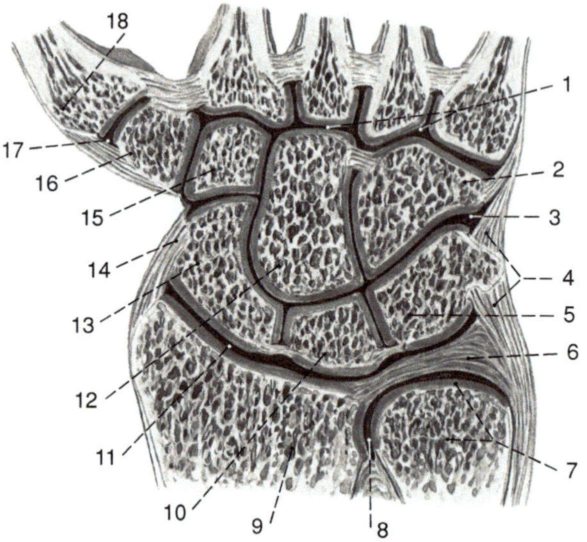

1 Articulationes carpometacarpales
2 Os hamatum
3 Articulatio mediocarpalis
4 Lig. collaterale carpi ulnare
5 Os triquetrum
6 Discus articularis
7 Caput ulnae
8 Articulatio radioulnaris distalis
9 Radius
10 Os lunatum
11 Articulatio radiocarpalis
12 Os capitatum
13 Os scaphoideum
14 Lig. collaterale carpi radiale
15 Os trapezoideum
16 Os trapezium
17 Articulatio carpometacarpalis pollicis
18 Os metacarpi [metacarpale] I

Abb. 31.1: Schematischer Flachschnitt durch die rechte Handwurzel. Neben den Knochen des Handgelenks sind auch die Gelenkspalten des proximalen und distalen Handgelenks und der Discus articularis zu erkennen. [20]

Können Sie die Bewegungsmöglichkeiten des Handgelenks beschreiben?

Durch die beiden Gelenke, die zusammen das Handgelenk bilden und in der Regel als Einheit gesehen werden, erreicht die menschliche Hand ein hohes Maß an Beweglichkeit. Die Hand kann gegenüber dem Unterarm folgende Bewegungen ausführen:

- **Radialabduktion** von 20–25° sowie eine **Ulnarabduktion** von 35–40°.
- **Extension** (= Dorsalflexion) im Handgelenk (wird vorwiegend aus dem distalen Handgelenk heraus ausgeführt) von 60–90° und eine **Flexion** (= Palmarflexion, diese erfolgt überwiegend im proximalen Handgelenk) von 80–95°.
- Weitere Bewegungen wie **Drehung** (Zirkumduktion) im Handgelenk entstehen durch die Kombination der o.g. Bewegungsmöglichkeiten.

Welche Muskeln sind an den Bewegungen des Handgelenks beteiligt?

Die enorme Beweglichkeit der Hand im Handgelenk bedarf einer Vielzahl von Muskeln.

Für die **Radialabduktion** sind neben dem M. flexor carpi radialis die Extensoren verantwortlich. Hier sind der M. extensor carpi radialis longus, M. extensor carpi radialis brevis und der M. extensor pollicis longus zu nennen.

Die **Ulnarabduktion** dagegen wird durch Zug des M. flexor carpi ulnaris und M. extensor carpi ulnar bewirkt.

Verantwortlich für die **Extension** im Handgelenk sind der M. extensor carpi radialis longus, M. extensor carpi radialis brevis, der M. carpi ulnaris und der M. extensor digitorum. Die **Flexion** der Hand bewirken als Flexoren des Unterarms der M. flexor digitorum superficialis, der M. flexor digitorum profundus, der M. flexor carpi radialis, der M. flexor carpi ulnaris und der M. flexor pollicis longus. Auch der M. palmaris longus ist an der Flexion der Hand beteiligt.

Frau Jansen fühlt sich im Hinblick auf das Handgelenk jetzt ausreichend informiert. Aber was die Handwurzelknochen sind, das hätte sie gerne noch genauer erklärt bekommen.

Kennen Sie die Handwurzelknochen?

Sie erklären Frau Jansen, dass es sich beim Os scaphoideum um das Kahnbein handelt, einen der acht Handwurzelknochen. Die Handwurzelknochen liegen in zwei Reihen hintereinander. Die proximale Reihe besteht aus dem **Os scaphoideum** (Kahnbein), **Os lunatum** (Mondbein), dem **Os triquetum** (Dreiecksbein) und dem **Os pisiforme** (Erbsenbein). Diese Knochen bilden bis auf das Os pisiforme die Gelenkpfanne des proximalen Handgelenks.
Die distale Reihe besteht ebenfalls aus vier Knochen. Zu nennen sind das **Os trapezium** (großes Vieleckbein), das **Os trapezoideum** (kleines Vieleckbein), das **Os capitatum** (Kopfbein) und das **Os hamatum** (Hakenbein). Zusammen mit der proximalen Reihe bilden diese Knochen das distale Handgelenk.

Die Knochen der Handwurzel werden oft gefragt. Deshalb sollte man sie unbedingt können. Am besten merkt man sich den Spruch: „Ein Kahn (Os scaphoideum), der fährt im Mondenschein (Os lunatum) im Dreieck (Os triquetum) um das Erbsenbein (Os pisiforme), Vieleckchen groß (Os trapezium), Vieleckchen klein (Os trapezoideum), der Kopf (Os capitatum), der muss am Haken (Os hamatum) sein.

Was ist eine Kahnbeinfraktur?

Eine Kahnbeinfraktur ist eine durch ein indirektes Trauma (z.B. Sturz auf die ausgestreckte Hand) entstandene Verletzung des Os scaphoideum. Sie ist eine häufige Verletzung bei Patienten im Alter zwischen 20 bis 40 Jahren und die häufigste Fraktur im Bereich der Handwurzelknochen.
Die Patienten klagen über **Schmerzen im Bereich der Fossa radialis** (Tabatiere) und über Bewegungsschmerzen im Bereich des Handgelenks (das Os scaphoideum ist ein Teil der Gelenkpfanne). Zusätzlich findet sich ein Stauchungsschmerz im Bereich von Daumen und Zeigefinger.
Die Diagnose wird über eine Röntgenaufnahme der Hand in zwei Ebenen gestellt. Meist reicht diese Aufnahme jedoch nicht aus, weswegen zusätzliche Aufnahmen angefertigt werden müssen (so genanntes **Skaphoid-Quartett** mit zusätzlichen Schrägaufnahmen der Hand in Pro- und Supinationsstellung).
Eine Heilung dieser Frakturen ist äußerst langwierig. Die Therapie besteht in der Regel in einer Ruhigstellung der Hand im sog. Kahnbeingips (Unterarmgipsschiene mit Einschluss des Daumengrundgliedes) für mindestens acht bis zu 16 Wochen.

Diagnostik

Jetzt hat Frau Jansen aber genug über die Anatomie gehört. Sie will jetzt wissen, was Sie zu tun gedenken, um eine Diagnose zu stellen.

Welche diagnostischen Schritte leiten Sie zur Diagnosestellung ein?

Es sollte eine **Röntgenaufnahme** des Handgelenks in zwei Ebenen durchgeführt werden.

Ergebnis

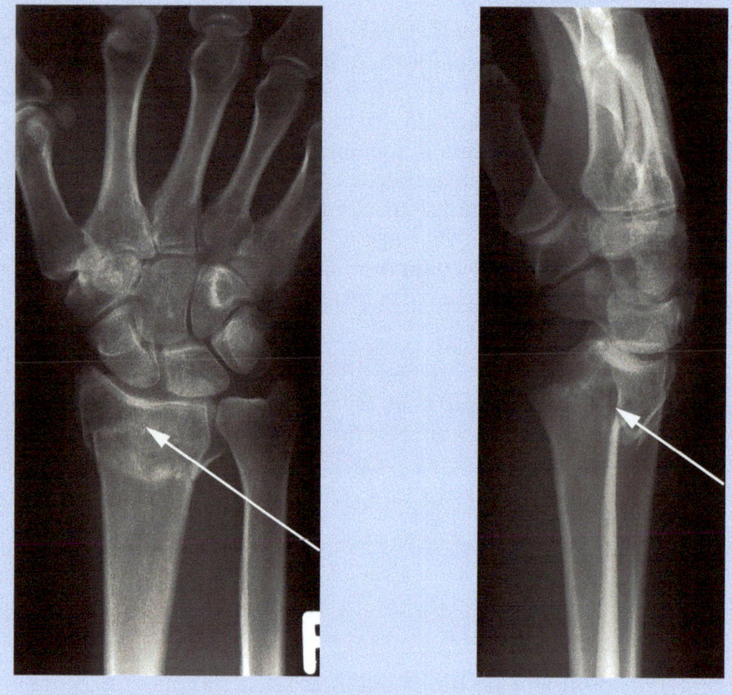

Abb. 31.2: Rechtes Handgelenk von Frau Jansen. [5]

Was erkennen Sie auf dem Röntgenbild?

Es zeigt sich eine distale Radiusfraktur mit einer Einstauchung und Achsenknick. Das Os scaphoideum zeigt keinen Hinweis auf eine frische knöcherne Läsion.

Therapie

Welche Therapiemöglichkeiten gibt es?

Es handelt sich um eine **distale Radiusfraktur.** Diese Verletzung ist die häufigste Fraktur beim Menschen. Man kann sie entweder konservativ, d.h. nach der Reposition in einer Unterarmgipsschiene für vier bis sechs Wochen behandeln, oder operativ mittels Osteosynthese. Die operative Versorgung reicht über das Einbringen von Drähten zur Fixierung der Fragmente (eher kleinerer Eingriff), bis zur kombinierten Platten- und Schraubenosteosynthese mit Spongiosaplastik (dabei wird aus dem Beckenkamm Spongiosa entnommen und in den Bereich der Fraktur transplantiert). Die Art der Therapie richtet sich nach der Art der Fraktur.

Verlauf

Im Fall von Frau Jansen wird das Repositionsergebnis mittels einer volaren Platte gehalten (☞ Abb. 31.3.)
Bis zum Abschluss der Wundheilung des Operationsgebietes muss sie eine Unterarmgipsschiene tragen, anschließend kann sie die Hand wieder belasten.

> **!** Die distale Radiusfraktur ist die häufigste Fraktur beim Menschen. Sie ist entweder konservativ oder operativ mittels Osteosynthese zu behandeln.

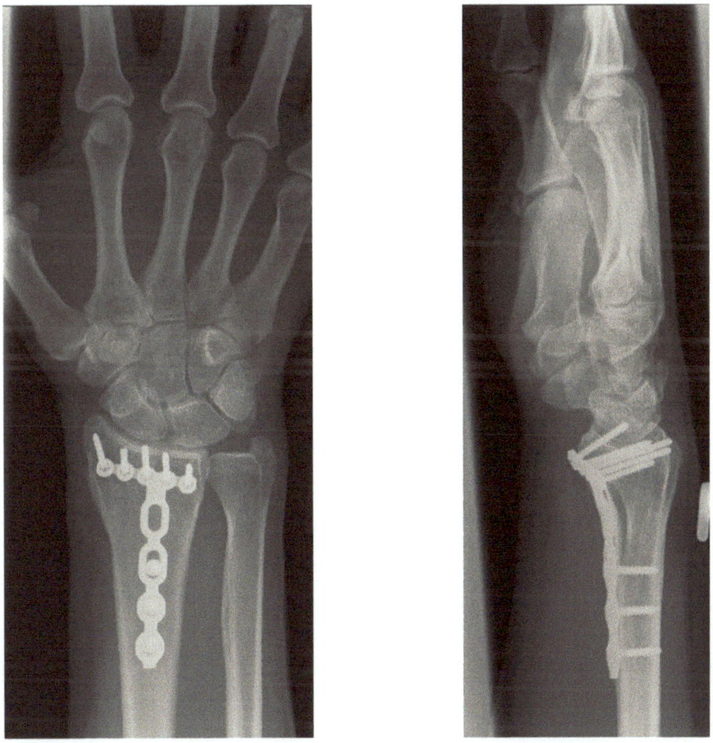

Abb. 31.3: Röntgenbild des rechten Handgelenks nach erfolgter Osteosynthese mit einer volaren Platte. [5]

Quintessenz Die Fraktur des distalen Unterarms ist die häufigste Fraktur beim Menschen. Die Patienten klagen im Rahmen einer solchen Fraktur über Schmerzen und Bewegungseinschränkung im Bereich des Handgelenks.

Das Handgelenk selbst besteht aus zwei Gelenken, dem proximalen Handgelenk zwischen Radius und Ulna als Gelenkkopf und den Ossa scaphoideum, lunatum und triquetum als Gelenkpfanne. Dabei handelt es sich um ein Eigelenk mit zwei Freiheitsgraden. Das distale Handgelenk zwischen der proximalen und der distalen Handwurzelreihe ist ein Scharniergelenk mit einem Freiheitsgrad.

Die Handwurzelknochen liegen in zwei Reihen angeordnet. Die proximale Reihe heißt von radial nach ulnar: Os scaphoideum, Os lunatum, Os triquetum und Os pisiforme. Die distale Reihe besteht aus dem Os trapezium, dem Os trapezoideum, dem Os capitatum und dem Os hamatum.

Die Diagnose „distale Unterarmfraktur" wird klinisch und mittels einer Röntgenaufnahme des Handgelenks in zwei Ebenen gestellt. Eine Fraktur des distalen Unterarms wird, je nach Dislokation der Fragmente, entweder konservativ mit einer Unterarmgipsschiene oder, bei erheblicher Dislokation, operativ therapiert.

Fall 32

Anamnese

Der 18-jährige Herbert Mengke wird während Ihres Dienstes vom Notarzt in die Notaufnahme gebracht. Er ist beim Fußballspielen plötzlich, wegen stärkster Schmerzen im Skrotumbereich, zusammengebrochen. Die Schmerzen seien plötzlich und blitzartig aufgetreten. Zusätzlich dazu seien leichte Bauchschmerzen im Unterbauch mit Ausstrahlung in die Leiste aufgetreten. Des Weiteren klagt der Patient über Übelkeit und Kaltschweißigkeit.
Vorerkrankungen sind keine bekannt. Der Patient nimmt keine Medikamente.

Aufnahmebefund

Bei der körperlichen Untersuchung zeigt sich ein Patient mit starken Schmerzen. Er hält sich vorsichtig mit beiden Händen das Skrotum. Bei der Untersuchung des linken Hodens schreit der Patient vor Schmerzen auf. Ihnen fällt auf, dass der linken Hoden wesentlich dicker ist als der rechte. Weitere Untersuchungen durch Palpation lehnt der Patient wegen der starken Schmerzen ausdrücklich ab.

Welche Arbeitsdiagnose stellen Sie?

Nach der Anamnese, die starke Hodenschmerzen mit plötzlichem Beginn und ohne Fieber ergibt, sowie der körperlichen Untersuchung, stellen Sie folgende Arbeitsdiagnosen:

- **Hodentorsion:** Verdrehung des Hodens um die eigene Längsachse, so dass es zu einer Torquierung der Gefäße kommt.
- **Epididymidis:** Entzündung des Nebenhodens; geht mit Entzündungszeichen wie Fieber und Erhöhung der Laborparameter einher.
- **Inkarzerierte Leistenhernie:** Dabei hat sich ein Teil des Darmes in der Bruchlücke eingedreht und verursacht einen Ileus.

Verlauf

Der Patient will wissen, was mit seinem Hoden los ist und ob Sie das Problem in den Griff bekommen können. Sie erklären ihm, dass noch einige Untersuchungen nötig sind. Der Patient gibt an, dass sein linker Hoden schon vorher immer etwas tiefer gelegen habe als der rechte. Er will wissen, was er tun kann, damit die Schmerzen aufhören.
Sie legen einen intravenösen Zugang und verabreichen als Schmerzmittel eine halbe Ampulle Dipidolor® i.v. Zudem sollten Sie schnellstmöglich mit der Diagnostik beginnen.

Diagnostik

Welche weiteren diagnostischen Maßnahmen veranlassen Sie?

Bei Herrn Mengke besteht der Verdacht auf eine Hodentorsion. Diese Diagnose wird klinisch und über die Anamnese gestellt. Zusätzlich kann eine **Sonographie** des Hodens und des Abdomens zum Ausschluss einer Hydrozele oder einer eingeklemmten Leistenhernie durchgeführt werden. Dazu sollte immer eine farbkodierte **Duplex-Sonographie** durchgeführt werden. Mittels dieser Untersuchung kann der Blutfluss im Bereich der A. testicularis gemessen werden.

Ergebnisse
Es zeigt sich in der **Sonographie** kein Anhalt für eine Leistenhernie oder eine Hydrozele. Der linke Hoden ist geschwollen.
Bei der **Duplex-Untersuchung** zeigt sich ein guter Fluss im Bereich der rechten A. testicularis. Im Bereich des linken Hodens ist kein Signal nachweisbar.

Wie werten Sie die Ergebnisse der Untersuchung?

Es liegt eine **Minderdurchblutung** des linken Hodens vor. Diese ist am wahrscheinlichsten durch eine **Torsion** der zuführenden Gefäße bedingt.

Anatomie

Was wissen Sie über Lage und Größe des Hodens?

Der Hoden liegt im **Hodensack (Skrotum)** des Mannes und ist jeweils an einem Samenstrang befestigt. Ein Hoden ist ca. 1,5–3,5 cm breit und 3,5–5,5 cm lang. Ein einzelner Hoden wiegt zwischen 15–30 g.

Der linke Hoden hängt in der Regel etwas tiefer als der rechte. Dadurch besteht mehr Platz zwischen den Oberschenkeln bei Bewegung.

Wie erfolgt die Gefäßversorgung des Hodens?

Der Hodensack wird aus der **A. cremasterica** versorgt. Der Hoden selbst erhält sein Blut aus der **A. testicularis,** einem direkten Abgang der Aorta abdominalis. Diese Arterie anastomosiert mit der **A. ductus deferentis,** die den Ductus deferens mit arteriellem Blut versorgt.
Das venöse Blut fließt über die **Vv. testicularis** und den **Plexus pampiniformis** ab. Diese Gefäße münden auf der linken Körperseite in die **V. renalis** und auf der rechten direkt in die **V. cava inferior.**

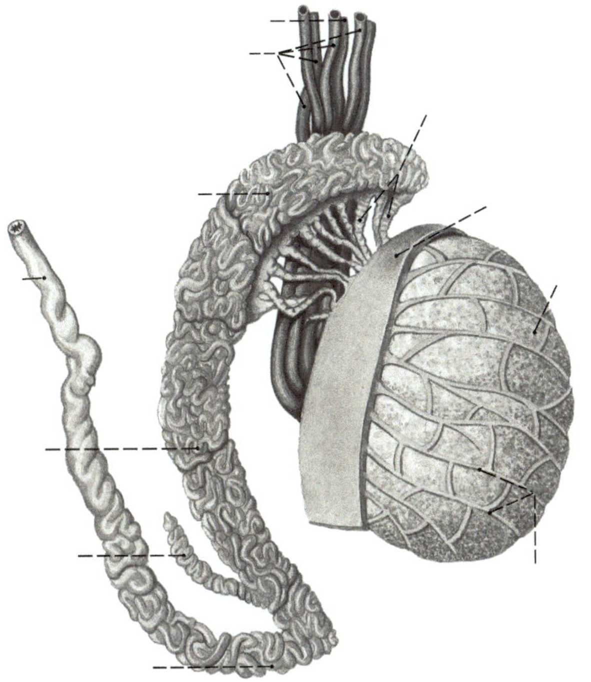

1 Ductelli efferentes testis
2 Tunica albuginea
3 Lobuli testis
4 Septula testis
5 Cauda epididymidis
6 Ductulus aberrans inferior
7 Corpus epididymidis
8 Ductus deferens
9 Caput epididymidis
10 Plexus pampiniformis
11 A. testicularis

Abb. 32.1: Hoden und Nebenhoden in der Übersicht. [20]

Wie ist der Hoden mikroskopisch aufgebaut?

Der Hoden liegt innerhalb des Hodensackes und ist von einer Vielzahl von Hüllen umgeben. Dem Hoden selbst liegt unmittelbar die **Tunica albuginea** auf. Dabei handelt es sich um eine derbe Kapsel aus straffem Bindegewebe, die mit einer Vielzahl von glatten Muskelzellen durchsetzt ist.

Durch Septen dieser Tunica albuginea wird das gesamte Hodenparenchym in bis zu 300 Läppchen, die **Lobuli testis** unterteilt. In diesen wiederum liegen aufgeknäult die **Tubuli seminiferi contorti,** die Hoden- oder Samenkanälchen. Hier findet die Spermiogenese statt.

Mehrere dieser Kanälchen vereinigen sich zu den gestreckt verlaufenden **Tubuli seminiferi recti,** die dann in die **Rete testis** münden. Die Samenkanälchen werden von Bindegewebe eingehüllt. Dieses Bindegewebe enthält die **Leydig-Zellen,** welche die männlichen Geschlechtshormone (Androgene) produzieren und daher für die Spermiogenese wichtig sind.

Bei den Rete testis handelt es sich um Spalträume innerhalb des Hodens. Diese sind mit einschichtigem isoprismatischem Epithel ausgekleidet und stehen jeweils miteinander in Verbindung.

Aus diesen Spalträumen ziehen ableitende Samenwege, die **Ductuli efferentes testis** zum Nebenhoden und transportieren die fertigen Spermien dorthin.

Therapie

Handelt es sich bei einer Hodentorsion um einen Notfall?

Bei einer Hodentorsion handelt es sich um einen **akuten Notfall.** Der Befund muss innerhalb von sechs Stunden behandelt werden.

Welche Therapieoptionen kennen Sie?

Rein theoretisch gibt es eine **konservative Methode,** bei der der Hoden gedreht und dadurch die Torsion aufgelöst wird. Man umfasst den Hoden und dreht den jeweils betroffenen Hoden. Ist der linke Hoden betroffen erfolgt die Drehung im Uhrzeigersinn, beim rechten gegen den Uhrzeigersinn. Nach geglückter Retorquierung sollte aber immer auch eine Operation erfolgen.

! Bei Drehung in die falsche Richtung wird die Torsion verschlimmert. In der Regel haben die Patienten ohnehin schon sehr starke Schmerzen und tolerieren das Drehen am Hoden nicht.

Die **Therapie der Wahl** besteht in einer **operativen Revision** des Hodens. Dieser wird freigelegt und die Torsion aufgehoben. Anschließend wird der Hoden mit einer Naht am tiefsten Punkt des Skrotums festgenäht, so dass keine erneute Torsion auftreten kann.

! Dieser Eingriff wird immer an beiden Hoden durchgeführt, d.h. auch der nicht torquierte Hoden wird zur Prophylaxe festgenäht.

Herr Mengke wird über den operativen Eingriff aufgeklärt. Er willigt sofort in die Operation ein, wenn dann die Schmerzen aufhören ...

Welche Hodenhüllen müssen Sie bei einer Operation eröffnen um zum Hoden zu kommen?

Um zum Hoden zu gelangen, müssen sechs Hodenhüllen durchtrennt werden. Diese heißen von außen nach innen:

- **Skrotalhaut:** Damit ist die Haut des Skrotums (Hodensackes) gemeint. Es handelt sich dabei um eine pigmentierte Felderhaut, die eine Vielzahl von Hautdrüsen (im Wesentlichen Talg- und einige Duftdrüsen) enthält.
- Darunter liegt die Fleischhaut, die **Tunica dartos.** Sie besteht aus Bindegewebe, in das glatte Muskulatur eingewachsen ist. Diese subkutane Schicht ist in der Lage, über eine Kontraktion der glatten Muskulatur, die Wärme im Hoden zu regulieren, d.h. bei Kälte wird der Hodensack und damit der Hoden näher zum Körper, und bei Hitze weiter vom Körper weg getragen.
- Die **Fascia spermatica externa** liegt unterhalb der Tunica dartos und umhüllt den M. cremaster.

- Faserzüge des **M. cremaster** heben zusammen mit der Tunica dartos den Hoden an. Die Muskelfasern setzen an der **Fascia spermatica interna** an.
- Die **Fascia spermatica interna** liegt unterhalb des M. cremaster und über der Tunica vaginalis testis.
- Bei der **Tunica vaginalis testis** handelt es sich um eine Peritonealduplikatur, die den Hodensack innen auskleidet. Die Tunica vaginalis testis besteht aus zwei Anteilen:
  - Lamina parietalis oder Periorchium
  - Lamina visceralis oder Epiorchium.

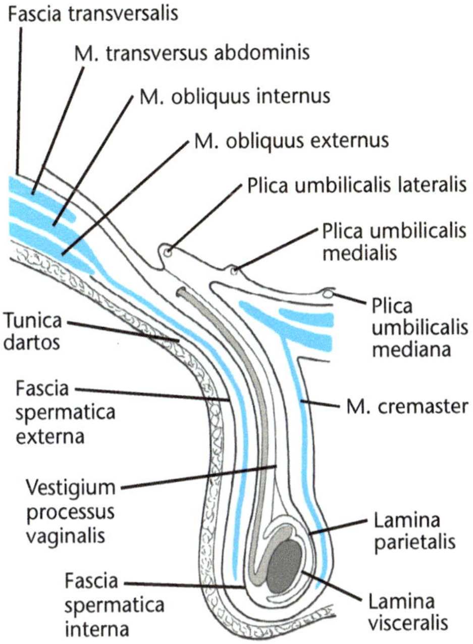

Abb. 32.2: Hodenhüllen in der Übersicht. [17]

Verlauf

Bei Herrn Mengke verläuft die Operation planmäßig. Der linke Hoden war erwartungsgemäß torquiert und konnte erfolgreich ausgedreht und fixiert werden. Zusätzlich wird der rechte Hoden ebenfalls an den Hodenhüllen befestigt, so dass eine erneute Torquierung unwahrscheinlich ist.

Quintessenz Im Hoden werden die Spermien gebildet. Diese sind zur Fortpflanzung unerlässlich. Die Hoden sind von insgesamt sechs Hodenhüllen umgeben. Da das Parenchym der Hoden sehr temperaturempfindlich ist, sind die Hoden ausgelagert.

Die Hoden werden von der A. testicularis, einem direkten Ast aus der Aorta abdominalis, versorgt. Dieses Gefäß kann durch ein Trauma oder ein abrupte Bewegung infolge einer Drehung des Hodens torquiert werden.

Ist dies der Fall, sollte diese Torsion operativ behandelt werden.

Fall 33

Anamnese

Herr Knörich ist 65 Jahre alt. Nach 43 Jahren als Facharbeiter in der chemischen Industrie, steht er nun kurz vor der Rente.
Heute stellt er sich in Ihrer Sprechstunde vor. Er klagt seit mehr als drei Wochen über rezidivierende Rückenschmerzen im Bereich des thorakolumbalen Übergangs. Herr Knörich gibt an, alles versucht zu haben – von warmen Wickeln über Bäder bis hin zu Krankengymnastik – die Schmerzen würden aber einfach nicht verschwinden. Nur mit Schmerzmitteln sei kurzzeitig eine Linderung zu ereichen. Diese halte aber nur für einige Stunden an.
Herr Knörich leidet an arterieller Hypertonie und ist starker Raucher. Wegen einer Durchblutungsstörung im Bein war er im letzten Jahr stationär behandelt worden. Weitere Vorerkrankungen sind ihm nicht bekannt. Er habe in den letzten Tagen fünf Ärzte aufgesucht. Dabei sei seine Wirbelsäule dreimal geröntgt worden, ohne dass man eine Ursache für seine Schmerzen gefunden hätte. Auch ein EKG und ein Belastungs-EKG seien durchgeführt worden, beide ebenfalls ohne pathologischen Befund. Lediglich ein Arzt habe auf seine verkalkten Gefäße hingewiesen.

Aufnahmebefund

Es zeigt sich ein übergewichtiger Patient (Größe 1,69 m; Gewicht 96 kg) mit eingeschränktem AZ. Bei der körperlichen Untersuchung findet sich Spontanschmerz im Bereich des Übergangs BWS zur LWS (= thorakolumbaler Übergang), aber kein Klopfschmerz. Die Nierenlager sind frei. Im Bereich der Beine kein Taubheitsgefühl, keine motorischen Ausfälle. Beim Tasten der Fußpulse fällt Ihnen beidseits ein Fehlen des Pulses der A. dorsalis pedis auf.
Die Palpation des Abdomens ergibt eine adipöse Bauchdecke ohne Druckschmerz mit normalen Darmgeräuschen über allen vier Quadranten. Bei der tiefen Palpation bemerken Sie eine pulsierende Resistenz.
Ansonsten keine auffälligen Befunde.

Welche Arbeitsdiagnose stellen Sie?

Was Ihnen Herr Knörich schildert, hört sich sehr nach einer Lumboischialgie (Hexenschuss) an, d.h. Schmerzen im Bereich des Rückens. Der Patient hat keine neurologischen Ausfälle und klagt über Rückenschmerzen. Zudem ist er mehrfach ohne pathologischen Befund geröntgt worden. Sie sind ein wenig ratlos.
Was Sie aber wirklich stutzig macht, ist die pulsierende Resistenz im Bereich des Abdomens. Das wollen Sie lieber mal genau abklären.

Diagnostik

Welche diagnostischen Maßnahmen ergreifen Sie?

Wegen der pulsierenden Resistenz sollten Sie eine **Sonographie** des Abdomens durchführen.

Ergebnis
Ultraschall: In der Sonographie zeigt sich eine große Raumforderung im Bereich des Abdomens. Bei genauerer Abgrenzung scheint es sich um eine Vergrößerung der Aorta zu handeln.

Welche weiteren Maßnahmen veranlassen Sie?

Wegen der Vergrößerung der Aorta ordnen Sie ein **CT des Abdomens** an.

Ergebnis

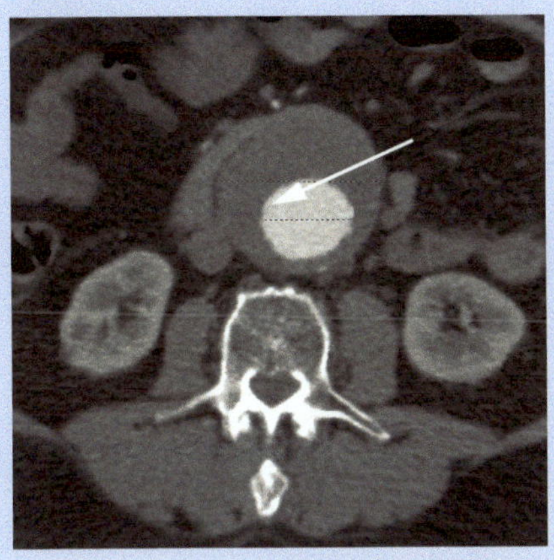

Abb. 33.1: CT von Herrn Knörich. [21]

Was erkennen Sie auf dem Computertomogramm?

Im CT von Herrn Knörich zeigt sich eine Vergrößerung der Aorta im Bereich der Aorta abdominalis. Der Durchmesser dieser Vergrößerung beträgt etwa 6,5–7 cm.

Welche Diagnose stellen Sie nun?

Es handelt sich um ein abdominelles **Aortenaneurysma.**

Anatomie

Sie erklären Herrn Knörich, dass er an einem Aortenaneurysma leidet. Herr Knörich schaut Sie irritiert an und fragt Sie, was denn eine Aorta sei und was ein Aneurysma. Und was so eine Sache in seinem Bauch mit den Rückenschmerzen zu tun habe versteht er auch nicht. Er will das aber alles genau wissen, weil er in vier Wochen nach Thailand in den Urlaub fliegen möchte.

Was ist die Aorta und wie wird sie eingeteilt?

Bei der Aorta handelt es sich um die größte Arterie des menschlichen Körpers. Sie erhält sauerstoffreiches Blut direkt aus der linken Herzkammer und durchläuft dann, viele Äste abgebend, den gesamten Thorax und das Abdomen. Die Aorta ist sozusagen die Mutter aller Arterien, da alle arteriellen Gefäße, die sauerstoffreiches Blut enthalten, dieses aus der Aorta bekommen.

! Die einzigen Arterien, die sich nicht aus der Aorta ableiten sind die Lungenarterien. Sie stammen unmittelbar aus der rechten Herzkammer, enthalten also kein sauerstoffreiches Blut.

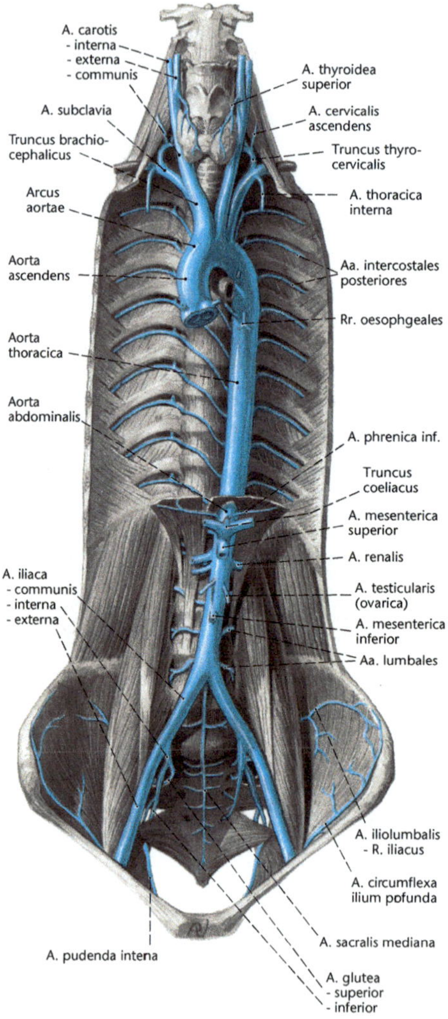

Abb. 33.2: Übersicht über die Aorta in der gesamten Länge mit den wichtigsten Gefäßästen. [3]

Die Aorta wird in drei Teile eingeteilt:

- **Aorta ascendens:** Dies ist der aufsteigender Teil der Aorta. Er reicht von der linken Kammer bis zur Umschlagstelle des Perikards (Herzbeutels), hier geht die Aorta ascendens in den Aortenbogen über.
- **Arcus aortae (Aortenbogen):** Der Aortenbogen verläuft von der Mitte des Thorax nach links und mündet dann in die Aorta descendens.
- **Aorta descendens:** Das ist der absteigende Teil der Aorta. Dieser Teil wird in Beziehung zum Diaphragma nochmals unterteilt in:
  - **Aorta thoracica:** Teil der Aorta descendens oberhalb des Diaphragmas
  - **Aorta abdominalis:** Teil der Aorta im Bereich des Abdomens unterhalb des Diaphragmas.

Was ist ein Aortenaneurysma?

Bei einem Aortenaneurysma handelt es sich um eine lokal begrenzte, meist asymmetrische und immer pathologische Erweiterung des Aortenlumens. Das normale Lumen der Aorta im Abdomen liegt bei max. 2,5 cm. Bei Vorliegen einer Erweiterung von mehr als 3 cm liegt ein Aneurysma vor.
Die häufigste Ursache für ein Aneurysma ist die Arteriosklerose. Risikofaktoren hierfür sind unter anderem arterielle Hypertonie, Hyperlipidämie und Nikotinabusus. Seltenere Ursachen sind angeborene Aneurysmen, mykotische (aufgrund einer hämatogenen Streuung von Pilzsporen) oder ein syphilitisches Aneurysma (aufgrund einer Infektion mit Treponema pallidum). Sehr selten sind auch traumatische Aneurysmen.

Verlauf

Herr Knörich fasst das Ganze noch einmal zusammen. Es liegt also eine krankhafte Ausweitung seiner Hauptschlagader im Bauchraum vor. Und das Ding hat er, weil er hohen Blutdruck und eine Fettstoffwechselstörung hat und raucht.
Er sieht Sie ungläubig an und erklärt Ihnen in aller Ruhe, dass er Rückenschmerzen hat. Am Rücken und nicht im Bauch …! Sie lächeln und holen zu einer weiteren Erklärung aus.

Was hat ein Aneurysma mit Rückenschmerzen zu tun?

Ein Aneurysma ist bis zu einer bestimmten Größe asymptomatisch. Erst wenn eine gewisse Größe erreicht ist, klagen Patienten über Beschwerden. Meist handelt es sich dann um unspezifische Bauch- oder Rückenschmerzen. Die Bauchschmerzen rühren entweder von einer Kompression des Darmlumens oder einer Kompression des Ureters (mit typischen Koliken) her. Die Rückenschmerzen erklären sich durch eine Kompression von Wirbelkörpern; das Aneurysma kann auch auf Nerven drücken, was zu typischen Lumbalgien führt.

Herr Knörich gibt sich mit der Erklärung zufrieden. Aber jetzt will er wissen, ob ein Aneurysma gefährlich ist.
Diese Frage bejahen Sie. Ein Aneurysma in dieser Größe ist gefährlich. Sie zählen Herrn Knörich einige der möglichen Komplikationen auf:

Welche Gefahren birgt ein Aortenaneurysma?

- **Ruptur des Aneurysmas:** Dabei reißt die mittlerweile ausgedünnte Gefäßwand ein. Die Aorta als Hauptschlagader ist somit eröffnet und nahezu das gesamte Herzminutenvolumen ergießt sich in eine Körperhöhle; man verblutet innerhalb weniger Minuten.
- **Embolien in den Gefäßen distal der Aorta:** Bei einer arteriosklerotischen Genese des Aneurysmas können sich Plaques lösen und, z. B. in den Beinen, zu Embolien führen.
- **Fistelbildungen:** Es können sich durch die dünne Restgefäßwand Fisteln (irreguläre Verbindungsgänge) zu anderen Organen bilden. Bei Darmfisteln kann es dabei zu gastrointestinalen Blutungen kommen.

Herr Knörich merkt an, wenn die Aorta wirklich alle anderen Arterien mit Blut versorge, müsste diese ja eine Vielzahl von Ästen haben. Das kann er irgendwie nicht glauben. Um ihre Aussage zu unterstreichen, zählen Sie alle Äste der thorakalen Aorta auf.

Können Sie die Äste der thorakalen Aorta benennen?

Die Aorta descendens beginnt etwa in Höhe des dritten Brustwirbels, zieht vor der Wirbelsäule liegend nach kaudal und durchtritt etwa auf Höhe des Brustwirbelkörpers 12 das Diaphragma.
Auf dem Weg nach kaudal gibt sie eine Vielzahl von Ästen ab, wobei man zwischen parietalen (Versorgung von Körperwandstrukturen) und viszeralen (Versorgung von Organteilen) Ästen unterscheidet.

- **Parietale Äste:** Dies sind insgesamt zehn **Aa. intercostales posteriores** (III–XII). Sie liegen in den Interkostalräumen und versorgen die Muskulatur in diesem Bereich (Mm. intercostales externi und interni). Eine Sonderstellung hat die 12. (kaudalste) A. intercostalis posterior, sie liegt unterhalb der 12. Rippe und wird deshalb auch **A. subcostalis** genannt.
- **Viszerale Äste:**
  - **Rr. oesophagi** → arterielle Versorgung des Ösophagus
  - **Rr. bronchiales** → arterielle Versorgung der Bronchien und eines Teils der Lungen
  - **Rr. mediastinales** → arterielle Versorgung der mediastinalen Lymphknoten des hinteren Mediastinums
  - **Rr. pericardiaci** → arterielle Versorgung des hinteren Perikards

Die Äste des Arcus aortae entnehmen Sie der ☞ Abbildung 33.3.

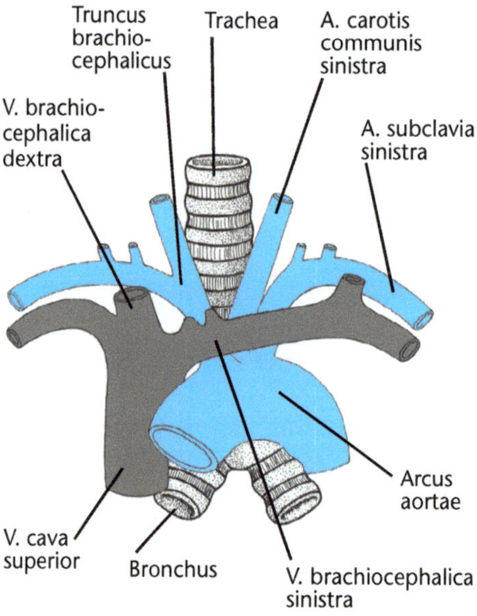

Abb. 33.3: Lage des Arcus aortae in Beziehung auf Trachea und V. cava superior mit den wichtigsten Ästen. [17]

Herr Knörich ist zwar beeindruckt, aber die restlichen Äste im Abdomen, glaubt er, wissen Sie auf keinen Fall.

Können Sie die Äste der Aorta abdominalis benennen?

Über den Hiatus aorticus durchtritt die Aorta das Diaphragma und wird damit von der Aorta thoracica zur Aorta abdominalis. Diese verläuft weiterhin unmittelbar vor der Wirbelsäule (→ Rückenschmerzen beim Aneurysma) bis etwa auf die Höhe des Lendenwirbelkörpers 4, wo sie sich an der Bifurkation in ihre zwei Äste, die Aa. iliacae communes, teilt.
Zwischen dem Hiatus aorticus und der Bifurkation gibt die Aorta folgende Äste ab:

- **A. phrenica** → arterielle Versorgung des unteren Diaphragmas
- **Truncus coeliacus** → arterielle Versorgung von diversen Oberbauchorganen (Leber, Pankreas, Magen, Duodenum, etc.)
- **A. suprarenalis medialis** → arterielle Versorgung der Nebennieren
- **A. mesenterica superior** → arterielle Versorgung von Großteilen des Darms
- Paarige **A. renalis** → arterielle Versorgung der beiden Nieren
- **A. ovarica** → arterielle Versorgung der Eierstöcke (nur bei der Frau)
- **A. testicularis** → arterielle Versorgung der Hoden (nur beim Mann) anstatt der A. ovarica bei der Frau
- **A. mesenterica inferior** → arterielle Versorgung von Teilen des Darms
- **Aa. lumbales**

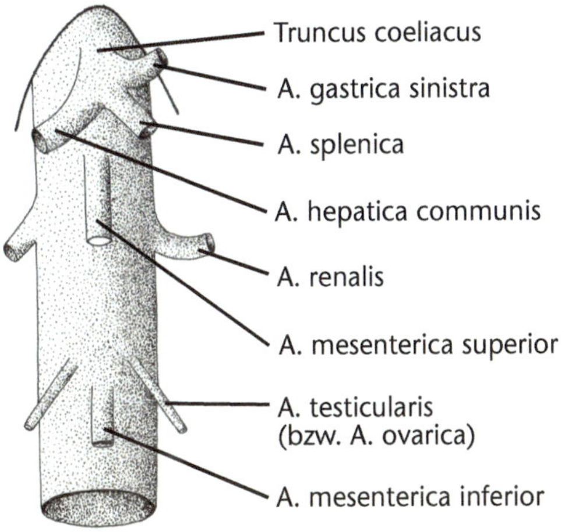

Abb. 33.4: Äste der Aorta abdominalis. [17]

Therapie

Welche Therapieoptionen fallen Ihnen ein?

Die Therapie bei Aneurysmen im Bereich der Aorta abdominalis besteht, bei Befunden über einem Durchmesser von 5 cm, in einer Operation. Darunter sollte alle drei Monate eine Sonographiekontrolle und ein Ausmessen des Durchmessers erfolgen.
Bei der Operation wird der Bereich des Aneurysmas durch eine Prothese aus Kunststoff ersetzt. Dieser Eingriff sollte in einem Gefäßzentrum durchgeführt werden, da er eine Vielzahl von Risiken (hoher Blutverlust, Verletzung benachbarter Organe, Nachblutung, etc.) birgt.
Als alternatives Verfahren kann ein Stenting über einen arteriellen Katheter erfolgen. Dieses Verfahren gewinnt zunehmend an Bedeutung, da es, im Vergleich zu einer klassischen Operation mit einer Laparotomie, weniger invasiv ist.

Verlauf

Sie überweisen Herrn Knörich in eine Spezialklinik. Nach fünf Tagen kann die Operation erfolgen, die er gut übersteht. Nach drei Wochen sitzt er wieder in Ihrer Praxis, diesmal mit Schmerzen im Bereich der HWS …

Quintessenz Bei der Aorta handelt es sich um die Hauptschlagader des menschlichen Körpers. Sie entspringt unmittelbar der linken Herzkammer und enthält sauerstoffreiches Blut. Dieses Blut wird über Äste der Aorta im gesamten Körper verteilt.

Die Aorta wird in mehrere Abschnitte unterteilt: Die Aorta ascendens, Arcus aortae und die Aorta descendens, bestehend aus Aorta thoracica und Aorta abdominalis.

Eine Erkrankung der Aorta ist das Aneurysma. Es kann prinzipiell an jeder Stelle der Aorta auftreten, jedoch finden sich 85% an der Aorta abdominalis und zwar unterhalb der Nierenarterien (infrarenal). Die häufigste Ursache für ein Aneurysma ist die Arteriosklerose, gefolgt von Traumata, Infektionen (Mykosen, Syphilis) und angeborenen Aneurysmen.

Im Bereich der abdominellen Aorta wird ab einem Durchmesser von 5 cm ein operativer Ersatz der Aneurysmastelle durch eine Kunststoffprothese durchgeführt.

Fall 34

Anamnese

Herr Durner ist 71 Jahre alt. Er stellt sich in Ihrer Praxis mit Schmerzen in beiden Waden vor. Am Wochenende sei er mit seiner Frau in der Innenstadt spazieren gewesen, was die beiden lange nicht mehr gemacht hätten. Er habe wegen der starken Schmerzen an jedem dritten Schaufenster stehen bleiben müssen. Damit sich seine Frau nicht sorge, habe er so getan, als würde er sich für die Geschäfte interessieren. Am nächsten Tag sei er selbst ein Stück spazieren gegangen und dabei seien die Schmerzen wieder sehr stark aufgetreten, so dass er schon nach 50 m wieder habe umdrehen müssen.

Zudem sei ihm aufgefallen, dass er vor allem abends sehr kalte, etwas bläulich verfärbte Beine habe.

Herr Durner ist starker Raucher und seit ca. sechs Monaten ist ein Diabetes mellitus bekannt; zudem leidet er an Hypercholesterinämie, starkem Übergewicht und arterieller Hypertonie.

Aufnahmebefund

Bei der körperlichen Untersuchung hat Herr Durner bereits Probleme, mit seiner Körperfülle auf die Untersuchungsliege zu gelangen. Als er schließlich darauf Platz genommen hat, atmet er schwer. Im Rahmen der Inspektion fällt Ihnen neben einem eingeschränkten AZ der massiv adipöse EZ (BMI von 36, ☞ Fall 28) von Herrn Durner auf. Zudem bemerken Sie, dass beide Unterschenkel und insbesondere die Füße sehr blass sind. Die Haut beider Unterschenkel ist jedoch intakt, von einer starken Schuppung abgesehen.

Bei der Auskultation von Herz und Lunge fallen Ihnen keine pathologischen Befunde auf. Das Abdomen von Herrn Durner ist weich, Sie können keine Resistenzen oder Abwehrspannung tasten. Die Darmgeräusche sind lebhaft. Als nächstes tasten Sie die Arterien in der Leiste, was Ihnen erst nach einigem Suchen gelingt. Dann aber sind beide Femoralarterien gut zu tasten. In der Kniekehle können sie beidseits die Pulse tasten. Bei der Prüfung der A. tibialis posterior tasten Sie am linken Bein einen abgeschwächten Puls, am rechten Bein gar keinen. Gleiches ist bei der A. dorsalis pedis zu befunden.

Welche Arbeitsdiagnose stellen Sie?

?

Angesichts der Anamnese und des Untersuchungsbefundes tippen Sie auf eine chronische **periphere arterielle Verschlusskrankheit (pAVK).** Dabei handelt es sich um Verschlüsse von Arterien im Bereich des Beckens und der Beine, die meist auf dem Boden einer Arteriosklerose entstehen. Risikofaktoren hierfür sind Nikotinabusus, Adipositas und Hypercholsterinämie.

Patienten mit pAVK berichten häufig, nach einer bestimmten Gehstrecke stehen bleiben zu müssen, weil die Schmerzen in den Beinen so stark werden, dass ein Weitergehen unmöglich ist. Man nennt diese Krankheit auch **Schaufensterkrankheit,** weil die Patienten ihre Schmerzen und die Wartezeiten, bis diese aufhören, durch Betrachten der Schaufenster kaschieren. Dabei führen durch Arteriosklerose bedingte Gefäßschäden zu einer Verschlechterung der Durchblutung mit entsprechenden peripheren Symptomen wie Einschränkung der Leistungsfähigkeit, Schmerzen und im Extremfall Nekrosen.

> **!** Die chronische **periphere arterielle Verschlusskrankheit** nennt man auch **Schaufensterkrankheit,** weil die Patienten ihre Schmerzen und die Wartezeiten, bis diese aufhören, durch Betrachten der Schaufenster kaschieren.

Diagnostik

Welche diagnostischen Schritte leiten Sie ein?

Es sollte bei Herrn Durner eine **Doppler-Sonographie** der Beinarterien mit Messung der Verschlussdrücke durchgeführt werden. Bei einer Doppler-Sonographie handelt es sich um eine spezielle **Ultraschalluntersuchung,** mit welcher eine Darstellung des Durchflusses durch ein Gefäß möglich ist. Unter dem Verschlussdruck versteht man den Druck, der nötig ist, um den Fluss eines Gefäßes zum Sistieren zu bringen. Er wird mithilfe einer pneumatisierten Manschette während der Doppler-Sonographie gemessen. Liegt dieser Verschlussdruck nahe dem Blutdruck des Patienten, liegt kein pathologisches Ergebnis vor. Die Verschlussdrücke werden typischerweise an der A. poplitea, der A. dorsalis pedis und der A. tibialis posterior gemessen.

Zusätzlich dazu sollte ermittelt werden, welche **Gehstrecke** von Herrn Durner schmerzfrei zurückgelegt werden kann. Damit kann eine Einteilung nach Fontaine erfolgen.

Ferner kann auch eine so genannte **digitale Subtraktionsangiographie** (DSA) erfolgen. Dabei wird über eine Punktion in ein Gefäß (meist die A. femoralis) ein Katheter eingebracht, über den dann Kontrastmittel eingespritzt wird. Der Gefäßverlauf kann dann mittels einer Röntgenaufnahme dargestellt werden.

Ergebnisse

Beim **Gehtest** kann Herr Durner etwa 70 m gehen bis er wegen der starken Schmerzen in beiden Beinen stehen bleiben muss.

Bei der **Doppler-Sonographie** sind alle Gefäße, d.h. beide Aa. dorsalis pedis, beide Aa. tibiales posteriores und die A. poplitea beidseits nachweisbar. Die Verschlussdrücke liegen aber deutlich unter dem systemischen Blutdruck, was auf eine Stenosierung hinweist.

Bei der **DSA** zeigen sich im Bereich beider Unterschenkelarterien Stenosen der Gefäße.

Was ist die Stadieneinteilung der pAVK nach Fontaine?

Die Stadieneinteilung nach Fontaine-Ratschow soll, geordnet nach Symptomen, eine Einteilung der pAVK ermöglichen. Man unterscheidet die Gruppen I–IV:

Tab. 34.1: Stadieneinteilung der pAVK nach Fontaine-Ratschow.

Stadium	Beschwerdebild
I	Stenosen in der DSA nachweisbar, aber keine Symptome
IIa	Schmerzfreie Gehstrecke über 200 m
IIb	Schmerzfreie Gehstrecke unter 200 m
III	Ruheschmerz
IVa	Trockene Nekrosen (Mumifizierung)
IVb	Feuchte Gangrän (durch eine bakterielle Superinfektion)

Welche Diagnose stellen Sie?

Nach o. g. Untersuchungen stellen Sie die Diagnose: Chronische **pAVK** IIb.

Anatomie

Herr Durner hat das alles noch nicht so wirklich verstanden. Wie war das mit den vielen Gefäßen und welche sind da jetzt verschlossen? Oder sind überhaupt welche verschlossen? Welche Gefäße gibt es da denn eigentlich?

Welche Arterien kennen Sie am Bein?

Das Bein wird von der Aorta aus mit Blut versorgt. Diese teilt sich bereits in Höhe des Lendenwirbelkörpers 4 in die beiden **Aa. iliacae communes,** welche sich wiederum jeweils in eine **A. iliaca interna** und **externa** teilen.
Die **A. iliaca externa** ist der für die Durchblutung des Beines verantwortliche Ast. Er geht am Lig. inguinale (Leistenband) in die **A. femoralis** über, die am Oberschenkel entlang nach distal zur Kniekehle und von dort, als **A. poplitea** bezeichnet, weiter nach distal zieht, wo sie sich in die Endäste **A. tibialis anterior** und **posterior** aufzweigt.

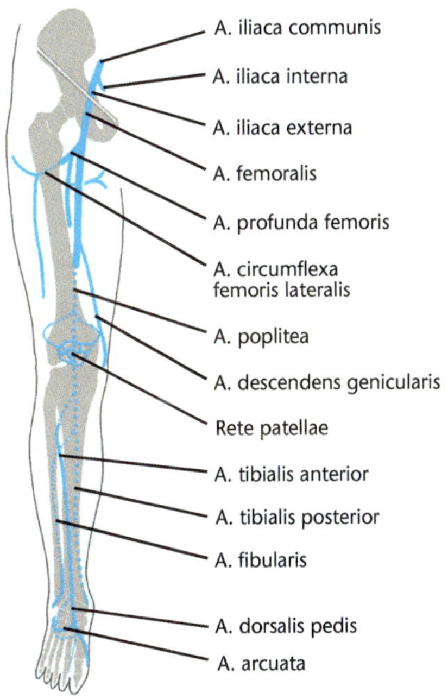

Abb. 34.1: Arterien des Beines in der Übersicht. [17]

Was wissen Sie über den genauen Verlauf der A. femoralis?

Die A. femoralis beginnt, als direkte Fortsetzung der A. iliaca externa, am **Leistenband.** Durch die **Lacuna vasorum** am Oberschenkel gelangt sie in die **Fossa iliopectina** (hier kann Sie getastet werden), die vom M. pectineus und dem M. iliopsoas begrenzt wird. Von der Fossa iliopectina aus verläuft sie im **Canalis adductorius** unter dem M. sartorius nach distal und gelangt über diesen Kanal zur dorsalen Oberschenkelseite in Richtung Kniekehle, wo sie am **Hiatus tendineus** den Adduktorenkanal verlässt. Ab hier wird die A. femoralis **A. poplitea** genannt.

Die A. femoralis gibt im Verlauf folgende wichtige Äste ab:

- **A. epigastrica superficialis:** Sie entspringt etwa 1 cm unterhalb des Leistenbandes und zieht nach kranial in Richtung Nabel.
- **A. circumflexa iliaca superficialis:** Sie entspringt nach der A. epigastrica superf. und zieht unter dem Leistenband zur Haut im Bereich der Spina iliaca anterior superior.
- **Aa. pudendae externae:** Bei der Frau ziehen diese Gefäße zu den Schamlippen, beim Mann zum Skrotum.
- **A. femoralis propria:** Als wichtigster Ast der A. femoralis entspringt sie etwa 5–7 cm unterhalb des Leistenbandes. Sie verfügt über viele Äste und versorgt die ischikruralen Muskeln, die Extensoren der Hüfte, die Adduktorenmuskulatur, den Schenkelhals sowie die Hüftkapsel.
- **A. descendens genicularis:** Sie entspringt im Adduktorenkanal und zieht nach distal zum Knie.

Was wissen Sie über die A. poplitea?

Die A. poplitea ist die direkte Fortsetzung der A. femoralis. Sie reicht vom **Hiatus tendineus,** von wo aus sie medial des Femurs knochennah in die **Fossa poplitea** bis zum Unterrand des M. popliteus zieht. Im Bereich des **Arcus tendineus m. solei** teilt sie sich in ihre Endäste, die **A. tibialis anterior** und **posterior.**

Sie gibt folgende Äste ab:

- **Aa. surales** zur Wadenmuskulatur.
- **Aa. inferior medialis** und **lateralis genus** zum Rete articulare genus. Dabei handelt es sich um ein Arteriengeflecht im Bereich des vorderen Kniegelenks mit Zuflüssen aus der A. poplitea und der A. tibialis anterior. Es versorgt das Kniegelenk.

Welche Äste gibt die A. tibialis anterior ab?

Die A. tibialis ist ein Endast der A. poplitea und reicht vom Unterrand des **M. popliteus** bis zum **Retinaculum mm. extensorum** des Fußes, wo sie in die A. dorsalis pedis übergeht. Vom M. popliteus aus verläuft sie durch die **Membrana interossea** nach ventral und tritt mit dem N. fibularis profundus durch die **Extensorenloge** bis zum Retinakulum.

Sie gibt folgende Äste ab:

- **A. malleolaris anterior lateralis:** Diese zieht zum Außenknöchel und mündet in das Rete malleolaris laterale.
- **A. malleolaris anterior medialis:** Sie zieht zum Innenknöchel und mündet in das Rete malleolaris mediale.

Kennen Sie den Verlauf der A. tibialis posterior?

Die **A. tibialis posterior** ist der zweite Endast der **A. poplitea** und deutlich stärker ausgebildet als anterior. Sie beginnt ebenfalls am Unterrand des **M. popliteus** und verläuft dann mit dem N. tibialis und den Vv. tibiales posteriores zwischen den Flexoren in Richtung **Malleolus medialis,** von wo aus sie über das **Retinaculum mm. flexorum** zur Fußsohle gelangt. Hier teilt sie sich schließlich auf.
Sie gibt folgende Äste ab:

- **A. fibularis:** Sie versorgt die Flexoren des Fußes und verläuft auf der dorsalen Seite der Fibula nach distal.
- **A. plantaris medialis:** Dies ist einer der Endäste der A. tibialis posterior. Er verläuft am medialen Fußrand und versorgt diesen.
- **A. plantaris lateralis:** Sie verläuft zwischen dem M. flexor digitorum brevis und dem M. quadratus plantae nach lateral und bildet den bogenförmigen Arcus plantaris profundus, der die Fußsohle versorgt.

Therapie

Welche Therapie empfehlen Sie?

Die Therapie richtet sich nach dem Stadium nach Fontaine.
Im **Stadium I** ist **keine Therapie** nötig; die Patienten sollten jedoch regelmäßig nachuntersucht werden.
Im **Stadium IIa** wird eine so genannte **konservative Therapie** durchgeführt. Dabei wird versucht, über eine Ausschaltung der Risikofaktoren, wie Nikotinabusus, Übergewicht und Hypercholesterinämie, sowie durch Gehtraining (mehrfach täglich wird dabei, zur Ausbildung von Umgehungskreisläufen, in einem bestimmten Zeitraum eine bestimmte Gehstrecke zurückgelegt) eine Verbesserung der Durchblutung zu erreichen. Zusätzlich dazu versucht man, die Viskosität des Blutes zu verbessern, z.B. durch eine forcierte Infusionstherapie.
Im **Stadium IIb** wird anfangs ebenfalls eine **konservative Therapie** angewandt. Ist diese nicht erfolgreich, kann mittels einer sog. **interventionellen Therapie** versucht werden, das Gefäßlumen wieder zu weiten. Dazu wird wie bei der DSA ein Katheter in das Gefäß eingebracht. Hat man die Stenosestelle erreicht, wird das Gefäß mit einem Ballon aufgeweitet, um den Durchfluss wieder herzustellen.
Ab dem **Stadium III** sollte neben der **interventionellen Therapie** auch an eine **operative Therapie** gedacht werden. Im Rahmen dieser Therapie kann die verschlossene Stelle im Gefäß, z.B. durch ein Interponat, ersetzt werden; d.h. die Verengung wird entfernt und das Gefäß durch eine **Kunststoffprothese** ersetzt. Ist die Verschlussstelle sehr lang, kann eine **Bypass-Operation** nötig sein. Dabei wird die Stenose mit einer Gefäßumleitung umgangen.
Im **Stadium IV** kann, bei Versagen der Therapieoptionen des Stadiums III, eine Amputation der Extremität als letzte Alternative nötig werden.

Verlauf

Bei Herrn Durner wird vorerst eine konservative Therapie durchgeführt, worauf er sehr gut anspricht. Durch das Gehtraining nimmt er an Gewicht ab. Zusätzlich hat er das Rauchen aufgegeben. Er kann wieder unbeeinträchtigt mit seiner Frau spazieren gehen.

Quintessenz Das Krankheitsbild der peripheren arteriellen Verschlusskrankheit ist in europäischen Ländern relativ häufig. Risikofaktoren sind vor allem Adipositas, Nikotinabusus und Hypercholesterinämie.

Die Patienten klagen häufig über starke Schmerzen in den Waden bei körperlicher Betätigung. Die Einteilung der Schwere des Krankheitsbildes wird nach Fontaine getroffen. Als Therapie kommt, je nach Schweregrad, die konservative Behandlung mit Gehtraining und Reduzierung der Risikofaktoren, die interventionelle Therapie mit Ballondilatation oder die operative Therapie mit Interponaten, Bypässen und ggf. Amputation in Frage.

Die genaue Kenntnis der Lage der Arterien des Unterschenkels ist für die Therapie dieser Erkrankung unerlässlich.

Fall 35

Anamnese

Herr Gerstner ist ein 29-jähriger chirurgischer Assistenzarzt, der während einer Operation plötzlich eine Tachykardie bei sich selbst bemerkt. Der ansonsten gesunde Patient hatte dies in seiner Kindheit häufiger beobachtet, aber seit seiner Jugendzeit nicht mehr. Er schiebt die Tachykardie auf die Aufregung während der von ihm durchgeführten Blinddarmoperation.
Am Abend, während des Fernsehens, bemerkt er wieder eine HF von knapp 180/min. Zudem meint er, unregelmäßige Schläge zu erkennen. Da er sich an seine PJ-Zeit in der Inneren Medizin zurückerinnert, glaubt er, er könne ein Vorhofflimmern haben, weswegen er sofort ins Krankenhaus fährt.
Ansonsten ist er gesund und nimmt keine Medikamente ein. Jetzt liegt Ihr Kollege bei Ihnen in der Notaufnahme.

Aufnahmebefund

Sie finden einen etwas aufgeregten 29-Jährigen in gutem AZ und normalem EZ (1,76 m; 80 kg). Bei der Auskultation des Herzens fallen Ihnen keine wesentlichen Befunde auf. Die HF ist wieder normal bei 80/min, der RR ist 150/80 mmHg. Die Lungen sind beidseits belüftet ohne pathologisches Atemgeräusch.
Herr Gerstner gibt an, dass der Puls bereits auf der Fahrt in die Klinik wieder langsamer geworden sei.

Diagnostik

Welche diagnostischen Maßnahmen schlagen Sie ihrem Kollegen vor?

Zuerst sollte ein **EKG** durchgeführt werden, außerdem nehmen Sie Ihrem Kollegen Blut für eine **laborchemische Untersuchung** ab.

Ergebnis

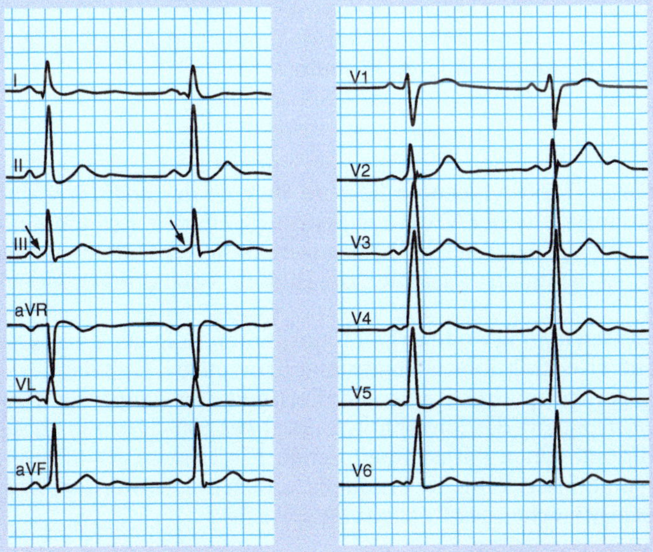

Abb. 35.1: EKG von Herrn Gerstner. [6]

Erkennen Sie im EKG pathologische Befunde?

Auf dem EKG ist ein Sinusrhythmus zu erkennen. Die PQ-Strecke ist verkürzt. Es zeigt sich eine Delta-Welle (Pfeil) mit verzögertem Beginn des QRS-Komplexes. In Ableitung V1 ist eine große R-Zacke zu sehen und negative T-Wellen in den Brustwandableitungen.

Anatomie

Ihr Kollege, der als chirurgischer Assistenzarzt nicht viel mit EKG und Reizleitungssystem zu tun hat, möchte von Ihnen ein wenig Nachhilfe. Diese gewähren Sie gerne.

Können Sie das Reizleitungssystem des Herzens erklären?

Das Herz wird durch das vegetative Nervensystem beeinflusst. D.h. sowohl Herzfrequenz, Muskelkraft als auch Überleitungszeit im Reizleitungssystem werden durch Sympathikus und Parasympathikus geregelt. Die Grunderregung des Kontraktionsablaufes hingegen wird durch das Herz selbst reguliert.
Dazu existieren eigene spezialisierte Herzmuskelzellen, die zu einer spontanen rhythmischen Erregungsbildung fähig sind. Diese Zellen liegen im Erregungsbildungszentrum des Herzens. Die Erregung wird dann über weitere, spezialisierte Zellen in die Arbeitsmuskulatur geleitet, damit diese kontrahiert.

Woraus besteht das Reizleitungssystem des Herzens?

Das Erregungssystem des Herzens besteht aus mehreren Stationen:

- Dem **Sinusknoten (Nodus sinuatrialis)**
- Dem **Atrioventrikularknoten (AV-Knoten; Nodus atrioventricularis)**
- Dem **His-Bündel (Truncus fasciculi atrioventricularis)**
- Dem **Kammerschenkel (Crura fasciculi atrioventricularis)**
- Den **Purkinje-Fasern.**

Die Zellen des Reizleitungssystems unterscheiden sich von der Arbeitsmuskulatur durch eine wesentlich schnellere Erregungsleitung (3- bis 5-mal schneller). Diese Muskelzellen verfügen, im Gegensatz zum Arbeitsmyokard, über viel Glykogen und Zytoplasma, aber wenig Myofibrillen, T-Tubuli und Mitochondrien. Histologisch erkennt man sie an der helleren Färbung.

Was wissen Sie über den Sinusknoten?

- **Lage und Form:** Der Sinusknoten liegt im Bereich des rechten Vorhofes neben der Einmündungsstelle der V. cava superior. Es handelt sich um ein ca. 0,5 cm^2 großes Areal aus spezialisierten Muskelzellen, deren Ruhemembranpotenzial herabgesetzt ist, wodurch es leichter zur Bildung von Aktionspotenzialen kommen kann.
- **Aufgaben im Reizleitungssystem:** Der Sinusknoten ist in der Lage, einen autonomen myogenen Kontraktionsmechanismus zu erzeugen. Dabei unterliegt er dem Einfluss der parasympathischen Rr. cardiaci und den symphatischen Nn. cardiaci. Die Eigenfrequenz des Sinusknotens liegt bei 100–120/min, diese Frequenz wird jedoch durch einen parasympathischen Einfluss auf 60–80/min gebremst. Über den Sympathikus kann die Frequenz jedoch erhöht werden. Der Sinusknoten ist der **Schrittmacher** des Reizleitungssystems.

- **Weiterleitung der Erregung:** Die im Sinusknoten entstandene Erregung wird über feste Zellverbindungen, so genannte Gap junctions an die Arbeitsmuskulatur des rechten und schließlich linken Vorhofes weitergegeben. Hier breitet sich die Erregung zum AV-Knoten hin aus und löst in der Vorhofmuskulatur eine Kontraktion aus. Durch das Herzskelett, das die Vorhof- von der Kammermuskulatur trennt, kann die Erregung nur an einer Stelle zum AV-Knoten übertreten, dem Trigonum fibrosus dextrum. Ansonsten sind Vorhöfe und Kammer elektrisch völlig voneinander isoliert.
- **Versorgung:** Der Sinusknoten wird über jeweils einen rechten und linken R. nodi sinuatrialis aus der jeweiligen A. coronaria versorgt.

Was wissen Sie über den AV-Knoten?

- **Lage und Form:** Der AV-Knoten liegt im Bereich des Vorhofseptums zwischen der Mündung des Sinus coronarius und der Valva tricuspidalis, oberhalb des Trigonum fibrosum dextrum.
- **Aufgaben im Reizleitungssystem:** Der AV-Knoten soll die Erregung, die ihn, vom Sinusknoten her über die Vorhofmuskulatur erreicht, an die weiteren Strukturen des Reizleitungssystems im Bereich der Kammern weiterleiten. Dabei verzögert er die Erregung jedoch um etwa 0,1 sec. Diese Zeit brauchen die Kammern zur Füllung mit Blut nach der Vorhofkontraktion.
- Der AV-Knoten ist, wie auch der Sinusknoten, in der Lage eigene rhythmische Erregungen zu bilden, allerdings nur mit einer Frequenz von etwa 40–50/min. Bei intaktem Sinusknoten ist dies jedoch nicht nötig, weil der AV-Knoten kontinuierlich von ihm erregt wird. Fällt der Sinusknoten jedoch aus, übernimmt der AV-Knoten die **Erregungsbildung.**
- **Weiterleitung der Erregung:** Vom AV-Knoten erfolgt die Überleitung der Erregung auf die weiteren Strukturen des Reizleitungssystems im Bereich der Kammern.
- **Versorgung:** Der AV-Knoten wird aus der A. coronaria dextra über den R. nodi atrioventricularis arteriell versorgt.

> **!** Würde der AV-Knoten keine Verzögerung der Weiterleitung der Erregung bewirken, würden Vorhöfe und Kammern nahezu gleichzeitig kontrahieren. Eine Füllung der Ventrikel durch die Vorhöfe wäre somit nicht möglich. Außerdem würden die Segelklappen offen stehen und ein gerichteter Blutstrom wäre unmöglich.

Was wissen Sie über das His-Bündel, Kammerschenkel und Purkinje-Fasern?

His-Bündel

- **Lage und Form:** Das His-Bündel durchzieht das Trigonum fibrosum dextrum, und stellt als Verlängerung des AV-Knotens die eigentliche Verbindung zwischen Vorhöfen und Kammern dar.
- **Aufgaben im Reizleitungssystem:** Es verbindet Teile des Reizleitungssystems der Vorhöfe (Sinusknoten, Vorhofmuskulatur und AV-Knoten) mit denen der Kammern (Kammerschenkel, Purkinje-Fasern).
- **Versorgung:** Versorgung durch die A. coronaria dextra.

Kammerschenkel

- **Lage und Form:** Das His-Bündel teilt sich im Bereich der Pars membranacea septi interventricularis in zwei Kammerschenkel:
  - **Rechter Kammerschenkel (Crus dextrum):** Er verläuft in der rechten Kammermuskulatur der **Trabecula septomarginalis** in Richtung Herzspitze.
  - **Linker Kammerschenkel (Crus sinistrum):** Der Kammerschenkel zweigt sich in zwei Äste auf, den **R. cruris sinistri anterior** und **posterior.** Auch diese verlaufen in Richtung Herzspitze.
- **Aufgaben im Reizleitungssystem:** Weiterleitung der Erregung zu den Purkinje-Fasern und damit zur Myokardmuskulatur.
- **Versorgung:** Je nach Lage werden sie über die Äste der A. coronaria dextra oder sinistra versorgt.

Purkinje-Fasern

- **Lage und Form:** Die Purkinje-Fasern stellen die Verlängerungen der Kammerschenkel in die Arbeitsmuskulatur dar. Sie sind in das Myokard eingebettet.
- **Aufgaben im Reizleitungssystem:** Die Hauptaufgabe besteht in der Innervation des Arbeitsmyokards. Erreicht die Erregung über die Purkinje-Fasern das Arbeitsmyokard, kontrahiert dieses.
- **Versorgung:** Gleiche Versorgung wie die Arbeitsmuskulatur, je nach Lage.

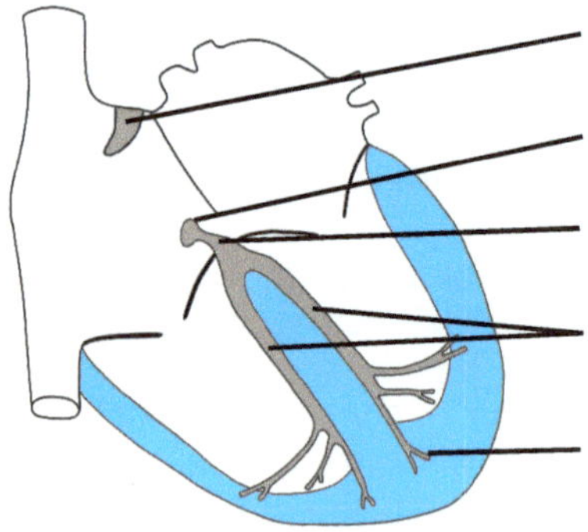

Abb. 35.2: Reizleitungssystem des Herzens im Schema. [17]

Diagnose

Sie fragen einen Kardiologen, da Sie sich mit dem EKG nicht sicher sind. Dieser erklärt Ihnen, dass Herr Gerstner an einer relativ häufigen, aber oft unbemerkten Erkrankung des Reizleitungssystems, dem sog. **Wolff-Parkinson-White-Syndrom** (WPW), leidet.
Diese Diagnose teilen Sie dem Kollegen Gerstner mit. Der allerdings weiß auch nicht so recht, was ein WPW sein soll. Deshalb erklären Sie ihm, was Sie über das WPW wissen.

Was wissen Sie über das Wolff-Parkinson-White-Syndrom?

Das WPW ist eine anatomische Abnormität des Reizleitungssystems. Normalerweise stellt das His-Bündel im Bereich des Trigonum fibrosum dextrum, die einzige Verbindung zwischen Vorhöfen und Kammern dar. Nur hier kann normalerweise ein elektrischer Impuls das elektrisch isolierte Herzskelett, das die Grenze zwischen Vorhöfen und Kammern darstellt, passieren. Bei Patienten mit einem WPW besteht in diesem Bereich aber eine weitere Verbindung, ein sog. **akzessorisches Bündel.** Es handelt sich dabei um eine linksseitig gelegene direkte Verbindung zwischen Vorhöfen und Kammern, ohne dass eine Verzögerung durch den AV-Knoten erfolgen kann. Ein Teil der Kammermuskulatur wird somit früher erregt und kontrahiert dementsprechend früher. Es kommt zu einer **Präexzitation.** Meist wird dies von den Patienten nicht bemerkt. Es kann aber zu supraventrikulären paroxysmalen Tachykardien mit plötzlich auftretender Erhöhung der HF kommen. Diese wird von den Patienten bemerkt und kann sogar zur Bewusstlosigkeit führen.

Therapie

Der Kollege will alles über die Therapie wissen.

Worin besteht die Akuttherapie?

Die Therapie besteht während eines akuten Anfalls in der Gabe von **Antiarrhythmika,** z.B. i.v. Ajmalin. Bei Ajmalin handelt es sich um ein Medikament, das im Bereich des His-Bündels und der akzessorischen Bündel die Weiterleitung der Erregung durch Blockierung von Ionenkanälen hemmt.

Welches sind weitere therapeutische Maßnahmen?

Im beschwerdefreien Intervall sollte mittels einer **elektrophysiologischen Untersuchung** (spezielle Form des Herzkatheters) das akzessorische Bündel aufgesucht und **abladiert** werden, das heißt, die Zellen werden mittels Wärme abgetötet. Dadurch kann eine vollständige Heilung vom WPW erzielt werden.

Verlauf

Herrn Gerstner wird dieses Verfahren nahe gelegt.

Quintessenz Das Herz ist in der Lage, autonom vom vegetativen Nervensystem seine Kontraktionen zu erzeugen. Dazu ist ein relativ komplexes Geflecht von speziellen Herzmuskelzellen nötig. Ausgehend von einem Areal im rechten Vorhof, dem Sinusknoten, der als Schrittmacher dient, pflanzt sich die Erregung über die Vorhofmuskulatur fort. Die kontrahierende Vorhofmuskulatur leitet die Erregung zum AV-Knoten. Hier wird die Erregung verzögert, um den Kammern Gelegenheit zur Füllung zu geben. Anschließend erreicht die Erregung über das His-Bündel und die Kammerschenkel die Purkinje-Fasern. Diese sind direkt mit dem Arbeitsmyokard verbunden und bewirken eine Kontraktion des Myokards bei Erregung.

Es gibt eine Vielzahl von Erkrankungen die auf Störungen des Reizleitungssystems zurückzuführen sind. Meist handelt es sich dabei um Störungen, die durch eine Myokardischämie oder eine Myokardnekrose verursacht werden und nur schwer behandelt werden können. Das WPW dagegen ist eine Erkrankung, die durch eine Ablation vollständig geheilt werden kann.

FSC
www.fsc.org
MIX
Papier | Fördert gute Waldnutzung
FSC® C083411

Kolibri 360 GmbH
Ferdinand-Jühlke-Straße 7
99095 Erfurt, Deutschland
produktsicherheit@kolibri360.de